核磁共振成像试剂的合成及其医学应用

杨仕平　编著

科学出版社

北京

内 容 简 介

磁性纳米材料,作为核磁共振成像试剂在医学方面的应用,引起了化学、材料、医学、药学以及医学管理等工作者的兴趣。本书瞄准前沿科学研究,主要结合课题研究工作,报道最新的研究成果。主要包括核磁共振成像的基本概念和理论、氧化锰 T_1、铁酸铁(锰)及其他磁性材料 T_2、T_1 和 T_2 造影剂应用等,内容涉及化学、材料、医学等多种交叉学科,力求反映最新的研究动态,为有关造影剂的开发与应用提供有益的指导。

本书内容新颖,参考资料翔实,可供化学、材料、药学、医学等相关领域的研究人员和产业界人士参考,也可供高等院校和科研院所相关专业的师生阅读参考。

图书在版编目(CIP)数据

核磁共振成像试剂的合成及其医学应用 / 杨仕平编著. —北京:科学出版社,2022.1

ISBN 978-7-03-071225-7

Ⅰ. ①核… Ⅱ. ①杨… Ⅲ. ①核磁共振成像-化学试剂-研究 Ⅳ. ①R981

中国版本图书馆CIP数据核字(2022)第003442号

责任编辑:张 析 / 责任校对:王晓茜
责任印制:吴兆东 / 封面设计:东方人华

科 学 出 版 社 出版

北京东黄城根北街 16 号
邮政编码:100717
http://www.sciencep.com

北京中石油彩色印刷有限责任公司 印刷

科学出版社发行 各地新华书店经销

*

2022 年 1 月第 一 版 开本:720×1000 1/16
2022 年 1 月第一次印刷 印张:18 1/2 插页:4
字数:373 000

定价:138.00 元

(如有印装质量问题,我社负责调换)

前　言

磁性纳米材料，作为核磁共振成像试剂在医学方面的应用，引起了化学、材料、医学、药学以及医学管理等工作者的兴趣。核磁共振成像技术已广泛应用于各种医学检测和疾病的控制与诊断，而各类 MRI 造影剂的开发与应用一直是学科研究和产业界的热点。本书是对编著者有关工作的总结，相关内容不仅对磁性纳米粒子作为 MRI 试剂在医学诊断等方面有着重要的理论意义，而且对于它的应用和开发也有现实的作用。

本书瞄准前沿科学研究，主要结合编著者的课题研究工作，汇总有关单位和人员的研究成果，在查阅大量文献基础上完成。全书共分 7 章。第 1 章简要介绍核磁共振成像的基本概念和理论；第 2 章主要介绍氧化锰 T_1 造影剂的医学应用；第 3 章主要介绍四氧化三铁造影剂的医学应用；第 4 章主要介绍铁酸锰造影剂的医学应用；第 5 章主要介绍 $Fe@Fe_3O_4$ 造影剂的医学应用；第 6 章主要介绍其他造影剂[FePt、Fe-Ni、Fe-M(Ni, Co, Mn)-B]的医学应用；第 7 章主要介绍具有 T_1 和 T_2 双模式造影剂的医学应用等内容。书中内容属于交叉学科，可供化学、材料、药学、医学等相关领域的研究人员和产业界人士参考，力求为核磁共振成像造影剂的开发与应用提供新的开发思路。

本书由上海师范大学杨仕平教授统稿。对本书研究内容做出贡献的成员有杨红教授、周治国教授、林焦敏副教授、安璐高级实验师、田启威副教授，以及黄国胜、孔斌、潘立星、孙亚楠、王凯丽、王力、赵恒、周萍、庄业明、张翠侠、张晶晶、李雪健、张晓芬等研究生。感谢科学出版社的大力支持，感谢上海市稀土学会、上海市稀土功能材料重点实验室、教育部资源化学国际合作联合实验室、上海市高校分子影像探针与传感器重点实验室、上海地方高水平大学(上海师范大学)的支持，同时感谢书中所引文献的所有者。

由于编著者水平有限，书中难免存在疏漏之处，敬请同行和读者予以批评指正。

编著者

2021 年 9 月

目　　录

彩图

第 1 章　基本概念和理论

磁共振成像(magnetic resonance imaging，MRI)是根据生物体磁性核(氢核)在磁场中的表现特性成像的高新技术。近年来，它的应用不仅在医学临床方面得到充分的展示，其在食品科学、石油化学、微生物的检验、分子影像等方面也得到了极大的发展。磁共振成像的物理基础为核磁共振(nuclear magnetic resonance，NMR)理论，也就是指物质的磁性和外部的磁场发生共振的现象，也可以说是低能量电磁波(射频波)与既有角动量又有磁矩的核系统在外磁场中相互作用所表现出的共振特性。这里首先介绍 MRI 的发展历程。

1.1　磁共振成像的发展

1946 年，美国哈佛大学的 Purcell 和斯坦福大学的 Bloch 各自独立地发现了核磁共振现象[1]，由于这一发现在物理、化学上具有重大意义，两人获得了 1952 年的诺贝尔物理学奖。此后，核磁共振技术应用范围不断拓展，在物理、化学、生物医学、地质、石油化工、材料科学等众多领域得到了迅速的发展。1971 年美国纽约州立大学的 Damadian 最先将 MRI 用于临床医学[2]。他对植入恶性肿瘤细胞的大鼠进行了 NMR 实验，发现正常组织和恶性组织的 NMR 信号明显不同。他还观察到，在受激组织的偏转磁矩恢复至稳定状态的过程中，它会发出两类不同信号，这就是以后命名的纵向弛豫时间(T_1)、横向弛豫时间(T_2)。因此，他认为，由于水的特殊结构，使其具有很强的磁偶极子表现和 NMR 信号，因而利用 NMR 对生物体进行成像是可能的。并从 1970 年开始，他与同事经过 7 年的艰苦努力，终于建成了人类历史上第一台全身磁共振成像装置，并在 1977 年 7 月 3 日，他们取得了第一幅横轴位质子密度加权像，从而宣告一个全新的成像领域就要诞生了。1973 年 Lauterbur 通过梯度磁场，用逐点地诱发磁共振信号，获得了两个充水试管的第一幅核磁共振图像，即获得水模型的图像，标志着核磁共振成像的出现[3]。1980 年 Hawkes 等证实了 MRI 多平面成像的优点，并首次报道了用 MRI 检查颅内病变的结果[4]，同年商品 MRI 机出售。随后，这一新的技术迅速在各个国家的医疗中心和大医院应用起来，成为最先进的影像诊断技术之一。目前这一技术仍然处于高速发展之中，2003 年的诺贝尔生理学或医学奖就授予了美国的 Lauterbur 和英国的 Mansfield 以表彰他们在核磁共振成像技术领域的突破性成就。

1.2 磁共振成像的原理与弛豫率

核磁共振也称磁共振，是物质原子核磁矩在外磁场的作用下发生了能级分裂，并在外加射频磁场的能量条件下产生的能级跃迁的核物理现象。这个现象的发现最初应用于波谱学，使人们在探索物质微观结构时增加了一个重要的研究技术，从而诞生了核磁共振这一新兴学科[5]。磁共振成像的原理就是做自旋运动的原子核在外加磁场下被射频脉冲激发后会产生信号，该信号被捕捉检测后经电脑的进一步处理可转化为屏幕上显示的图像[6,7]。目前多组织的 MRI 信号源首选为氢原子核，因为它对磁共振灵敏度比较高，信号也很强。因为人体组织中含有大量的水和碳氢化合物，水的质量占人体质量的 70%，氢原子遍布人的全身，所以氢核的核磁共振灵敏度和信号强度远高于其他原子核[8]。氢原子核带有正电，且会进行自旋，它的自旋轴的排列一般情况下是没有规律的，氢质子运动方向杂乱无章，氢质子自旋产生的磁矩相互之间会抵消，使人体宏观的磁矩为 0。但是它的自旋轴在外加磁场的作用下可以逐渐过渡到有序状态，并最终达到平衡。此时，若核自旋系统受到外部的射频（RF）脉冲的激发，就会发生共振效应，一些低能量的质子吸收脉冲传递的能量，从而产生了两种运动，分别是旋转自旋运动和绕磁场轴向运动，它们综合在一起被称为拉莫尔（Larmor）进动，进动频率也就是 Larmor 频率。而当 RF 脉冲停止时，外界刺激消失，被激发的质子会逐渐恢复正常，变回原来的平衡状态，这个过程就被称为弛豫，质子在恢复到之前的平衡状态时，会伴随着能量的释放，而能量的主要释放形式为射电信号，其频率混合与激励波相同，这种现象就是核磁共振。接收器捕捉到了这个电波信号，经过检测和处理后就成为我们看到的 MR 图像[9]。

在停止 RF 脉冲后，质子的磁矩恢复到之前的平衡状态，这个过程叫作弛豫，而此过程花费的时间则被称为弛豫时间。弛豫可在纵向和横向两个方向上测量，并分别设置了时间常数 T_1 和 T_2 来表征。通常将纵向磁化强度（M_z）的恢复称为纵向弛豫（longitudinal relaxation），它是自旋-晶格弛豫的反映，T_1 就是磁化方向上的磁化矢量恢复到其原始幅度的 63%所需的时间；而横向磁化强度（M_{xy}）的消失过程就是横向弛豫（transverse relaxation），它是自旋-自旋弛豫的反映，T_2 表示垂直于磁场平面的磁化矢量减少到 37%的净信号所需的时间（图 1-1）。而 T_1 和 T_2 的倒数就是弛豫率（relaxivity），分别用 r_1 和 r_2 来表示。T_1 和 T_2 的单位是时间（s），而 r_1 和 r_2 的单位则是以摩尔浓度与秒的乘积的倒数[L/(mol·s)]来表示。由于浓度不同时会得到不同的 T_1 和 T_2，因此，要将浓度因素的影响考虑进来。磁共振成像用于生物医学的诊断和治疗时，一般使用加权像（weighted image，WI）将磁共振信号可视化输出[10]。由于 T_1 和 T_2 是时间参数，从数字辨别信号的差异不够方便和直观，

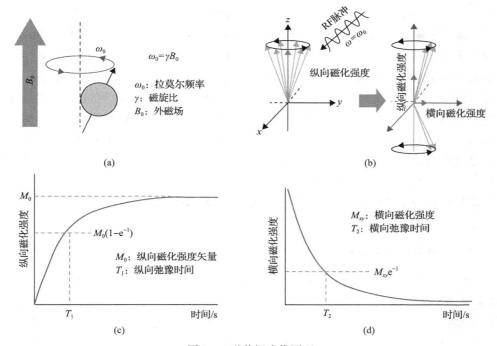

图 1-1　磁共振成像原理

(a) 自旋与磁场平行或反平行，并在拉莫尔频率（ω_0）下进动；(b) 感应射频脉冲后，
自旋的磁化强度发生变化；激发态的自旋采取 T_1 弛豫 (c) 和 T_2 弛豫 (d) 的弛豫过程

透过影像可以比利用时间参数更容易判断疾病等的状况，因此，将 T_1 与 T_2 转换成影像参数就变得非常有必要。由于氢原子对于核磁共振现象具有高度的灵敏度，而人体各部位器官与组织又有高度的水含量，因此水分子的信号即成为磁共振成像所检测的主要对象。磁共振成像的图像加权分为 T_1 加权像（T_1-WI）和 T_2 加权像（T_2-WI）两种，如主要突出各组织成分中 T_1 之间差异的图像即 T_1 加权像，突出 T_2 权重的图像即 T_2 加权像[10]。在 T_1 加权像中，若组织或器官的 T_1 短，则磁共振信号强度强，图像会变得白亮；若组织或器官的 T_1 长，则磁共振信号强度弱，图像就会变得黑暗；而在 T_2 加权像中，若组织或器官 T_2 长，则磁共振信号强度强，图像就变得白亮；如果组织或器官 T_2 短，则磁共振信号强度弱，图像则变得黑暗。综上可以得出结论：生物体内部凡是有水分子存在的空间，就能通过磁共振造影形成加权像，由于生物体内组织的结构不同，弛豫时间及释放的能量也就不同，从而加权拟合后形成黑白灰阶度不同的磁共振图像。

1.3　弛　豫　过　程[5]

在磁共振成像中，弛豫（relaxation）是指原子核发生共振且处在高能状态时，当射频脉冲停止后，将迅速恢复到原来的低能状态。

质子系统在外磁场中，产生一纵向磁化强度矢量 M_0，这一状态不随时间变化，称为平稳状态。在射频脉冲的作用下，M_0 的方向就要偏离外磁场方向，此时，质子系统处于非平衡状态，当射频脉冲停止后，M_0 是不能长久保持偏离外磁场（纵向）这种非平衡状态，而是要逐渐恢复到原来的平衡状态，将从射频脉冲吸收的能量释放出来，这个恢复过程称为弛豫过程。它是一个能量转换过程，需要一定的时间，反映了质子系统中质子之间和质子与周围环境之间的相互作用。M_0 的整个恢复过程是较复杂的，但却是磁共振成像的关键部分，磁共振成像时受检组织的每一个质子都要经过反复的激发和弛豫过程。完成弛豫过程分两步进行，即 M_0 要恢复到最初平衡状态的 M_0 和横向磁化强度 M_{xy} 要衰减到零，这两步是同时开始但独立完成的。

1.3.1　纵向弛豫过程与纵向弛豫时间 T_1

以 $\pi/2$ 脉冲为例，$\pi/2$ 在脉冲之后，质子系统的纵向磁化强度矢量 M_0 翻转到 xoy 平面，所有质子以相同的相位（即同步、同方向、同速度）绕 z 轴进动，在磁化强度翻转到 xoy 平面后，射频脉冲立刻关闭。热力学的一个普通原理就是所有的系统趋向于自己最低的能态。因此，在关闭射频脉冲以后，将会发生两种情况：①高能级质子将跃迁到最低能级；②质子系统之间将出现相位差。关闭射频脉冲后这两个过程同时发生，但又相互独立。

在射频脉冲的作用下，低能级质子吸收射频脉冲能量跃迁到高能级，射频脉冲停止后，处在高能级的质子不稳定，将跃迁到低能级，结果使处在低能级和高能级上的质子数又恢复到射频脉冲作用前的情况，其纵向磁化强度分量逐渐恢复到初始平衡状态的 M_0。我们把 M_0 一旦受到射频脉冲激发，偏离平衡位置，产生纵向磁化强度分量 M_z 和横向磁化强度分量 M_{xy}，并在射频脉冲停止后，M_z 总是向 M_0（M_0 的大小）恢复，直至恢复到射频脉冲作用前的 M_0 状态，这一过程称为纵向弛豫过程（longitudinal relaxation）。由于这个过程是质子与周围物质进行热交换，或者说质子将多余能量通过晶格扩散出去，使其从高能级跃迁到低能级，因此这一过程又称为自旋-晶格弛豫过程。对于 $\pi/2$ 翻转、π 翻转和部分翻转来说，其纵向弛豫过程分别是 M_z 从 0、$-M_0$ 和 $M_0\cos\theta$ 恢复到 M_0 的过程。这一过程进行的快慢取决于质子与周围环境之间的作用。图 1-2 给出了由 4 个质子组成系统的弛豫过程。图 1-2(a) 表示最初平衡状态，4 个质子均处于低能级，形成最初的纵向磁化强度矢量 M_0；图 1-2(b) 为 $\pi/2$ 脉冲激发后的非平衡状态，低能级和高能级质子数相等，此时纵向磁化强度为零；图 1-2(c) 与 (d) 表示进行的纵向弛豫过程，在这一过程中纵向磁化强度逐渐恢复到最初情况。

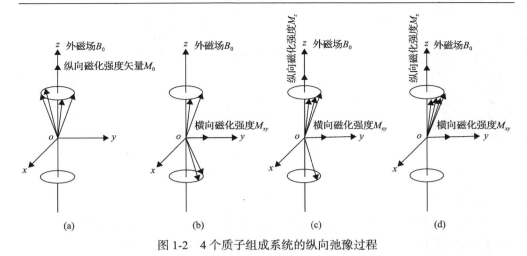

图 1-2　4 个质子组成系统的纵向弛豫过程

纵向磁化强度分量 M_z 向平衡状态 M_0 恢复的速度与它们离开平衡位置的程度成正比，因此有

$$\frac{\mathrm{d}M_z}{\mathrm{d}t} = -\frac{M_z - M_0}{T_1} \tag{1-1}$$

负号表示恢复；T_1 具有时间的量纲。对于 π/2 脉冲作用后，从式(1-1)可解得纵向磁化强度 M_z 的恢复表达式为：

$$M_z(t) = M_0(1-\mathrm{e}^{-t/T_1}) \tag{1-2}$$

式中，M_0 是射频脉冲作用前质子系统的纵向磁化强度矢量的大小；T_1 称为纵向弛豫时间(longitudinal relaxation time)，简称 T_1。

式(1-2)给出了恢复过程中的任意时刻纵向磁化强度矢量的大小 M_z，说明 M_z 是时间的指数增长函数，t 的计时从射频脉冲停止开始。通常用 M_z 由零恢复到 M_0 的 63%时所需的时间来确定 T_1，即纵向弛豫时间 T_1 为 M_z 恢复到 $0.63M_0$ 时所需要的时间(图 1-3)，M_z 随时间的恢复曲线又称为 T_1 恢复曲线。需特别注意的是，从 $M_z(t)$-t 公式可以看出，M_z 要恢复到 M_0 理论上需要的时间是无穷长，然而当 $t=5\,T_1$，纵向磁化强度矢量 M_z 已经恢复了 99.33%，非常接近于 M_0，因此在实际中我们用 T_1 表示 M_z 恢复到它初始磁矢量 M_0 所需的时间。通常用 T_1 表示纵向弛豫过程的快慢，T_1 大反映了纵向弛豫过程进行得慢，T_1 小表明纵向弛豫过程进行得快。T_1 又称为自旋-晶格弛豫时间(spin-lattice relaxation time)。T_1 的大小取决于外磁场及质子与周围环境之间的相互作用(即组织的性质)。T_1 值一般以秒或毫秒为单位。

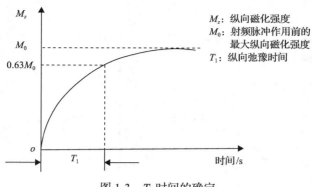

图 1-3 T_1 时间的确定

纵向弛豫时间 T_1 是组织的固有特性，在外磁场给定后，不同生物组织其 T_1 值都有相应的固定值，但不同生物组织 T_1 值有很大的差异，如水的 T_1 为 3 s，人体中水的 T_1 约在 500 ms～1 s 范围内，固体的 T_1 很大，几小时甚至几天。各种组织都有自己特定的 T_1 值，这正是核磁共振成像所需要的。

外磁场 B_0（B_0 的大小）对组织的纵向弛豫时间 T_1 也有影响，大多数组织的纵向弛豫时间 T_1 随外磁场 B_0 的减小而变小，但纯水（又称自由水或游离水）的 T_1 值不随外磁场强度的变化而变化。人体中邻近高分子的水分子，称为结合水，其 T_1 值随外磁场 B_0 的增加而明显增大。因此，富含结合水的软组织的 T_1 值在高磁场时更大，这样随着外磁场的增加，纯水与结合水之间 T_1 值的差异将减少。脂肪组织的纵向弛豫时间 T_1 随外磁场的增加而轻微增加，大多数非脂肪组织的 T_1 值随外磁场增加而明显增加。因此，随外磁场的增加非脂肪组织与脂肪组织的 T_1 差异也将增加。

1.3.2 横向弛豫过程与横向弛豫时间 T_2、T_2^*

在射频脉冲作用下，所有质子的相位都相同，它们都沿相同的方向排列，以相同的角速度（或角频率）绕外磁场进动。当射频脉冲停止后，同相位的质子之间将逐渐出现相位差，即失相位。这个过程可作如下解释：质子系统中所有质子核磁矩的横向分量（即在 xoy 平面的分量）在射频脉冲的作用下都沿同一方向，以相同角频率绕外磁场进动，形成最初的横向磁化强度矢量 M_0，射频脉冲停止后，这些沿同一方向，以相同角频率绕外磁场进动的横向分量逐渐分散开，最后达到在 xoy 平面以外磁场为轴的均匀分布，横向磁化强度矢量 M_{xy} 则逐渐衰减为 M_0。我们把质子由同相位逐渐分散最终均匀分布，宏观表现为其横向磁化强度矢量 M_{xy} 从最大（对于 $\pi/2$ 脉冲来说，为 M_0）逐渐衰减为 M_0 的过程称为横向弛豫过程（transverse relaxation）。图 1-4 中为处在外磁场（沿 z 轴）中 4 个质子系统，图 1-4(a) 为在射频脉冲作用后最初 4 个质子磁矩的横向分量同相，形成横向磁化强度 M_0，

图 1-4(b)表示开始失相位，图 1-4(c)为完全失相位，横向磁化强度衰减为零。如前面所说这个过程与纵向弛豫同时独立进行。

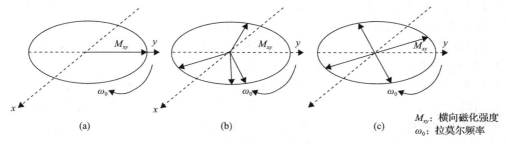

M_{xy}：横向磁化强度
ω_0：拉莫尔频率

图 1-4　4 个质子组成系统的横向弛豫过程

两种现象可以造成质子失相位，使其横向磁化强度逐渐衰减为零：①质子自旋–自旋相互作用；②外磁场的不均匀性。

1. 质子自旋–自旋相互作用

当两个自旋质子彼此靠近时，一个质子自旋产生的磁场会影响靠近它的质子。假设质子 A 的自旋磁矩与外磁场 B_0 平行，而质子 B 的自旋磁矩与外磁场 B_0 反平行。这样质子 A 受到的磁场是 B_0 减去质子 B 所产生的小磁场 ΔB。由拉莫尔方程可知，质子进动频率与外磁场成正比，因而质子 A 进动的角频率将会略微减少。质子 B 所受的磁场是 B_0 加上质子 A 所产生的小磁场 ΔB。因而质子 B 的进动频率将会略微增加。

这些质子与质子间相互作用造成的磁场差异可能非常小，但都会使质子以稍微不同的角频率绕外磁场进动。因此，如果等待足够长的时间，两种质子核磁矩将会完全不同相，甚至反相。这样在 xoy 平面内的磁化强度将会变为零。质子磁矩从不平衡状态到平衡状态的变化过程中，也要经历这种分散过程，此时各质子磁矩在圆锥面上均匀分布，其在水平方向上的分量相互抵消，从宏观上观察磁化强度水平分量为零，所以称为横向弛豫过程。从物理学的观点看，横向弛豫过程是同种核相互交换能量的过程，故又称为自旋–自旋弛豫过程。在纵向磁化强度矢量恢复的同时，由于质子自旋间的相互作用，其横向磁化强度 M_{xy} 随时间按式(1-3)规律衰减：

$$\frac{\mathrm{d}M_{xy}}{\mathrm{d}t} = -\frac{M_{xy}}{T_2} \tag{1-3}$$

对于脉冲作用后，式(1-3)的解为

$$M_{xy}(t) = M_{xy\,\mathrm{max}}\,\mathrm{e}^{-t/T_2} \tag{1-4}$$

式中，$M_{xy\,max}$ 是射频脉冲后初始磁化强度矢量在横向的最大值，对于 $\pi/2$ 脉冲来说，$M_{xy\,max} = M_0$；T_2 称为横向弛豫时间，又称为自旋–自旋弛豫时间，它是 $M_{xy\,max}$ 衰减 63% 时所需要的时间，所以经过一个 T_2 后，M_0 还存在 37%。在实际工作中，一般认为经过 T_2 后已基本衰减为零。图 1-5 表示 $\pi/2$ 脉冲后 M_0 随时间的衰减曲线（又称为 T_2 衰减曲线）。在 MRI 中，通常用横向弛豫时间 T_2 来描述横向磁化强度 M_0 衰减的快慢，如果 T_2 小就说明横向磁化强度 M_0 衰减快；若 T_2 大就说明横向磁化强度 M_0 衰减得慢。在给定外磁场中，T_2 仅取决于组织，不同的组织由于其自旋–自旋相互作用效果不同，而这种效果取决于质子间的靠近程度。例如，在水中的质子就比固体中更分散，这样水中自旋–自旋相互作用造成的失相位，将不如固体中明显。由于不同组织自旋–自旋相互作用效果不同，所以不同组织的 T_2 不同，固体中的 T_2 比液体中的 T_2 小得多。特别值得注意的是：横向弛豫时间 T_2 比纵向弛豫时间 T_1 快 5～10 倍，也就是说在纵向磁化强度恢复到 M_0 时，横向磁化强度早已经衰减为零。

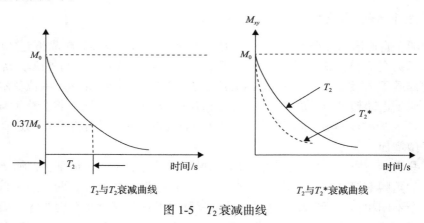

T_2 与 T_2 衰减曲线　　　　　　　T_2 与 T_2* 衰减曲线

图 1-5　T_2 衰减曲线

2. 外磁场的不均匀性

外磁场的不均匀性是造成质子失相位的第二个原因。无论使用多好的外磁场系统，无论外磁场多稳定，磁场的均匀性仍然存在一定程度的差异（通常在百万分之几）。

外磁场的不均匀性造成不同位置的质子以不同的角频率进动，因为影响每个质子进动的外磁场强度略有不同。这些角频率上的变化彼此之间非常小，非常接近真正的拉莫尔频率。然而，这些频率上的微小差异可导致质子的失相位，即质子的分散。

考虑到质子自旋–自旋间的相互作用与外磁场的不均匀性，对于 $\pi/2$ 脉冲作用后其横向磁化强度矢量 M_0 随时间的衰减规律为

$$M_{xy}(t) = M_{xy\,\mathrm{max}}\,e^{-t/T_2^*} \tag{1-5}$$

式中，T_2^* 表示在自旋–自旋相互作用和外磁场的不均匀性两种因素影响下，横向磁化强度矢量衰减到原来的 37% 时所需时间，称为横向弛豫时间 T_2^*。若有一个绝对均匀的理想磁场，一般情况下 $T_2 \neq T_2^*$，这是因为人体不同组织的磁化率 χ 不同，当人体进入均匀磁场后，不同磁化率的组织产生附加磁场的大小和方向都不相同，这样就造成磁场的不均匀，特别是具有不同磁化率组织的交界面附近。但若外磁场的均匀度非常高，组织内又没有磁化率不均匀时，则有 $T_2 = T_2^*$。新型的 MRI 系统的外磁场不均匀性较低，这样使得 T_2^* 效应明显减低。但是，完全均匀的磁场是不可能的，所以，总是存在一定程度的 T_2^* 效应。需要特别注意的是：T_2^* 总是小于 T_2，即 T_2^* 衰减总是快于 T_2 衰减，如图 1-5 所示。因为组织的 T_2 仅取决于自旋–自旋相互作用，所以一定的组织其 T_2 值是固定的，而 T_2^* 还与外磁场的非均匀性有关，它随外磁场均匀性的变化而变化，所以 T_2^* 是不固定的。T_2 与 T_2^* 之间的关系为

$$1/T_2^* = 1/T_2 + \gamma\Delta B \tag{1-6}$$

式中，$1/T_2$、$1/T_2^*$ 称为弛豫率；ΔB 表示磁场的不均匀性，若 $\Delta B = 0$，则是完全均匀的磁场。弛豫率 $1/T_2^*$ 取决于组织的弛豫率 $1/T_2$ 和外磁场的非均匀性 ΔB。

　　从表面上看，T_1 和 T_2 只是时间的概念，与 MRI 图像没有关系。但是它们却决定了组织从受射频脉冲激发产生磁共振到射频脉冲终止后的这一段时间里，纵向和横向磁化强度的恢复与衰减情况，而这种磁化强度的恢复与衰减情况，将影响接收信号的强度，而信号强度代表 MRI 图像中的灰度。各种组织的 T_1 和 T_2 值不同，其在射频脉冲终止后的同一时间测量的信号强度就不相同，因而在图像中的明暗亮度也就不相同，这就使我们能够区分不同的组织，以进行解剖定位和病变显示。

1.4　Néel-Brownian 弛豫

　　对于超顺磁性磁性纳米粒子（MNP），它在外部电磁能交变磁场（AMF）作用下，将磁能转换为热能的热损耗能力归因于 Néel-Brownian 弛豫[11]。随着 MNP 的尺寸减小到某个临界畴壁厚度以下，单畴旋转在能量上是有利的，因此所有磁自旋都在相同的方向上排列，表现得像一个巨大的磁矩[12]。在这种情况下，MNP 的磁矩倾向于与能量上有利的自发磁化方向（磁易轴）对齐，沿轴线的两个相反方向（即"向上"和"向下"）被磁晶各向异性能量分开 [图 1-6 (a)]。当施加外部磁场以提供足以克服能垒的能量时，磁自旋被翻转，磁化方向反转，并且所提供的磁能作为热量释放，这种现象称为 Néel 弛豫[图 1-6 (b)]，磁自旋翻转所需的平均

时间称为 Néel 弛豫时间（τ_N），由 Néel-Arrhenius 方程表示：

$$\tau_N = \tau_0 \cdot \exp\left(\frac{KV}{k_B T}\right) \tag{1-7}$$

式中，τ_0 是 10^{-9}s 的特征翻转频率；K 是磁各向异性常数；V 是颗粒体积；k_B 是玻尔兹曼常数；T 是温度[13]。

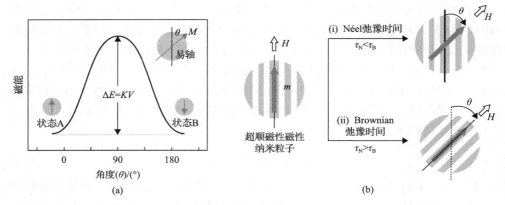

图 1-6　MNP 磁加热过程的基础知识

(a) 磁各向异性能垒 (E) 作为单轴磁畴区域中易轴和磁化取向之间的角度函数；(b) MNP 通过 Néel-Brownian
弛豫磁损耗的示意图：(i) Néel 弛豫：当粒子保持固定时，磁自旋转；(ii) Brownian 弛豫：
磁自旋沿着晶轴保持固定，而粒子在物理上旋转

随着颗粒尺寸增加，磁各向异性能垒变得足够高，以至于可阻碍 Néel 弛豫过程，因此施加的磁场反而导致颗粒本身在液体中旋转，其磁旋转方向朝向易轴固定。当颗粒旋转时，颗粒与周围流体之间的旋转摩擦产生热量，该过程被称为 Brownian 弛豫[图 1-6(b)]，Brownian 弛豫时间 (B) 由式 (1-8) 给出：

$$\tau_B = \frac{3\eta V_H}{k_B T} \tag{1-8}$$

式中，η 为流体的黏度；V_H 为颗粒的流体动力学体积；k_B 为玻尔兹曼常数；T 为温度[13]。

对于超顺磁性 MNP，Néel 弛豫和 Brownian 弛豫同时发生，因此，有效弛豫时间（每个机制的谐波平均值）应被视为与 MNP 的散热相关的术语[13]：

$$\tau_{\text{eff}} = \frac{\tau_N \tau_B}{\tau_N + \tau_B} \tag{1-9}$$

从式 (1-9) 中可以看出，有效弛豫时间主要受两个值中较快的那一部分的影

响，Néel 弛豫倾向于主导小纳米粒子，而 Brownian 弛豫对于较大粒子效果明显。

1.5　自由感应衰减（FID）信号[5]

1.5.1　发射与接收线圈

线圈通常是由多组环形导线绕成的电子装置。MRI 中使用的若干种不同类型的线圈主要包括：梯度线圈和射频线圈两种，这里仅简单介绍射频线圈。

射频线圈具有发射和接收两个基本功能，包括发射线圈和接收线圈。发射线圈的功能是向人体受检部位发射射频脉冲，使质子的纵向磁化强度矢量发生翻转。接收线圈的功能是接收人体产生的磁共振信号。有些线圈同时具有发射和接收的功能，如体线圈和头线圈。体线圈是在病人周围磁体内固定的部分，作为发射和接收线圈，头线圈是一个包绕病人头部的头盔样装置，可以具有发射和接收的功能。还有一系列表面线圈作为接收线圈，而此时体线圈作为发射线圈，以上线圈的功能非常类似收音机或电视的天线。为了介绍方便，把发射或接收线圈置于 x 轴，并确保其发射的射频脉冲中磁场成分 B_1 沿 x 轴且与外磁场 B_0 垂直，如图 1-7(a) 所示。

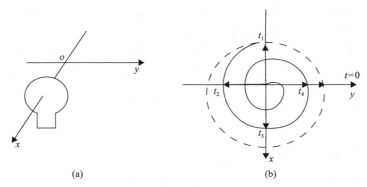

(a)　　　　　　　　　　(b)

图 1-7　线圈的放置示意图

1.5.2　自由感应衰减（FID）信号的确立

以 π/2 脉冲为例，在 x 轴方向通过发射线圈发射 π/2 脉冲。在旋转坐标系内，脉冲结束时，纵向磁化强度矢量 M_0 翻转到 xoy 平面内并位于 y 轴方向。这样在 π/2 脉冲后，得到一个横向磁化强度矢量 M_{xy}，它具有下列特点：①M_{xy} 绕外磁场以拉莫尔角频率旋转，其运动规律可用 $\sin\omega_0 t$（或 $\cos\omega_0 t$）描述，如同振动中的旋转矢量；②由于横向弛豫 M_{xy} 从开始的 M_0 按指数 e^{-t/T_2^*} 规律衰减。这样 M_{xy} 在 xoy 平面的运动是螺旋形衰减，如图 1-7(b) 所示，图中给出几个时刻的 M_{xy} 的大小和方向。

若把发射线圈作为接收线圈，依据法拉第电磁感应定律可知，当旋转的 M_{xy} 穿过 xoy 平面内位于 c 轴上的接收线圈，引起通过线圈磁通量的变化时，就可在接收线圈内产生一感应电动势（或感应电流），这个感应电动势或感应电流称为核磁共振信号，用 MR 表示。

分析图 1-7 的结果，核磁共振信号的特点总结如下：若在 $t=0$ 时，M_{xy} 指向 y 轴正向，没有通过 x 轴上接收线圈的磁化强度分量，因此，无信号；在 t_1 时刻，磁化强度矢量沿 x 轴方向，将产生一个较大的信号；在 t_2 时刻，由于没有磁化强度矢量通过接收线圈，无信号；在 t_3 时刻，x 轴上有磁化强度矢量，但此时 M_{xy} 因横向弛豫比 t_1 时刻小且方向相反，产生一个与 t_1 相比反方向且强度较小的信号；在 t_4 时刻，M_{xy} 再次指向 y 轴方向，无信号。由于 M_{xy} 按正弦规律振荡、按指数规律衰减，所以接收的信号也是按正弦规律振荡、按指数规律衰减，信号随时间变化如图 1-8(a) 所示。因此，这种按正弦规律振荡、按指数规律衰减的核磁共振信号习惯被称为自由感应衰减（free induction decay，FID）信号，用 FID 表示。需特别注意的是：由于 M_{xy} 以角频率 ω_0 绕外磁场转动，接收到信号的角频率也是 ω_0，即信号的频率与射频脉冲频率相等，也就是产生核磁共振的频率。当一个较小的纵向磁化强度矢量 M_{xy} 在 $\pi/2$ 脉冲作用下翻转到 xoy 平面内，其产生的 FID 信号如图 1-8(b) 所示。这说明 FID 信号的大小与 $\pi/2$ 脉冲停止后，M_{xy} 的初始大小或 $\pi/2$ 脉冲作用前纵向磁化强度大小有关，M_{xy} 越大，同一时刻产生的 FID 信号越强。

通过上面分析可知，FID 信号形态取决于：①同一时刻信号幅值与 M_0 有关；②以 $\sin\omega_0 t$ 规律振荡；③以 e^{-t/T_2^*} 规律衰减，T_2^* 决定了信号衰减的速率。因此，可用 $M_0 e^{-t/T_2^*} \sin\omega_0 t$ 来描述一个 FID 信号。在图 1-8 中，如果取 t_1 时刻为接收信

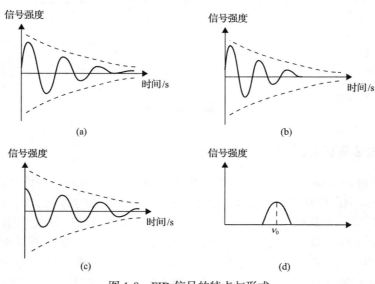

图 1-8 FID 信号的特点与形式

号的开始时刻，即令 $t_1=0$，则 FID 信号的形式可用 $M_0 \mathrm{e}^{-t/T_2^*} \sin\omega_0 t$ 来表示，信号图形如图 1-8(c) 所示。一般 FID 信号的形式采用 $M_0 \mathrm{e}^{-t/T_2^*} \sin\omega_0 t$ 来表示。FID 信号是强度随时间的变化波形，经傅里叶变换后，可得到核磁共振信号强度随频率 ν 变化的波形，即核磁共振谱，如图 1-8(d) 所示，图中 ν_0 为共振频率。

1.6　纵向磁化和 T_1 对比[5]

处在外磁场中的质子系统(如人体)产生纵向磁化，形成纵向磁化强度矢量 M_0。在射频脉冲作用下，M_0 将偏离纵向一定角度，此时纵向的磁化强度矢量 M_z 随 M_0 的偏离而变小。当射频脉冲停止后，M_z 要逐渐恢复到 M_0 的过程，称为纵向弛豫(又称 T_1 弛豫)过程。用纵向弛豫时间 T_1 来描述 M_z 恢复的速率。与含有丰富自由水的组织相比，具有大量细胞内表面积组织的弛豫更为有效快速，因此具有较小的 T_1。纵向弛豫时间 T_1 是组织在特定磁场下的内在特性。人们可以对 MRI 脉冲序列的成像参数进行控制，以此来突出或缩小组织之间的 T_1 差异，从而改变组织之间的 T_1 对比。在大多数脉冲序列中，可改变图像 T_1 对比的主要参数是重复时间 TR 和翻转角。在反转恢复脉冲序列中，反转时间 T_1 也是一个对组织间 T_1 差异有重要影响的成像参数。

1.6.1　脉冲序列重复时间(TR)

若把病人放入 MRI 的磁体中后，会得到暂时的磁化，形成纵向磁化强度矢量 M_0。然后以拉莫尔频率发射一个射频脉冲，我们会得到一个自由感应衰减信号 FID，它由病人整体产生，并没有给我们提供关于信号来源部位的任何信息，无空间分辨能力。为得到相应的空间信息，我们必须设法区分信号在 x、y 和 z 轴上的坐标位置，也就是必须对信号进行空间编码。对信号进行空间编码是通过 MRI 扫描仪中的梯度线圈所产生的线性梯度磁场来完成的。

为了对信号进行空间编码，我们必须在变化梯度时多次施加射频脉冲，反复施加的射频脉冲顺序称为脉冲序列。每施加一个脉冲，得到一个 FID，多次施加射频脉冲，依次得到多个 FID。当我们把从多个 FID 中获得的信息放在一起时，可以得到生成一幅图像的足够信息。如果我们仅仅施加一次射频脉冲，就只能得到一个 FID，而我们不能从一个信号中产生一幅图像(平面回波成像 EPI 例外)。

1.　重复时间(TR)

关于进行空间编码和脉冲序列在后面章节中进行介绍，这里主要以 π/2 射频脉冲为例，介绍重复时间(TR)以及如何用 T_1 加强组织间的对比。对质子系统施加一个 π/2 射频脉冲后，再施加一个 π/2 射频脉冲。这两个 π/2 射频脉冲之间的时间间隔被称为重复时间（time of repetition，TR），即各次重复射频脉冲之间的时间间隔为重复时间。它是可以被 MRI 操作者所控制和调整的，如图 1-9 所示。图中水平直线表示时间，其上的两个矩形表示施加的两个 $\pi/2$ 射频脉冲，矩形的宽度和高度分别表示射频脉冲持续的时间和强度。

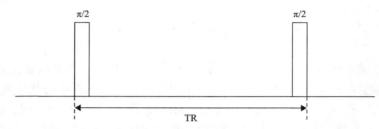

图 1-9　TR 代表两个连续的 $\pi/2$ 射频脉冲间的时间间隔

在连续施加 $\pi/2$ 射频脉冲时，TR 对纵向磁化强度的恢复有什么影响呢？

(1)在施加射频脉冲前，质子系统纵向磁化，形成纵向磁化强度矢量 M_0 沿 z 轴，大小为 M_0。

(2)当第一个 $\pi/2$ 射频脉冲作用后，磁化强度矢量 M_0 翻转到 xoy 平面内，z 轴没有磁化强度矢量的分量，此时的横向磁化强度矢量 M_{xy} 的大小为 M_0。

(3)如果脉冲序列重复时间 TR 远远大于组织的 T_1，则在第二个 $\pi/2$ 射频脉冲作用前，纵向磁化强度矢量峰有足够时间恢复到 M_0，结果第二个 $\pi/2$ 射频脉冲激励后翻转到 xoy 平面内，磁化强度矢量的大小仍为 M_0。

(4)如果重复时间 TR 接近或小于组织 T_1，经过 TR 时间后，即第二个射频脉冲作用前瞬间，纵向磁化强度 M_z 仅是部分恢复，其大小 $M_{xy}<M_0$，在 xoy 平面的横向磁化强度有部分(或全部)衰减，因横向衰减比纵向恢复要快，可假设横向磁化强度矢量 M_0 很小，不予考虑。当第二个射频脉冲作用后，将把作用前已恢复的纵向磁化强度峰翻转到 xoy 平面，下面计算 M_z 的大小。由式(1-10)，当 TR时，有

$$M_z(\mathrm{TR}) = M_0(1-e^{-\mathrm{TR}/T_1}) \tag{1-10}$$

该式给出了第二个射频脉冲作用前，已恢复的纵向磁化强度的大小，也就是第二个射频脉冲作用后翻转到 xoy 平面内横向磁化强度的大小。

(5)需要特别注意的是：第一个 $\pi/2$ 射频脉冲作用后，经过 TR 时间，若 TR接近或小于组织 T_1，纵向磁化强度恢复到式(1-10)所表达的大小，则第二个脉冲作用后，翻转的是经过 TR 时间所恢复的纵向磁化强度，它小于初始纵向磁化强度 M_0。

(6)若 TR 接近或小于组织 T_1，第二个射频脉冲作用后，部分恢复的峰被翻转

到 xoy 平面内，其大小为：$M_z(\mathrm{TR})=M_0(1-\mathrm{e}^{-\mathrm{TR}/T_1})$。脉冲作用后峰将再次开始从零沿 z 轴恢复，再经过 TR 时间，第三个 $\pi/2$ 射频脉冲作用后，仅将该射频脉冲作用前已恢复的峰翻转到 xoy 平面内，翻转到 xoy 平面内的磁化强度将更小。但是，经过多次射频脉冲作用后，下一次射频脉冲作用前磁化强度矢量的恢复将达到一个恒定的水平，此种状态称为稳态。例如，经过两个脉冲后，第三个、第四个、第五个脉冲作用前，纵向磁化强度恢复都相同，第三个、第四个、第五个脉冲作用后，翻转到 xoy 平面内的磁化强度也相同，即已达到稳态(steady state)，如图 1-10 所示，图中竖直虚线表示射频脉冲作用前的纵向磁化强度大小，水平实线表示在 $\pi/2$ 射频脉冲作用后翻转到横向的磁化强度，图中第三个 $\pi/2$ 脉冲后就达到稳态。

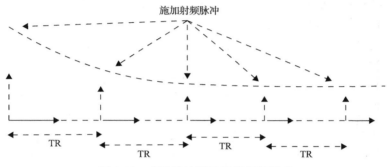

图 1-10　多次脉冲激励后就获得稳态

　　在达到稳态之前，每一次射频脉冲作用后翻转到 xoy 平面内的磁化强度均小于前一次脉冲作用的结果。在此情况下接收 FID 信号，由于各脉冲间横向磁化强度矢量大小不等，将形成图像伪影。为避免伪影，对最初一系列脉冲所产生的 FID 信号并不进行测量(接收)，获得稳态后，才接收 FID 信号或称为数据采集。在获得稳态前的脉冲被称为哑性脉冲，因为没有对这些脉冲所产生的 FID 信号进行采集。若初始纵向磁化强度 M_0 不同，或纵向弛豫时间 T_1 不同，达到稳态后，纵向磁化强度矢量 M_0 是不相同的，T_1 越小或 M_0 越大，稳态后的纵向磁化强度越大。

　　假若两种不同的组织具有相同初始纵向磁化强度矢量 M_0，但纵向弛豫时间 T_1 不同，使用短的 TR 脉冲序列，则 T_1 小的组织纵向恢复比 T_1 大的组织快。因此，在第二次 $\pi/2$ 射频脉冲作用时，小 T_1 组织将比大 T_1 组织的纵向磁化强度恢复得更多，所以在第二次 $\pi/2$ 射频脉冲作用后小 T_1 组织产生的横向磁化强度也将更大。

2. 接收到的 FID 信号

　　施加了一系列 $\pi/2$ 射频脉冲后，接收到的 FID 信号情况取决于在射频脉冲作用后翻转到 xoy 平面内的磁化强度大小以及接收时间。

(1)在第一个 $\pi/2$ 脉冲作用后，M_0 翻转到 xoy 平面内，由于横向弛豫，在接收线圈中接收到的将是一个较强的 FID 初始信号，如图 1-11(a)所示。

(2)如果脉冲序列重复时间 TR 接近或小于组织 T_1，经过 TR 时间后，在第二个 $\pi/2$ 射频脉冲作用下，翻转到 xoy 平面内的磁化强度矢量 M_0，则接收到信号强度将略有减小，但仍是一个 FID 信号，如图 1-11(b)所示。

(3)再经过 TR 时间，第三个 $\pi/2$ 射频脉冲作用下，翻转到 xoy 平面内的磁化强度矢量更小，则接收到强度会更小的 FID 信号，如图 1-11(c)所示。

(4)第三个射频脉冲作用获得稳态后，以后各个射频脉冲作用后所得到的 FID 信号强度都和第三个射频脉冲作用后获得的信号相同。

(5)如果脉冲序列重复时间 TR 远远大于组织的 T_1，由于各次 $\pi/2$ 射频脉冲作用后翻转到 xoy 平面内的磁化强度矢量的大小均为 M_0，所以每次 $\pi/2$ 脉冲作用后所接收的 FID 信号强度都相同。

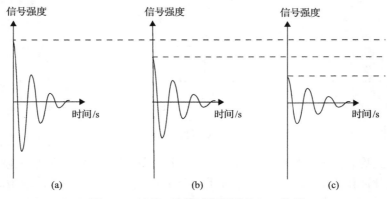

图 1-11　连续 $\pi/2$ 脉冲作用后的 FID 信号

需要说明的是上述信号是在射频脉冲停止后，立即接收到的情况。我们已经知道只有横向磁化强度矢量可以测量(即可产生 FID 信号)，而沿 z 轴的纵向磁化强度变化不会在接收线圈中产生任何信号。由于横向磁化强度矢量的大小与前次 $\pi/2$ 脉冲作用后已恢复的纵向磁化强度矢量直接相关，换言之，恢复的纵向磁化强度矢量的大小，在 $\pi/2$ 脉冲作用后使其翻转成横向磁化强度矢量后才能进行测量。FID 信号的强度取决于翻转到 xoy 平面内的磁化强度矢量的大小，翻转到 xoy 平面内的磁化强度矢量越大，产生的 FID 信号强度越大(FID 信号与接收时间也有关系)，反之，翻转到 xoy 平面内的磁化强度矢量小，产生的 FID 信号强度也小。所以，每次 $\pi/2$ 脉冲后产生的 FID 信号强度取决于这次脉冲作用前已恢复的纵向磁化强度矢量的大小，这也是有时用已恢复的纵向磁化强度的大小来表示信号强度的原因。

若脉冲重复时间 TR 接近或小于组织 T_1，在连续施加两个 $\pi/2$ 脉冲后，翻转到 xoy 平面内的磁化强度矢量大小为：$M_z(\mathrm{TR})=M_0(1-e^{\mathrm{TR}/T_1})$，如果在施加完第二个脉冲后没有任何延迟，立即就进行信号检测，那么 FID 的信号强度将正比于 $M_0(1-e^{-TR/T_1})$。

用 SI 表示 FID 信号的强度，有 $SI \propto M_0(1-e^{-TR/T_1})$

则有：$M_0 \propto \rho(H)$，$SI \propto \rho(H)(1-e^{-TR/T_1})$

对于某种给定外磁场中的组织，T_1 和质子密度都是恒量，接收到的信号强度取决于所使用的脉冲序列的重复时间 TR。需注意：上式是不全面的，信号强度与横向弛豫时间 T_2 以及接收信号的时间也有关系。

1.7　组织的 T_1 对比（T_1 加权）[5]

假设两个不同的组织：组织 A 和组织 B。假定这两种组织的质子密度相同，则在外磁场 B_0 中产生的纵向磁化强度矢量 M_0 是相同的。在 $\pi/2$ 脉冲后，两种组织的纵向磁化强度总要恢复，图 1-12(a) 中给出了 A、B 两种组织的纵向磁化强度 M_z 恢复曲线。显然，组织 A 的纵向弛豫时间 T_1 更大，即需要较长的时间进行恢复。若在连续两个 $\pi/2$ 射频脉冲后，使用不同重复时间 TR，对得到的 FID 信号的强度有何影响呢？

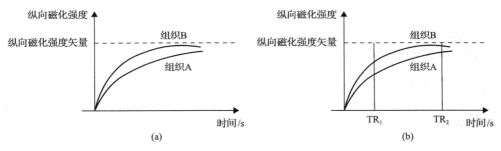

图 1-12　两种不同 T_1 组织的恢复曲线和不同 TR 对组织对比影响

图 1-12(b) 中给出了对 A、B 两种组织使用两个不同的 TR：长 TR_2 和短 TR_1。当第一个 $\pi/2$ 射频脉冲作用后，两种组织的纵向磁化强度矢量 M_0 均翻转到 xoy 平面内，此刻在 xoy 平面内横向磁化强度矢量的大小均为 M_0，如果立即接收信号，则接收的 FID 信号强度相同。经过 TR 时间，第二个 $\pi/2$ 射频脉冲作用后，接收信号强度是怎样的情况呢？对于短 TR，经过 TR 时间，在第二个 $\pi/2$ 脉冲作用前，两种组织都是部分恢复，但因组织 B 的 T_1 小，恢复的比组织 A 明显要多些，因此第二个 $\pi/2$ 射频脉冲作用后，翻转到 xoy 平面内的组织 B 的磁化强度比组织 A 明显大，组织 B 产生 FID 信号的强度比组织 A 要强。这样不同纵向弛豫时间 T_1 的组织，在连续 $\pi/2$ 射频脉冲作用后，使用短 TR，所得信号强度就明显不同，纵向弛豫时间 T_1 小的组织，所得信号强度就大，纵向弛豫时间 T_1 大的组织，所得

信号强度就小。根据信号强度不同就可区分不同 T_1 的组织。或者说短 TR 可以使组织有更好的 T_1 对比或信号强度中有更多 T_1 "权重"成分。

对于长 TR，比如 TR 远大于这两种组织中纵向弛豫时间 T_1 较长的组织 A，在第二个 π/2 脉冲作用前，两种组织都已经恢复到初始的纵向磁化强度矢量 M_0，恢复基本上没有差别，翻转到 xoy 平面内的磁化强度矢量的大小也就没有明显差别，则产生 FID 信号的强度没有明显差别，这样两种组织的 T_1 对比就很差，很难通过 T_1 区分这两种组织。因为在 MRI 图像中不同组织的灰度取决于组织 MR 信号的强度，信号越强，图像就越亮。通过上面介绍有如下结论：

1) 长 TR 减少 T_1 作用

前面已讨论过信号的强度，其表达式为

$$信号强度 = \rho(H)_0(1 - e^{-TR/T_1}) \tag{1-11}$$

若取 TR 无穷大，即 TR→∞，那么 $(1 - e^{-TR/T_1}) \rightarrow 1$，则有 SI→$\rho(H)$。也就是如果选取 TR 很长，就可去除式(1-11)的 T_1 成分，即消除(或减少)T_1 对 FID 信号的影响，也就是长 TR 减少 T_1 作用。对于长 TR，信号强度取决于组织的质子密度 $\rho(H)$，$\rho(H)$ 大的组织，信号强度大，$\rho(H)$ 小的组织，信号强度小，如果两组织质子密度相同，对于长 TR，则信号强度相同。

实际上，不可能使用足够长的 TR 来完全消除 T_1 的作用，但若使 TR 为 2000～3000ms 时，T_1 的作用就可以忽略。

2) 短 TR 增加 T_1 对比

对于短的 TR，则不能消除式(1-11)中的 T_1 项，对图 1-12 中给出的 A、B 两种组织来说，就有：

$$信号强度(组织 A)/信号强度(组织 B) = [1 - e^{-TR/T_1(组织 A)}]/[1 - e^{-TR/T_1(组织 B)}]$$

由于组织 A 和组织 B 的 T_1 不同，短 TR 可以显示这两种组织的 T_1 不同，即短 TR 可使 T_1 不同的组织信号强度不同，增加了组织的 T_1 对比。当然，这里假定了组织 A 和组织 B 的质子密度 $\rho(H)$ 相同。

如果取 TR 太短，即 TR 接近零，那么 $(1 - e^{-TR/T_1}) \rightarrow 0$，在这种情况下，由于 TR 非常短，最终将无法得到信号。一般所取 TR 接近或小于所研究组织的 T_1，差别不能太大。

T_1 是组织在特定外磁场中的内在特性，与使用的脉冲序列无关，即与 TR 无关。但是组织间的 T_1 差异(即 T_1 对比)可以通过选择适当的 MRI 脉冲序列体现出来。我们可以选择使用短的 TR 脉冲序列，接收信号强度与组织 T_1 有关，在这类脉冲序列中最终图像的对比度受组织间 T_1 差异的影响，在图像上长 T_1 组织的信号强度较低，短 T_1 组织信号强度较高。由于图像中能充分表现出组织间的 T_1 差别，故称之为 T1 加权图像。所谓加权是对某一参量增加权重，即强调或突出某一参量，能显示组织间 T_1 差别的图像称为 T1 加权图像。

1.8　横向磁化和 T_2 对比[5]

1.8.1　回波时间（TE）

在激励射频脉冲作用后，从横向磁化强度最初产生到接收信号间的时间间隔被称为回波时间（echo time，TE），用 TE 表示，又称为回波延迟时间。TE 是可以被操作者所控制和调整的。由于测量一般要持续一段时间，因此 TE 是指从横向磁化强度最初产生到测量中间的时间间隔。若在不同时间测量信号，即 TE 不同，对测量信号强度有怎样的影响？

以重复时间为 TR 的两个 π/2 射频脉冲为例，设组织开始的纵向磁化强度矢量大小为 M_0，第一个 π/2 射频脉冲激励后翻转到 xoy 平面内磁化强度矢量的大小为 M_0，经过 TR，第二个 π/2 射频脉冲翻转到 xoy 平面内磁化强度矢量的大小为 $M_0(1-e^{-TR/T_1})$，即此时横向磁化强度矢量 M_{xy} 的大小 $M_{xy}(t)$ 为：

$$M_{xy}(t) = M_0(1-e^{-TR/T_1}) \tag{1-12}$$

由于以下两个原因，它以很快的速率衰减：①外磁场的不均匀性；②自旋-自旋相互作用。

由式（1-12）可知，对于 π/2 射频脉冲来说，这里 $M_{xy\,max}=M_0$，可知以指数衰减函数（e^{-t/T_2^*}）的形式进行衰减，衰减速率由 T_2 决定。所以，在第二个 π/2 射频脉冲激励后，M_{xy} 衰减规律由式（1-13）给出：

$$M_{xy}(t) = M_0(1-e^{-TR/T_1})(e^{-t/T_2^*}) \tag{1-13}$$

衰减曲线如图 1-13 所示，由于在接收线圈中接收的信号强度直接取决于 M_0，与其成正比，所以接收信号强度：

$$SI \propto M_0(1-e^{-TR/T_1})(e^{-TE/T_2^*}) \qquad\qquad SI \propto \rho(H)(1-e^{-TR/T_1})(e^{-TE/T_2^*})$$

从上式可以看出，如果在信号没有任何衰减前进行检测，即 TE=0 时，信号强度为 $SI \propto M_0(1-e^{-TR/T_1})$，此时信号最强（图 1-13 中的点 1）。然而，如等一小段时间 TE 再检测信号，就是图 1-13 中的点 2，信号强度变小，也就是说接收的信号随接收时间的延长以指数规律衰减，即按 $M_0(1-e^{-TR/T_1})(e^{-TE/T_2^*})$ 规律衰减。

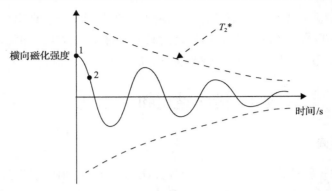

图 1-13　M_{xy} 衰减曲线

T_2^* 表示在自旋-自旋相互作用和外磁场的不均匀性两种因素影响下，

横向磁化强度矢量衰减到原来的 37% 所需时间，称为横向弛豫时间

1.9　组织 T_2^* 对比[5]

　　现在分析两种组织的 T_2^* 对比。图 1-14 给出了 A、B 两种具有相同质子密度而有不同 T_2^* 组织的横向弛豫衰减曲线（又称 T_2^* 曲线），假定它们初始纵向磁化强度矢量 M_0 相同。从图中不难看出：B 组织的 T_2^* 小于 A 组织，或者说，B 组织衰减比 A 组织要快。如何得到这两种组织 T_2^* 的大小呢？

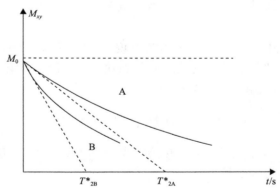

图 1-14　两个具有不同 T_2 组织的衰减曲线

T_2^* 表示在自旋-自旋相互作用和外磁场的不均匀性两种因素影响下，

横向磁化强度矢量衰减到原来的 37% 所需时间，称为横向弛豫时间

　　采用下面方法可确定组织的 T_2^*：从 $t=0$ 处画各条曲线的切线，切线与横坐标的交点离坐标原点近的 T_2^* 小，离坐标原点远的组织 T_2^* 大，如图 1-14 所示。从图中也不难看出 B 组织的 T_2^* 小于 A 组织。

　　对于上面的 A、B 两种组织，在 π/2 射频脉冲激励后，翻转到横向平面内的磁化强度的大小开始均为 M_{xy}，之后以不同的横向弛豫时间 T_2* 衰减，选用两个不同的回波时间 TE：短 TE 和长 TE，接收到的信号如何？

　　(1)短 TE 作用　从图 1-15 中可看出：若选用短 TE=TE$_1$，此时尽管两种组织的横向弛豫时间不同，横向磁化强度衰减快慢不同，但因衰减时间很短，两种组织经过短 TE=TE$_1$ 时间后，剩余的横向磁化强度的大小相差不明显，所测量的 MR 信号也没有显著差异，因此很难区分 T_2* 不同的这两种组织，也就是说短 TE 消除或减少了 T_2* 对组织差异的影响。

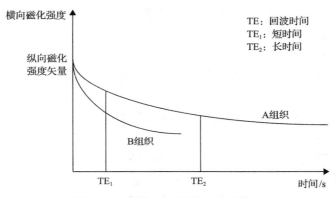

图 1-15　不同 TE 对组织对比的影响

　　如果 TE 非常短，比如 TE→0，那么 e^{-t/T_2^*}→1，则信号强度：$SI \propto M_0(1-e^{-TR/T_1})$，这说明在 TE 非常短时，可以消除 T_2* 对信号的影响。因此，有如下结论：可通过选取短 TE，来达到消除组织的 T_2* 对比。

　　(2)长 TE 作用　从图 1-15 中可看出：若选用长 TE=TE$_2$，此时两种组织横向磁化强度经过长时间 TE=TE$_2$ 的衰减，由于其衰减速率不同(即 T_2* 不同)，在 TE=TE$_2$ 时刻，两组织未衰减的横向磁化强度大小相差十分明显，由于 B 组织衰减比 A 组织要快，所以 B 组织的横向磁化强度小于 A 组织的。此时所接收信号的强度有显著差异，A 组织的信号强度大于 B 组织的。因此，反映在 MRI 图像上，A 组织因有较强信号而较亮，B 组织因有较弱信号而较暗，也就是具有较长 T_2* 的组织有较强的信号，具有短 T_2 的组织有较弱的信号。这样就可把不同的两种组织区分。由下列公式也可以说明这一点：如果质子密度和 TR 相同的条件下，信号强度：$SI \propto \rho(H)(1-e^{-TR/T_1})(e^{-TE/T_2^*})$，两种组织信号强度之比为

$$信号强度(组织 A)/信号强度(组织 B) = (e^{-TE_2/T_{2A}^*})/(e^{-TE_2/T_{2B}^*})$$

这样不同 T_2 的组织信号强度不同。因此有如下结论：长 TE 可增加组织的 T_2* 对比(没有考虑 T_1 的影响)。

假定已经采取措施纠正了磁场的非均匀影响，则上面讨论中的 T_2^* 可直接用 T_2 代替。在 MRI 系统内应努力确保外磁场(也称主磁场)的均匀一致性，通常用微弱的匀场梯度对主磁场细微的不均匀进行调整。然而，即使补偿很完善，一旦患者躺入其内，磁场也会受到干扰。这在很大程度上是患者体内组织间以及空气或其他物质彼此之间磁化率不同。在某些 MRI 系统中，当患者躺入磁场后成像前，应用额外的匀场梯度使患者躺入磁场后所引起的磁场不均匀达到最小化、通过自旋回波技术可以校正磁场的不均匀性。在下面分析中；我们假定已消除外磁场的不均匀性影响，用 T_2 代替 T_2^*，则使用长 TE，可增加组织的 T_2 对比。

使用一个 TE，组织对比即组织信号强度差异主要由组织间 T_2 差异来决定的图像称为 T_2 加权图像。

实际应用中，当使用的 TE 小于兴趣区组织的 T_2，所产生的图像只有很小的 T_2 加权，这些图像的对比主要由质子密度或 T_1 参数决定。若使用与兴趣区组织的 T_2 弛豫时间接近或稍长的 TE，所产生的图像具有明显的 T_2 加权。使用的 TE 明显大于兴趣区组织的 T_2 时，则可能由于横向磁化的明显衰减导致图像的信噪比过低，从而限制临床应用价值。

为了获得两种组织的最佳 T_2 对比，理想的是具有较小 T_2 组织的大部分横向磁化已发生足够衰减，而较大 T_2 的组织尚保留足够横向磁化。因此，为了显示两种组织的对比，理想的 TE 选择是让一种组织的横向磁化足够衰减，而另一种组织保留足够的横向磁化，如图 1-16 所示。图 1-16(a) 表示纵向磁化强度相同但 T_2 不同的两个组织(用实线和虚线区分)，在 π/2 脉冲激励后形成最初的横向磁化强度，均为 M_0，此时 TE=0。图 1-16(b) 表示两种组织在不同 TE 的对比度，从图中可知，如果 TE 太小，信噪比高但对比度差；如果 TE 中等，对比度理想；如果 TE 大，对比度下降或丧失。

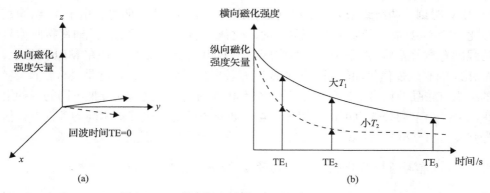

图 1-16　两种组织在三种 TE 时间下的 T_2 对比度

1.10　磁共振成像造影剂

　　核磁共振成像技术虽然有分辨率高、参数较多、扫描断面灵活、安全性高等优点，但临床医学发现，由于人体一些组织和肿瘤组织的弛豫时间是相互重叠的，几乎没有差别，所以非常容易使肿瘤组织和正常组织互相干扰，造成混淆，使得诊断过程变得困难。为了使局部病变信号与正常组织信号间的对比更加明显，人们在 MRI 技术中引入了造影剂[14]。造影剂是顺磁性或超顺磁性物质，它们与氢质子间存在磁性的相互作用，质子的纵向弛豫率和横向弛豫率改变，不同组织和结构间的明暗对比更强烈，成像质量、对比度和分辨率大为提高。简单来说，T_1 造影剂缩短 T_1 弛豫时间，使信号强度增加，亮度变亮；T_2 造影剂缩短 T_2 弛豫时间，信号强度变低，亮度变暗。造影剂的弛豫率越高，它的造影效果就越好。

　　T_1 造影剂自身具有顺磁性的特点，所以一般是由过渡金属或镧系金属与配体螯合而成，因为这些金属离子最外层有比较多的成单电子，较大的磁矩和较短的电子自旋时间[9]。而 T_1 造影剂中最常见的，也是研究较多和较早的金属就是含 Gd 的造影剂。因为 Gd^{3+} 具有 7 个未成对电子，填充在 f 轨道上，使其具有较高的磁矩和对称电子基态（$^8S_{7/2}$），未成对电子活性强，能影响周围的核，弛豫率较高，可作为优秀的核磁共振成像造影剂[15]。但是由于 Gd^{3+} 与 Ca^{2+} 的半径比较接近，而且正电荷较多，导致蛋白质不能区分，所以 Gd^{3+} 会快速占据 Ca^{2+} 通道，一些需要 Ca^{2+} 的蛋白质（如钙调蛋白和钙蛋白等）也会受到影响[16]。所以游离的 Gd^{3+} 在进入生物体后往往表现出很强的生物毒性。所以市面上的含 Gd 造影剂一般都是 Gd 离子的螯合物，而最初投入市场并被广泛使用的核磁共振成像造影剂，就是 Gd-DTPA（钆-二乙三胺五乙酸），这种核磁共振成像造影剂在血脑屏障破裂和血管、血流动力学方面都具有非常高的灵敏度，是目前临床上最常使用的核磁共振成像造影剂之一[17]。

　　Lyndsay 等报道了一种新的合成方法，通过直接活性聚合的方法，将 Gd^{3+} 官能团单体直接引入用于形成胶束纳米粒子的两亲嵌段共聚物中，避免了后聚合共轭或配体金属化工艺，确保了纳米粒子的整个外壳均由 Gd^{3+} 标记的单体组成[18]。这条路线导致了两个不同形状的纳米粒子的制备，分别是完全球形（SMN）和原纤维形（FMN）纳米颗粒（图 1-17）。经过初步的体内 MRI 和离体元素分析表明，这些化学性质相同的起始原料衍生的不同形状的 NPs 可以在腹膜内（IP）注射后成像，比市面上的 Gd-DOTA 显示出更强的弛豫性和更长的 IP 停留时间。由于之前有 Discher 等在静脉（IV）注射的背景下观察到了 NPs 在体内行动的形状依赖性[19]，他们的报道首次尝试通过 IP 注射途径来解决该问题。通过腹膜内注射直接递送小分子化学治疗剂是治疗人类转移性卵巢、胰腺和胃恶性肿瘤的优秀治疗手段[20-22]。

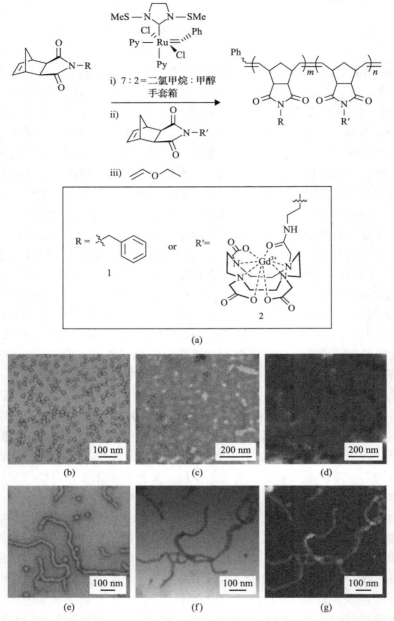

图 1-17　球形胶束纳米颗粒(SMN)和原纤维状胶束纳米颗粒(FMN)的电子显微镜观察，含 Gd³⁺嵌段共聚物的合成和颗粒表征的一般合成方案

(a)聚合物合成产生两亲性嵌段共聚物；(b) SMN 的负染 TEM；(c) SMN 的未染色 BF-STEM；(d) SMN 的未染色 HAADF-STEM；(e) FMN 的负染 TEM；(f) FMN 的未染色 BF-STEM；(g) FMN 的未染色 HAADF-STEM

但是有大量临床病例表明，Gd 螯合物，如 Gd-DTPA 作为造影剂有许多不理

想的方面。除了前面提到的生物毒性之外，Gd-DTPA 对于组织器官没有选择性，对成像质量的提升幅度并不大；其次 Gd 的核磁共振成像造影剂在体内的循环时间较短，会以较快的速度从人体的泌尿系统排出体外，体内停留时间过短不利于成像和观察；还有一点就是作为临床使用的造影剂，Gd 基造影剂一般比较昂贵，在大规模使用时成本一般很高，也限制了其发展应用。因此人们寻找到了一类可以代替 Gd 的新 T_1 造影剂，即以 Mn 为原料的锰基造影剂。Mn^{2+} 同样拥有 5 个未成对电子，弛豫率较高，而且价格相比 Gd 基造影剂也更为低廉。同时作为纳米材料，相比于常用的大分子造影剂来说，它们在人体内的循环时间也更长。Mn元素也是人体必需的微量元素之一，对人体的破坏程度也较小，其毒性远低于 Gd元素，安全性较高[23]。但是到目前为止，可用的 Mn 基造影剂的弛豫率基本都不如商用 Gd 基造影剂高。提升 Mn 造影剂弛豫率的关键在于提高 Mn 离子的顺磁中心与水分子相互作用的效率。

　　Chen 等探索了介孔结构用于 Mn 基造影剂的可行性。介孔纳米材料由于其比表面积较大、孔径大、孔容高，以及可控制释放内部药物等优点而被广泛应用[24]，如果将 Mn 的顺磁中心大量均匀地分布在介孔结构中，就能大幅加强 Mn 顺磁中心与水分子间的相互作用，从而提高造影剂的纵向弛豫率[25]。Chen 等开发了多种Mn 基介孔 MRI 造影剂，利用高锰酸钾对介孔材料 MCM-41 和 SBA-15 的表面活性剂进行氧化，然后进行氢还原，在孔道表面负载大量 MnO 纳米粒子[26]。该策略包括制备介孔二氧化硅纳米粒子的"软模板"工艺，通过介孔中的软模板原位还原 MnO_4，在还原气氛下进行热处理，以将氧化锰纳米粒子分散在介孔中。这种特殊的纳米结构结合了纳米孔的优点，可以最大限度地实现水分子对 Mn 顺磁中心的影响，从而增强 MRI 性能以及药物的包封/释放/细胞内递送。合成的 Mn氧化物/MSN 的 r_1 值远高于单纯的 MnO 纳米粒子，体外和体内均被评估为优秀的MRI-T_1 造影剂，同时也能作为一种有效的药物递送载体。

　　T_2 造影剂最常用的就是 Fe 基纳米粒子，主要包括铁的氧化物以及铁酸盐等。T_2 造影剂通常是由超顺磁性氧化铁纳米粒子组成，当磁性粒子的粒径小于某一临界尺寸时，在外加磁场存在的条件下就会显示出较强的磁性。但是当外界磁场撤销时，粒子没有剩磁存在，并且不再显示出磁性。当外加磁场存在时，超顺磁性纳米粒子会形成偶极矩，当水分子进入偶极矩影响范围时，水分子的弛豫会受到扰动，自旋-自旋弛豫时间变短，从而使得该区域的成像变暗。超顺磁性纳米粒子由于没有磁性，在没有外部磁场的情况下不会产生自聚集效应，这有助于获得较好的生物效应，然而范德瓦耳斯力的存在往往会诱导颗粒自然聚集。因此常使用表面改性的方法来稳定颗粒，以获得较好的分散性。

　　作为 T_2 磁共振成像造影剂，磁铁矿（Fe_3O_4）的应用在过去几十年的发展中已经日趋成熟，但它们的低信号敏感性始终是一个问题，一直难以满足诊断和治疗的临床需要[27]。研究人员试图通过向磁铁矿中掺杂其他金属离子来增强其造影能力，Yang 等调查了锰掺杂对铁氧体晶体结构、磁性和对比度能力的影响，然后，成功地开发了一种"一锅法"，合成了具有不同锰含量(x 为 0～1.06)的均匀锰掺杂磁铁矿($Mn_xFe_{3-x}O_4$)纳米颗粒[28](彩图 1)。该纳米粒子的饱和磁化强度和 T_2 对比度随着锰含量的增加而增加，在 $x=0.43$ 时达到峰值，之后随着 Mn 含量的增加而显著下降，是因为在高锰掺杂水平下，纳米粒子经历了晶格畸变，所以饱和磁化强度和 T_2 对比度都呈下降趋势。直径为 18.5nm 的 $Mn_xFe_{3-x}O_4$ 纳米颗粒($x=0.43$)在 7.0 T 的磁场下显示出最高的弛豫率[904.4 L/(mmol·s)]，并且显示出比其他氧化铁造影剂更敏感地对肝脏成像，在 MRI 的应用以及临床诊断方面显示出巨大的潜力。结果证明，通过调整锰掺杂水平可以实现对锰铁氧体纳米颗粒 T_2 对比度能力的优化，也为新一代 T_2 造影剂的研发提供了一种新的策略。

　　还有一类造影剂，被称为 T_1-T_2 双模式协同造影剂，利用纳米材料中金属元素的磁学性质，合成出双模式加强的造影剂，其应用范围更广，更有利于对早期病灶的检测。比如 Fe 造影剂本身就具有 T_1 和 T_2 双模式的成像效果，比如氧化铁纳米粒子，虽然常被用作 T_2 造影剂，但即使是 T_1 加权成像时，纳米粒子的强磁场也会产生信号衰减。而 Mn、Gd 等具有良好的 T_1 性质，所以研究人员常使用这些金属元素互相掺杂，合成的铁酸盐或者复合纳米粒子都有较好的 T_1 加权和 T_2 加权能力。比如 Kim 等合成的 Fe、Gd 掺杂的 $Mn_xFe_{1-x}O$ 纳米粒子[29]；Yang 和 Park 等合成的 Gd-DTPA 负载的 Fe_3O_4 纳米粒子[30,31]；Liang 等结合 Fe_3O_4 和 Gd_2O_3 合成核壳结构的 DMCAs 纳米粒子等[32]，都是优秀的双模式造影剂[33]。

参 考 文 献

[1] Bloch F, Hansen W W, Paekard M. Nuclear induction[J]. Physical Reviews, 1946, 69: 127.

[2] Damadian R V. Tumor detection by nuclear magnetic resonance[J]. Science, 1971, 171: 1151-1153.

[3] Lauterbur P C. Image formation by induced local interactions: Examples employing nuclear magnetic resonance[J]. Nature, 1973, 242: 190-191.

[4] Lauterbur P C, Mendoe-Dias M H, Rudin A M. In Frontiers of Biological Energetics[M]. Newyork: Academic Press, 1978.

[5] 熊国欣, 李立本. 核磁共振成像原理[M]. 北京: 科学出版社, 2007.

[6] Yang X, Tangi C, Zhou Z, et al. Folate-conjugated $Mn_3O_4@SiO_2$ core-shell nanoparticles for targeted magnetic resonance imaging[J]. Science Sinica Chimica, 2014, 44(4): 639-645.

[7] 唐孝威. 分子影像学导论[M]. 杭州: 浙江大学出版社, 2005.

[8] Werner E J, Datta A, Jocher C J, et al. High relaxivity MRI contrast agents: Where coordination chemistry meets medical imaging[J]. Angewandte Chemie International Edition, 2008, 47(45): 8568-8580.

[9] Na H B, Song I C, Hyeon T. Inorganic nanoparticles for MRI contrast agents[J]. Advanced Materials, 2009, 21(21): 2133-2148.

[10] 韩鸿宾. 临床磁共振成像序列设计与应用[M]. 北京: 北京大学医学出版社, 2003.

[11] Dutz S, Hergt R. Magnetic nanoparticle heating and heat transfer on a microscale: Basic principles, realities and physical limitations of hyperthermia for tumour therapy[J]. International Journal of Hyperthermia, 2013, 29(8): 790-800.

[12] Hergt R, Dutz S, Mueller R, et al. Magnetic particle hyperthermia: Nanoparticle magnetism and materials development for cancer therapy[J]. Journal of Physics-Condensed Matter, 2006, 18(38): S2919-S2934.

[13] Rodensweig R E. Magnetorheological particle clouds[J]. Journal of Magnetism and Magnetic Materials, 2019, 479: 301-306.

[14] 申宝忠. 分子影像学[M]. 北京: 人民卫生出版社, 2007.

[15] Manus L M, Strauch R C, Hung A H, et al. Analytical Methods for Characterizing Magnetic Resonance Probes[M]. Newyork: ACS Publications, 2012.

[16] Davies G L, Kramberger I, Davis J J. Environmentally responsive MRI contrast agents[J]. Chemical Communications, 2013, 49(84): 9704-9721.

[17] Aschner M, Aschner J L. Manganese transport across the blood-brain barrier: Relationship to iron homeostasis[J]. Brain Research Bulletin, 1990, 24(6): 857-860.

[18] Randolph L M, Leguyader C L, Hahn M E, et al. Polymeric Gd-DOTA amphiphiles form spherical and fibril-shaped nanoparticle MRI contrast agents[J]. Chemical Science, 2016, 7(7): 4230-4236.

[19] Christian D A, Cai S, Garbuzenko O B, et al. Flexible filaments for *in vivo* imaging and delivery: Persistent circulation of filomicelles opens the dosage window for sustained tumor shrinkage[J]. Molecular Pharmaceutics, 2009, 6(5): 1343-1352.

[20] Basel M T, Balivada S, Wang H, et al. Cell-delivered magnetic nanoparticles caused hyperthermia-mediated increased survival in a murine pancreatic cancer model[J]. International Journal of Nanomedicine, 2012, 7: 297-306.

[21] Pasqua A J, Huckle J E, Kim J K, et al. Preparation of neutron-activatable holmium nanoparticles for the treatment of ovarian cancer metastases[J]. Small, 2012, 8(7): 997-1000.

[22] Ishigami H, Kitayama J, Kaisaki S, et al. Phase ii study of weekly intravenous and intraperitoneal paclitaxel combined with s^{-1} for advanced gastric cancer with peritoneal metastasis[J]. Annals of Oncology, 2009, 21(1): 67-70.

[23] Viswanathan S, Kovacs Z, Green K N, et al. Alternatives to gadolinium-based metal chelates for magnetic resonance imaging[J]. Chemical Reviews, 2010, 110(5): 2960-3018.

[24] Yang X, Zhou Z, Wang L, et al. Folate conjugated Mn_3O_4@SiO_2 nanoparticles for targeted magnetic resonance imaging *in vivo*[J]. Materials Research Bulletin, 2014, 57, 97-102.

[25] 吴天斌, 张鹏, 杨冠英. 介孔 SiO_2 负载和包覆的纳米金属颗粒的制备与研究[J]. 中国材料进展, 2012, 31(1): 8-12.

[26] Chen Y, Chen H, Zhang S, et al. Structure-property relationships in manganese oxide-mesoporous silica nanoparticles used for T_1-weighted MRI and simultaneous anti-cancer drug delivery[J]. Biomaterials, 2012, 33(7): 2388-2398.

[27] Pöselt E, Kloust H, Tromsdorf U, et al. Relaxivity optimization of a PEGylated iron-oxide-based negative magnetic resonance contrast agent for T_2-weighted spin-echo imaging[J]. ACS Nano, 2012, 6(2): 1619-1624.

[28] Yang L, Ma L, Xin J, et al. Composition tunable manganese ferrite nanoparticles for optimized T_2 contrast ability[J]. Chemistry of Materials, 2017, 29(7): 3038-3047.

[29] Choi D, Han A, Park J P, et al. Fabrication of $Mn_xFe_{1-x}O$ colloidal solid solution as a dual magnetic resonance contrast agent[J]. Small, 2009, 5(5): 571-573.

[30] Yang H, Zhuang Y, Sun Y, et al. Targeted dual-contrast T_1-and T_2-weighted magnetic resonance imaging of tumors using multifunctional gadolinium-labeled superparamagnetic iron oxide nanoparticles[J]. Biomaterials, 2011, 32(20): 4584-4593.

[31] Bae K H, Kim Y B, Lee Y, et al. Bioinspired synthesis and characterization of gadolinium-labeled magnetite nanoparticles for dual contrast T_1-and T_2-weighted magnetic resonance imaging[J]. Bioconjugate Chemistry, 2010, 21(3): 505-512.

[32] Li F, Zhi D, Luo Y, et al. Core/shell Fe_3O_4/Gd_2O_3 nanocubes as T_1-T_2 dual modal MRI contrast agents[J]. Nanoscale, 2016, 8(25): 12826-12833.

[33] 朱顺涛. 增强磁热与光热性能的 $Fe@Fe_3O_4$ 纳米材料构筑及其应用研究[D]. 上海: 上海师范大学, 2020.

第 2 章 氧化锰 T_1 造影剂

超顺磁性氧化铁(SPIO)纳米粒子是最早被美国食品和药物管理局(FDA)批准用于临床的 T_2 造影剂[1,2]。T_2 是降低信号的反向造影剂,降低信号达到造影会导致某些组织结构不够清晰,纳米粒子浓度大时还可能导致图像局部扭曲。现在临床 T_1 造影剂,也就是正向造影剂几乎全是 Gd 的小分子造影剂,然而它们在体内循环时间较短和固有的毒性在一定程度上限制了临床应用[3]。因此,发展更多纳米结构的多功能造影剂对于临床诊断具有重要现实意义,同时,也存在巨大的技术挑战。

2.1 荧光分子标记的四氧化三锰 T_1 造影剂的合成

最近,纳米结构的 T_1 造影剂因毒性低、体内循环时间长和具有优良的生物相容性等优势成为造影剂研究的一个焦点。如 Gd_2O_3[4]、GdF_3[5]和 $GdPO_4$[6]等有关工作的报道,特别是氧化锰纳米粒子作为 T_1 造影剂的研究得到了更多的关注和认可。Hyoen 课题组制备出了结晶度高的 MnO 纳米粒子,可以通过血脑屏障造影出清晰的脑部结构,并且靶向脑部肿瘤有良好的 T_1 成像[7]。Lee 小组合成了中空的氧化锰纳米粒子作为 T_1 造影剂,不但提高了成像灵敏度,同时也具有荧光成像、药物运输、肿瘤靶向等功能[8]。Tremel 小组用 MnO 作为载体,制备出了具有荧光、特异性靶向、DNA 运输的 T_1 造影剂[9]。

同时,造影剂对于肿瘤组织的特异性靶向功能也是多功能造影剂发展的重要方面。作为常见的靶向分子,叶酸(FA)可以靶向人体一些肿瘤器官或组织,如对于乳腺、卵巢、肾、肺、脑部、骨髓等肿瘤细胞表面都有高表达叶酸接受器(FAR)[10,11]。叶酸具有廉价易得、对受体亲和性高、高化学稳定性及生物稳定性、一定条件下易与多种基团反应等优点,叶酸复合物用于靶向成像及治疗已经成为当今研究的热点[12-15]。

2.1.1 合成思路

设计合成具有磁、光双功能成像和靶向功能的四氧化三锰 T_1 造影剂[Mn_3O_4@SiO_2(RBITC)-FA],其目的是应用于对肿瘤细胞的检测(图 2-1)。其合成策略是:首先,运用高温热解法制备出油溶性的四氧化三锰纳米粒子;然后,利用二氧化硅修饰纳米粒子表面,使其拥有大量的氨基基团;其次,通过氨基将荧光染料异硫氰酸罗丹明 B（RBITC）标记到纳米粒子表面；最后，将叶酸（FA）靶向分子与纳米粒子表面剩余的氨基连接，使其对高表达肿瘤细胞具有靶向效果。从而最终得到具备 T_1 磁共振成像、荧光成像及对肿瘤细胞有靶向功能的 $Mn_3O_4@SiO_2$（RBITC）-FA 纳米粒子，实现磁光双模式成像和特异性靶向检测肿瘤细胞的目的。

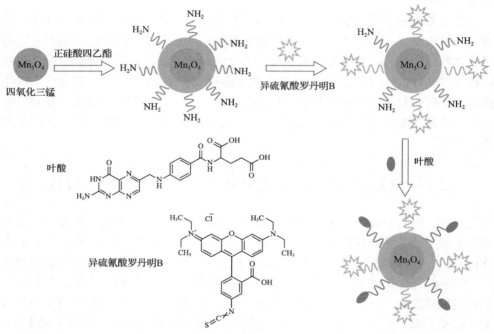

图 2-1　荧光标记的氧化锰 T_1 造影剂的设计及合成路线示意图

2.1.2　Mn_3O_4 和 $Mn_3O_4@SiO_2$-NH_2 纳米粒子的合成与表征

高温热解法制备出的 Mn_3O_4 为油溶性纳米粒子，利用反相微乳法水解正硅酸四乙酯和氨基丙基三乙氧基硅烷将二氧化硅包覆到 Mn_3O_4 纳米粒子表面，能解决其在水溶液中的稳定性和生物相容性，同时在 $Mn_3O_4@SiO_2$ 核壳结构纳米粒子表面引入了大量氨基基团，为进一步的标记或功能化创造条件。

XRD 谱图[图 2-2（a）]结果显示，Mn_3O_4 纳米粒子为黑锰矿型，与 JCPDS 24-0734相一致。包覆二氧化硅以后，Mn_3O_4 纳米粒子的晶型没有改变，在 $22°\sim28°$ 之间有无定形二氧化硅的衍射峰。

TEM 图[图 2-2（b），（c）]中球形的 Mn_3O_4 纳米粒子在环己烷中表现出了良好的单分散性，粒径较均一，平均粒径约为 7 nm，与 XRD 谱图中 211 晶面对应的 6.8 nm粒径相匹配。HRTEM 相邻晶格间距为 0.249 nm，与 211 晶面的晶格距离匹配一致[图 2-2（d）]。选区电子衍射的两个较强环（211）与（215）与 XRD 的两个衍射峰相对

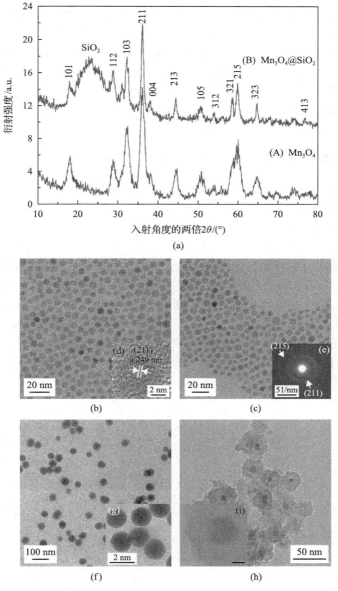

图 2-2 Mn₃O₄ 纳米粒子包覆 SiO₂ 前后的 XRD 和 TEM 图

(a) XRD；(b)，(c) TEM；(d) HRTEM；(e) SAED；(f)，(g) Mn₃O₄@SiO₂-NH₂ TEM；

(h)，(i) Mn₃O₄@SiO₂(RBITC)-FA TEM

应[图 2-2(e)]。Mn₃O₄ 纳米粒子修饰 SiO₂ 后，其平均粒径约为 35 nm，SiO₂ 壳层厚度约为 14 nm，在水中有很好的单分散性[图 2-2(f)，(g)]。

对二氧化硅修饰前后的红外谱图分析可知，422 cm⁻¹、518 cm⁻¹、624 cm⁻¹ 为

Mn_3O_4 纳米粒子的锰氧键伸缩振动产生的特征峰，$1631 \ cm^{-1}$ 为纳米粒子表面的油胺 C=C 的伸缩振动，$2856 \ cm^{-1}$、$2923 \ cm^{-1}$ 为纳米粒子表面油胺 C—H 的伸缩振动，$3440 \ cm^{-1}$ 为表面油胺氨基 N—H 的伸缩振动；包覆二氧化硅后的 $Mn_3O_4@SiO_2$-NH_2 纳米粒子，$1056 \ cm^{-1}$ 为 Si—O—Si 不对称伸缩振动，$452 \ cm^{-1}$、$782 \ cm^{-1}$ 为二氧化硅的 δ_{Si-O} 形变振动特征峰，由于反应时加入了 APS，所以 $Mn_3O_4@SiO_2$-NH_2 纳米粒子表面会有氨基，通过 $1558 \ cm^{-1}$ 氨基 N—H 的弯曲振动，红外谱图再次证明了 Mn_3O_4 纳米粒子二氧化硅修饰是成功的[16-18]。

2.1.3　多功能纳米造影剂 $Mn_3O_4@SiO_2$（RBITC）-FA 的合成与表征

为合理地分配荧光分子和靶向分子在材料表面的数量，同时也有利于控制反应投料量，需对 $Mn_3O_4@SiO_2$-NH_2 和 $Mn_3O_4@SiO_2$（RBITC）-NH_2 纳米粒子表面的氨基密度通过 Fmoc 法[19]进行初步定量。

首先，利用不同浓度的 Fmoc 标准溶液的紫外吸收工作曲线，在 $\lambda = 300 \ nm$ 处的紫外吸光度与溶液浓度之间拟合出标准的线性关系，然后再确定与 $Mn_3O_4@SiO_2$-NH_2[或 $Mn_3O_4@SiO_2$（RBITC）-NH_2]纳米粒子表面氨基反应后的 Fmoc 溶液测试紫外吸收 a 曲线（或 b 曲线）在 $\lambda = 300 \ nm$ 处的吸光度[图 2-3（a）]，代入到吸光度与 Fmoc 溶液浓度的标准线性关系[图 2-3（b）]，算出反应的 Fmoc 浓度，再与反应液体积一起求出 Fmoc 物质的量（即纳米粒子表面氨基的物质的量），再除以与哌啶反应的纳米粒子质量，即为 $Mn_3O_4@SiO_2$-NH_2[或 $Mn_3O_4@SiO_2$（RBITC）-NH_2]纳米粒子表面氨基密度。

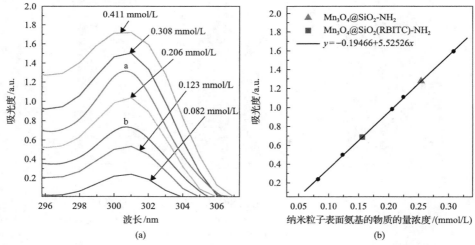

图 2-3　Fmoc 的紫外吸收光谱、标准曲线和纳米粒子表面的氨基浓度

(a) Fmoc 标准溶液的紫外吸收工作曲线及其与 a-$Mn_3O_4@SiO_2$-NH_2 纳米粒子、b-$Mn_3O_4@SiO_2$（RBITC）-NH_2 纳米粒子反应后 Fmoc 的吸收曲线；(b) 在 $\lambda = 300 \ nm$ 的紫外吸光度与溶液浓度之间的线性关系

通过上述计算方法，测得 $Mn_3O_4@SiO_2$-NH_2 纳米粒子表面氨基密度约为

2.0×10^{-4} mol/g，$Mn_3O_4@SiO_2$(RBITC)-NH_2 纳米粒子表面氨基密度约为 5.5×10^{-5} mol/g。因此，荧光分子连接后，能与叶酸进行反应的氨基约为 27.5%。

荧光分子 RBITC 通过异硫氰酸基团与氨基键合标记到纳米粒子表面，叶酸分子先通过 EDC 和 NHS 对其羧基进行活化，然后与纳米粒子表面氨基进行键合，连接到纳米粒子表面。荧光分子和叶酸溶液在紫外可见光区有不同的强吸收，因此，通过紫外可见吸收曲线表征其功能化过程是否成功（图 2-4）。通过实验可以得知，使用的纯 RBITC 分子在水中的特征紫外吸收在 575 nm 左右，纯叶酸分子的水溶液在 280 nm 和 365 nm 两处有较强的特征紫外吸收；而没有进行功能化的 $Mn_3O_4@SiO_2$-NH_2 纳米粒子的水溶液没有紫外吸收峰，在其标记 RBITC 到纳米粒子表面后，$Mn_3O_4@SiO_2$-RBITC 纳米粒子在 580 nm 处出现强吸收，与之前的 RBITC 相比虽有较小波数的红移，但可以认定是由荧光分子连接到纳米粒子表面后造成的，由此可以证明荧光分子功能化是成功的；当将荧光功能化的纳米粒子剩余氨基连接上叶酸分子后，在 $Mn_3O_4@SiO_2$(RBITC)-FA 纳米粒子水溶液的紫外吸收曲线里出现了叶酸分子的两个特征吸收峰[20]，也证明了叶酸分子的成功连接。

通过 TEM 图可以清楚地看出功能化后的 $Mn_3O_4@SiO_2$(RBITC)-FA 纳米粒子的形貌变化不是很大，仍然具有较好的球状形貌[图 2-2(h)，(i)]。并且室温下，$Mn_3O_4@SiO_2$(RBITC)-NH_2 和 $Mn_3O_4@SiO_2$(RBITC)-FA 纳米粒子的水溶液在 λ = 488 nm 激发下的发光光谱均在 570 nm 附近，属于红橙光的荧光发射区域[图 2-5(a)，(b)]。通过 $Mn_3O_4@SiO_2$(RBITC)-FA 纳米粒子在水溶液中的发光照片也可看出，材料发出的荧光为明亮的红橙光，材料的发光性能良好[图 2-5(c_4)]，与前面荧光光谱测试得到的光谱范围相吻合。

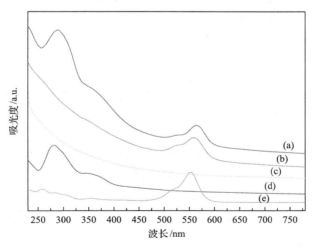

图 2-4　$Mn_3O_4@SiO_2$(RBITC)-FA(a)、$Mn_3O_4@SiO_2$(RBITC)-NH_2(b)、$Mn_3O_4@SiO_2$-NH_2(c)、
叶酸(d)和异硫氰酸罗丹明(e)纳米粒子在水溶液中的紫外可见吸收曲线

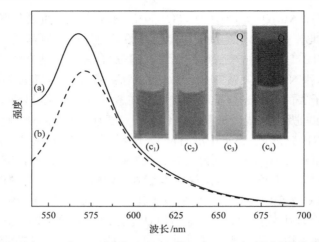

图 2-5　$Mn_3O_4@SiO_2(RBITC)-NH_2$(a) 和 $Mn_3O_4@SiO_2(RBITC)-FA$(b) 纳米粒子的水溶液在室温 $\lambda = 488$ nm 激发下的发光光谱，$Mn_3O_4@SiO_2(RBITC)-FA$ 纳米粒子分别溶于 FBS(c_1)、PBS(c_2)、水 (c_3) 后的照片和溶于水后在 $\lambda = 365$ nm 紫外灯激发下的荧光照片(c_4)

通过对 $Mn_3O_4@SiO_2(RBITC)-FA$ 纳米粒子在不同溶液体系中的溶解性和稳定性照片可知，以 $Mn_3O_4@SiO_2$ 核壳结构为载体的功能化材料在 FBS、PBS 和水中都有很好的胶体稳定性[图 2-5(c_1)，(c_2)，(c_3)]。通过动力学光散射测试，分析其结果表明，$Mn_3O_4@SiO_2(RBITC)-FA$ 在 PBS 中的平均水合半径为 93.8 nm，这个数值在经过数月后变化不大，可以证明材料具有较好的胶体稳定性。另外，$Mn_3O_4@SiO_2-NH_2$、$Mn_3O_4@SiO_2(RBITC)-NH_2$、$Mn_3O_4@SiO_2(RBITC)-FA$ 纳米粒子，表面电位从+22.6 mV 变为+3.07 mV，一方面证明功能化的成功，另一方面说明得到的功能化材料表面电荷小，更有进入细胞的潜在优势。

对功能化纳米粒子 $Mn_3O_4@SiO_2(RBITC)-FA$ 分别在 0.5 T 和 3.0 T 的磁场下进行磁共振成像和弛豫率的测定，从而来评估其造影的性能和效果[图 2-6(a) 和 2-7(a)]。在两种磁场条件下，随着锰离子浓度的增加，材料在水溶液中的 T_1 成像呈现逐渐变亮的趋势。通过 3.0 T 条件下的成像信号对比图[图 2-7(c)]也可看到，随锰离子浓度的增大，T_1 成像信号是逐渐增强的。由此证明，$Mn_3O_4@SiO_2(RBITC)-FA$ 纳米粒子具有 T_1 磁共振成像造影剂的潜力。

对材料纵向弛豫率的测定[图 2-6(b) 和图 2-7(b)]可知，0.5 T 磁场下 r_1 为 0.50 L/(mmol·s)，r_2 为 1.245 L/(mmol·s)，在 3.0 T 磁场下测试得到的 r_1 为 0.47 L/(mmol·s)。$Mn_3O_4@SiO_2(RBITC)-FA$ 纳米粒子的纵向弛豫率比之前一些研究的略高[21, 22]，表明材料的磁共振性能较好，并且 0.5 T 下的 r_2/r_1 值为 2.49，适合作正向造影剂[23]。

2.1.4　细胞毒性实验

为了进一步对材料进行生物实验，采用的是 MTT 法对多功能材料 $Mn_3O_4@$

SiO_2(RBITC)-FA 纳米粒子的毒性进行简单的测试。首先,利用不同浓度锰离子的材料对 HeLa 细胞在 37℃ 条件下分别孵育 6 h 和 18 h。

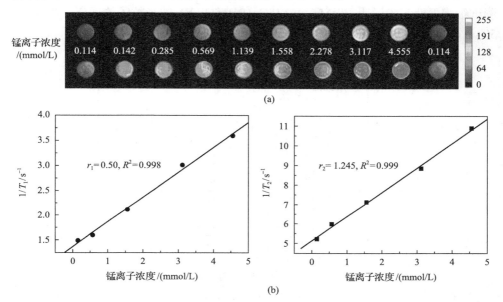

图 2-6 不同浓度 Mn_3O_4@SiO_2(RBITC)-FA 纳米粒子水溶液在 0.5 T 磁场下的
T_1 加权成像(a)和 T_1、T_2 弛豫率拟合图(b)

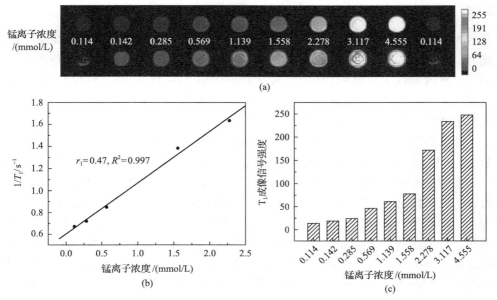

图 2-7 不同浓度 Mn_3O_4@SiO_2(RBITC)-FA 纳米粒子水溶液在 3.0 T 磁场下的
T_1 加权成像(a)、T_1 弛豫率拟合图(b)和 T_1 加权成像的信号值对比图(c)

　　通过 Mn 离子的 ICP 测试，最大浓度的材料其锰离子浓度达到 50 μg/mL，然而，用此材料孵育的细胞，18 h 以后，其存活率依然在 80%左右。通过 MTT 法测试细胞毒性实验说明，当 $Mn_3O_4@SiO_2$(RBITC)-FA 纳米粒子的锰离子浓度小于 50 μg/mL 时，靶向材料的生物相容性良好(图 2-8)。

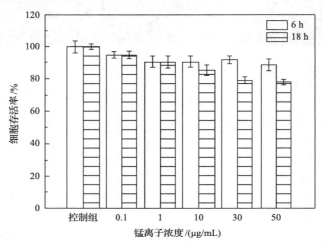

图 2-8　分别用不同浓度的 $Mn_3O_4@SiO_2$(RBITC)-FA
在 37℃孵育 HeLa 细胞 6 h 和 18 h 的细胞存活率

2.1.5　流式细胞实验

　　为了探索多功能材料 $Mn_3O_4@SiO_2$(RBITC)-FA 纳米粒子潜在的诊断肿瘤的能力，利用流式细胞仪对 HeLa(高 FAR 表达)和 MCF-7(低 FAR 表达)两种细胞用不同浓度的 $Mn_3O_4@SiO_2$(RBITC)-FA 纳米粒子进行孵育，评估其对肿瘤细胞的荧光成像及靶向效果[24](图 2-9)。该实验分为三个对照组：靶向组(a1)~(a4)、细胞对照组(b1)~(b4)、叶酸封闭组(c1)~(c3)。

　　细胞流式实验结果显示，在 $Mn_3O_4@SiO_2$(RBITC)-FA 纳米粒子中锰离子浓度为 1 μg/mL 时，靶向组与细胞对照组的细胞荧光强度和阳性细胞比例(具有高于空白组细胞荧光强度的细胞比例)接近，几乎没有体现出高 FAR 表达 HeLa 细胞具有较好的靶向作用。然而，当 $Mn_3O_4@SiO_2$(RBITC)-FA 纳米粒子中锰离子浓度提高为 10 μg/mL 时，高 FAR 表达的 HeLa 细胞中荧光强度远高于低 FAR 表达的 MCF-7 细胞，且阳性细胞比例达到 85.48%，而 MCF-7 细胞的阳性细胞比例仅为 8.58%，较好地体现出 $Mn_3O_4@SiO_2$(RBITC)-FA 纳米粒子对高 FAR 表达细胞的良好靶向作用。当 $Mn_3O_4@SiO_2$(RBITC)-FA 纳米粒子中锰离子浓度高达 30 μg/mL 时，靶向组的 HeLa 细胞具有的阳性细胞比例达到 98.47%，而 MCF-7 细胞的阳性细胞比例也有 37.80%。

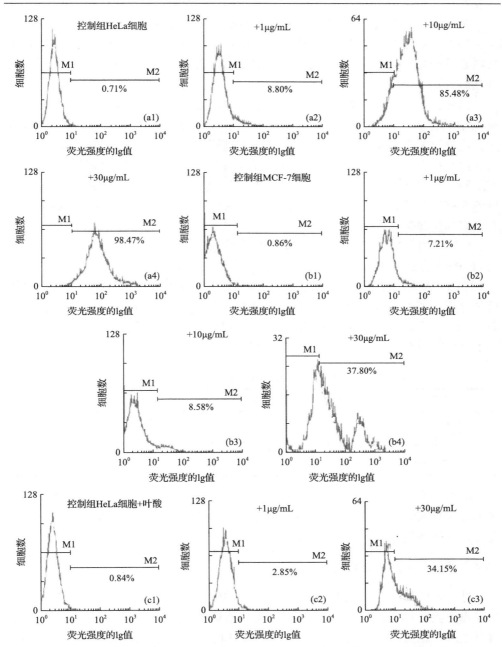

图 2-9　流式细胞曲线（x 轴显示荧光强度的 lg 值，y 轴显示细胞数）

(a1)～(a4)将 HeLa 细胞分别在 Mn₃O₄@SiO₂(RBITC)-FA([Mn]: 0、1 μg/mL、10 μg/mL、30 μg/mL)培养基中 37℃孵育 0.5 h；(b1)～(b4)将 MCF-7 细胞在 Mn₃O₄@SiO₂(RBITC)-FA([Mn]: 0、1 μg/mL、10 μg/mL、30 μg/mL)培养基中 37℃孵育 0.5 h；(c1)～(c3)将 HeLa 细胞先在含有 2% DMSO 叶酸培养基孵育细胞 0.5 h 后洗去残留叶酸，再分别加入 Mn₃O₄@SiO₂(RBITC)-FA([Mn]: 0、1 μg/mL、30 μg/mL，材料在 37℃孵育 0.5 h)

　　为什么材料在高浓度时低 FAR 表达的 MCF-7 细胞组也具有一定的阳性细胞比例(37.80%)呢？这是因为当材料浓度较大时，细胞对材料的内吞作用远大于材料自然的靶向作用[14, 25]，因此导致细胞对照组(b1)～(b4)也有较高比例的阳性细胞。

　　另外，在叶酸封闭组(c1)～(c3)中，对 HeLa 细胞进行叶酸接受器的封闭实验，然后再加入 $Mn_3O_4@SiO_2$(RBITC)-FA 纳米粒子对细胞进行孵育。通过实验可知，在材料中低锰离子(浓度为 1 μg/mL)和高锰离子(浓度为 30 μg/mL)时，叶酸封闭组与靶向组相比，均是靶向组的发光效果更好，阳性细胞比例最高。通过流式细胞实验再次证明，$Mn_3O_4@SiO_2$(RBITC)-FA 靶向材料对高 FAR 表达的 HeLa 细胞具有更好的亲和作用，因此，$Mn_3O_4@SiO_2$(RBITC)-FA 多功能靶向造影剂具有良好的生物靶向作用。

　　细胞平均荧光强度也是体现细胞发光效果的重要数据，对这三组实验的阳性细胞的平均荧光强度也进行了分析(表 2-1)。在此实验条件下不同浓度 $Mn_3O_4@SiO_2$(RBITC)-FA 纳米粒子进行流式细胞实验后，对其阳性细胞的平均荧光强度也进行了分析。通过与空白组(control)细胞相比，靶向组阳性细胞的平均荧光强度最高，在证明了 $Mn_3O_4@SiO_2$(RBITC)-FA 靶向材料具有很好靶向作用的同时，也证明了靶向材料在细胞中具有良好的发光性能。

表 2-1　三个对照实验组中阳性细胞的平均荧光强度值(a.u.)

组别	空白组	1 μg/mL	10 μg/mL	30 μg/mL
靶向组	13.34	21.06	34.46	80.17
细胞对照组	29.11	26.27	35.03	56.95
叶酸封闭组	13.56	15.69	—	23.27

　　以上实验证明，$Mn_3O_4@SiO_2$(RBITC)-FA 纳米粒子在细胞中具有荧光发光效果，并对高 FAR 表达的 HeLa 细胞具有特异性靶向功能，有助于更加准确地检测高表达肿瘤细胞。

2.1.6　荧光共聚焦成像实验

　　进一步对 RBITC 标记的 $Mn_3O_4@SiO_2$(RBITC)-FA 纳米粒子进行了荧光共聚焦成像实验(图 2-10)：第一，证明其在肿瘤细胞中的荧光成像能力；第二，观察材料进入细胞初期的部位；第三，再次验证材料对高表达细胞的特异性靶向功能。通过对 HeLa 细胞进行孵育，在 $\lambda = 488$ nm 激光的激发下，在细胞的胞质内看到了很强的荧光成像，证明材料通过内吞作用进入细胞前一段时间主要分布在细胞核以外的部分，其他文献也有类似报道[26,27]。

　　荧光共聚焦成像结果证明，靶向组(a1)～(a3)、叶酸封闭组(c1)～(c3)、细胞对照组（e1）～（e3）得到的实验结果与流式细胞实验的结果相符：均是靶向组的细胞荧光强度最好，阳性细胞数最多，所以荧光成像效果也最佳。

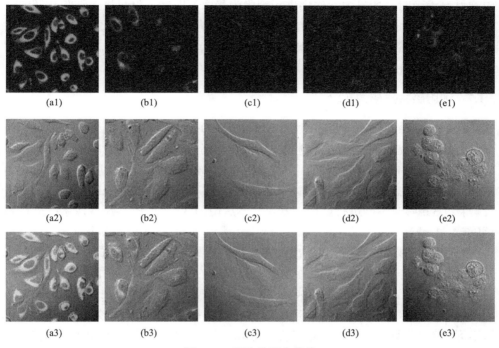

(a1)　　　　　　(b1)　　　　　　(c1)　　　　　　(d1)　　　　　　(e1)

(a2)　　　　　　(b2)　　　　　　(c2)　　　　　　(d2)　　　　　　(e2)

(a3)　　　　　　(b3)　　　　　　(c3)　　　　　　(d3)　　　　　　(e3)

图 2-10　细胞共聚焦成像

（a1），（a2）HeLa 细胞在 Mn$_3$O$_4$@SiO$_2$（RBITC）-FA 培养基中 37℃条件下孵育；（b1），（b2）HeLa 细胞在 Mn$_3$O$_4$@SiO$_2$（RBITC）-FA 培养基中 4℃孵育；（c1），（c2）HeLa 细胞先在含有 2% DMSO 叶酸培养基孵育 0.5 h 后洗去残留叶酸，再加入 Mn$_3$O$_4$@SiO$_2$（RBITC）-FA 培养基 37℃孵育；（d1），（d2）HeLa 细胞在 Mn$_3$O$_4$@SiO$_2$-RBITC 培养基中 37℃孵育；（e1），（e2）MCF-7 细胞在 Mn$_3$O$_4$@SiO$_2$（RBITC）-FA 培养基中 37℃孵育（孵育浓度均为[Mn]：30 μg/mL，孵育时间为 0.5 h；1 为暗场中激光激发下照片，2 为明场照片，3 为两场重叠照片）

实验中，又增加了温度对照组（b1）～（b3）和材料对照组（d1）～（d3）。温度对照组在 4℃孵育 HeLa 细胞；材料对照组利用没有连接叶酸分子的 Mn$_3$O$_4$@SiO$_2$-RBITC 纳米粒子进行实验。

实验结果表明，温度对照组中，细胞荧光成像较明显，仅次于靶向组的成像效果。由于 4℃时，肿瘤细胞几乎停止活动，避免了细胞内吞作用的干扰，即便如此，细胞仍然表现出了较明显的荧光成像，说明 Mn$_3$O$_4$@SiO$_2$（RBITC）-FA 材料对高 FAR 表达的 HeLa 细胞主动靶向效果的存在，证明 Mn$_3$O$_4$@SiO$_2$（RBITC）-FA 是好的靶向材料。在材料对照组中，没有连接叶酸的 Mn$_3$O$_4$@SiO$_2$-RBITC 纳米粒子孵育的细胞荧光成像效果不明显，因此，说明 Mn$_3$O$_4$@SiO$_2$-RBITC 纳米粒子对高 FAR 表达的 HeLa 细胞几乎不存在靶向功能。

通过共聚焦成像的五组对照实验可知：第一，$Mn_3O_4@SiO_2(RBITC)$-FA 靶向材料在细胞中有明显的荧光成像效果；第二，在 $Mn_3O_4@SiO_2(RBITC)$-FA 主动靶向到材料表面时，通过内吞作用进入细胞胞浆内，明确了材料进入细胞初期的位置；第三，再次证明 $Mn_3O_4@SiO_2(RBITC)$-FA 纳米粒子表面携带的 FA 具有对细胞表面 FAR 的靶向结合能力，增加了肿瘤细胞检测的准确度，也表现出了对高表达细胞检测的特异性。

2.1.7　细胞磁共振成像实验

通过细胞磁共振成像实验，评价 $Mn_3O_4@SiO_2(RBITC)$-FA 纳米粒子探测肿瘤细胞的能力，提高肿瘤细胞检测的准确性和对高 FAR 表达细胞的特异性，对高 FAR 表达的 HeLa 细胞和低 FAR 表达的 MCF-7 细胞分别用不同浓度的 $Mn_3O_4@SiO_2(RBITC)$-FA 纳米粒子（[Mn]：0、1 μg/mL、10 μg/mL、30 μg/mL）进行孵育，3 h 后对细胞进行处理、悬浮，然后使用 3.0 T 的磁共振成像系统进行测试[图 2-11(a)]。

通过细胞磁共振成像可以看出，随着材料浓度的增大，两组细胞的 T_1 加权成像均更加明显，并且 HeLa 细胞组（靶向组）成像的变化比 MCF-7 细胞组（细胞对照组）明显得多。上述结果说明 $Mn_3O_4@SiO_2(RBITC)$-FA 纳米粒子在细胞内有明显的正向增强信号的效果，$Mn_3O_4@SiO_2(RBITC)$-FA 纳米粒子可以作为 T_1 磁共振成像造影剂，同时也证明靶向材料对 HeLa 细胞的特异性靶向作用。而 MCF-7 细胞组在材料浓度达到 30 μg/mL 以上时，细胞溶液才有 T_1 加权成像出现，这个现象同样是因为材料浓度过大表现为细胞的内吞作用所造成的，与前面实验的结果相符[14]。

为了进一步确定 $Mn_3O_4@SiO_2(RBITC)$-FA 纳米粒子进入细胞的量，同时证明是由于锰离子含量的增多，T_1 加权成像才更加明显，将每组细胞分别硝化处理，利用 ICP-AES 测试平均每个细胞中的锰离子浓度[图 2-11(b)]。可以看到，在用不同浓度的靶向材料 $Mn_3O_4@SiO_2(RBITC)$-FA 纳米粒子（[Mn]: 0、1 μg/mL、10 μg/mL、30 μg/mL）孵育细胞 3 小时后，平均每个 HeLa 细胞中的锰离子含量分别为 0.48 pg、8.06 pg、27.98 pg、53.80 pg，而平均每个 MCF-7 细胞中锰离子的含量分别为 0.068 pg、1.30 pg、8.18 pg、12.45 pg。

定量测试结果证明了由于肿瘤细胞中锰离子含量的增加使得 T_1 加权成像更加明显。相同浓度的材料孵育细胞时，高表达细胞进入的材料更多，定量证明了 $Mn_3O_4@SiO_2(RBITC)$-FA 纳米粒子对高表达的 HeLa 细胞的特异性，提高了肿瘤细胞检测的准确性。高 FAR 表达细胞和低表达细胞锰离子内吞量的比接近于 5∶1，在每个细胞中锰离子浓度达到 8 pg 以上时，就显示出了很好的 T_1 成像效果，证明了 $Mn_3O_4@SiO_2(RBITC)$-FA 纳米粒子在细胞中的磁共振成像具有较高的灵敏度。

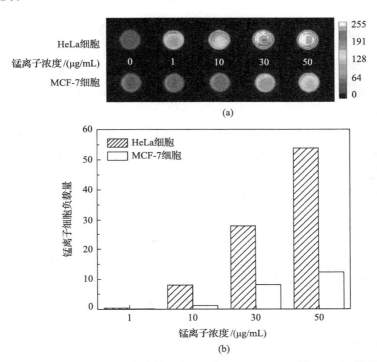

图 2-11　将 HeLa 细胞和 MCF-7 细胞分别在 Mn_3O_4@SiO_2(RBITC)-FA 纳米粒子
（[Mn]: 0、1 μg/mL、10 μg/mL、30 μg/mL）培养基中 37℃下孵育 3 h 的
T_1 加权成像图(a)和每个细胞吞噬锰离子质量的对比图(b)

2.1.8　小结

综上所述，认为合成的 Mn_3O_4@SiO_2(RBITC)-FA 纳米造影剂具有良好的形貌、溶解性及稳定性，材料中的锰元素含量小于 50 μg/mL 时，生物相容性良好；与现有的氧化锰造影剂相比，Mn_3O_4@SiO_2(RBITC)-FA 纳米造影剂具有较高的纵向弛豫率：在 3.0 T 磁场下，r_1 为 0.47 L/(mmol·s)；在 0.5 T 磁场下，r_1 为 0.50 L/(mmol·s)；Mn_3O_4@SiO_2(RBITC)-FA 纳米造影剂在溶液体系和细胞环境中均可以进行良好的 T_1 磁共振成像和荧光成像，通过两种功能成像优势的结合提高了检测肿瘤细胞的灵敏度和准确度；所得到的纳米造影剂对高 FAR 表达肿瘤细胞（HeLa 细胞）具有良好的主动靶向作用，对低 FAR 表达肿瘤细胞（MCF-7 细胞）主动靶向效果极不明显，体现了材料的选择性检测的优势[28]。

2.2　叶酸修饰的具有靶向功能的 Mn_3O_4 纳米粒子的制备及其在核磁共振成像中的应用

一直以来，恶性肿瘤都是危害人类生命的头号杀手，具有死亡率高，难治愈以及恶化迅速等特点。因此肿瘤的早期诊断和特异性治疗显得尤为重要。目前，肿瘤的检测手段各种各样，主要有超声成像、CT 成像、核医学 PET 成像以及核磁共振成像（MRI）[29-31]。随着核磁共振技术的发展，其扫描时间逐渐缩短，分辨率逐渐提高，对于小病灶的检测也更加准确，使得这一技术在生物、医学等领域得到迅速发展和广泛应用[32-35]。核磁共振成像是临床上常用的无侵入性肿瘤早期诊断手段[36]，为了提高 MRI 诊断的灵敏度和特异性，常常需要借助造影剂来提高诊断能力。常规的 MRI 造影剂主要分为两类：一类是 T_1 加权的 MRI 造影剂（T_1 造影剂），另一类是 T_2 加权的 MRI 造影剂（T_2 造影剂）。T_2 造影剂主要是具有超顺磁性的 Fe_3O_4 为代表的金属铁氧化物纳米粒子[37-40]，T_2 造影剂是降低信号的反向造影剂，降低信号达到造影会导致某些组织结构不够清晰。与 T_2 造影剂相比，T_1 造影剂具有明显增强正向成像的效果，即具有较高的空间分辨率，它们产生的明亮信号更有利于辨认，由于 T_1 造影剂基本上都是顺磁性的，所以对磁场不会产生干扰[10]。目前常用的 T_1 造影剂主要为 Gd 基配合物[12,41,42]，而以氧化锰纳米粒子作为 T_1 造影剂越来越受到研究者的青睐。Hyoen 课题组制备出了结晶度高的 MnO 纳米粒子，可以通过血脑屏障造影出清晰的脑部结构，并且能靶向脑部肿瘤，有良好的 T_1 成像[41]。Lee 小组合成了中空的氧化锰纳米粒子作为 T_1 造影剂，不但提高了成像灵敏度，同时也具有荧光成像、药物运输、肿瘤靶向等功能[43]。Tremel 小组用 MnO 作为载体，制备出了具有荧光、特异性靶向、DNA 运输的 T_1 造影剂[44]。

另外，多功能造影剂的发展，要求造影剂对于肿瘤组织的具有特异靶向性。叶酸作为研究靶向功能常见的分子，对多种肿瘤（乳腺、卵巢、肾、肺、脑部、骨髓肿瘤等）的细胞表现出较好的靶向作用[45,46]，而其复合物用于靶向成像及治疗已经成为当今研究的热点[47,48]。要特别强调的是，作为生物体内 MRI 造影剂纳米颗粒，必须具有良好的水溶性、稳定性及生物相容性。聚乙二醇（PEG）是高亲水性聚合物，它对纳米颗粒的修饰可以提高纳米颗粒的水溶性和生物相容性，并延长其在体内的血液循环时间[49]。因此，本部分主要设计合成了一种叶酸修饰的具有靶向功能的四氧化三锰 T_1 造影剂（$Mn_3O_4@SiO_2$-FA），并对其结构和性质进行了表征，同时将其应用于对肿瘤细胞的检测。

2.2.1　Mn₃O₄纳米粒子的合成与表征

采用高温热解法合成出油溶性的纳米粒子后，再利用反相微乳法水解 TEOS 和 APTES，将二氧化硅包覆到油溶性纳米粒子表面。利用 X 射线粉末衍射（XRD）对合成的纳米粒子进行晶格类型的表征（图 2-12）。从 XRD 谱图显示，所制备出的油胺包裹的 Mn_3O_4 纳米粒子为黑锰矿型（与 JCPDS 24-0734 的峰位一一对应），在包覆过二氧化硅以后，Mn_3O_4 纳米粒子的晶型没有改变，但 22°～28°之间出现了明显无定形的二氧化硅的衍射峰，初步证明二氧化硅的成功修饰。

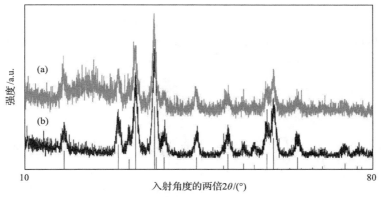

图 2-12　Mn_3O_4 纳米粒子包覆 SiO_2 前后的 XRD 图

(a) $Mn_3O_4@SiO_2$；　(b) Mn_3O_4

TEM（图 2-13）表征纳米粒子的尺寸、形貌和分散性。图 2-12（a）是在 180℃，7 h 氮气保护下合成的油溶性 Mn_3O_4 纳米粒子，粒径较均一，分散性良好，平均粒径约为 10 nm。修饰 SiO_2 后，其平均粒径约为 65 nm，SiO_2 壳层厚度约为 27 nm，在水中有很好的单分散性，证明 SiO_2 的修饰是成功的[图 2-13（b）]，另外从粒径统计图（图 2-14）也可看出我们所合成的纳米粒子粒径较均一，分散性良好。

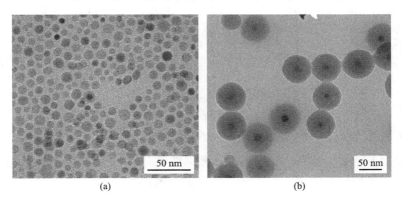

(a)　　　　　　　　　　　　(b)

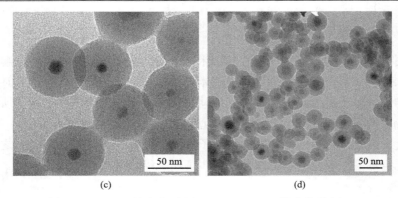

图 2-13　Mn₃O₄ 纳米粒子(a)、Mn₃O₄@SiO₂ 纳米粒子(b)、
Mn₃O₄@SiO₂-PEG 纳米粒子(c)、Mn₃O₄@SiO₂-FA 纳米粒子(d) 的 TEM 图

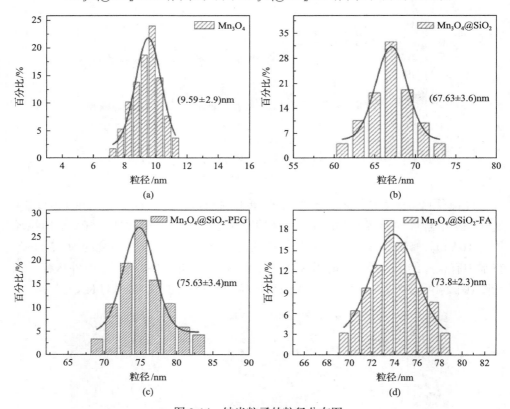

图 2-14　纳米粒子的粒径分布图

(a) Mn₃O₄ 纳米粒子；(b) Mn₃O₄@SiO₂ 纳米粒子；(c) Mn₃O₄@SiO₂-PEG 纳米粒子；(d) Mn₃O₄@SiO₂-FA 纳米粒子

　　为使制备的材料具有生物相容性和靶向性，对 Mn₃O₄@SiO₂ 纳米粒子进行功能化修饰。在 Mn₃O₄@SiO₂ 纳米粒子表面连接 PEG 有机高分子，以增强纳米粒子

的生物相容性，延长其在细胞内的循环时间，然后再连接具有靶向性的小分子叶酸(FA)，制备具有靶向功能的 T_1 造影剂 $Mn_3O_4@SiO_2$-FA 纳米粒子。叶酸分子先通过 EDC 和 NHS 对其羧基进行活化，然后与纳米粒子表面的氨基进行键合，连接到纳米粒子表面。叶酸溶液在紫外可见光区有不同的强吸收，因此，通过紫外可见吸收曲线(图 2-15)表征其功能化过程是否成功。

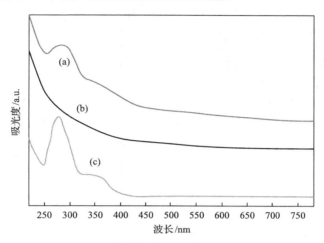

图 2-15　$Mn_3O_4@SiO_2$-FA 纳米粒子(a)、$Mn_3O_4@SiO_2$-PEG 纳米粒子(b)、叶酸(c)在水溶液中的紫外可见吸收曲线

通过实验可知，纯叶酸分子的水溶液在 280 nm 和 365 nm 两处有较强的特征紫外吸收；而没有进行功能化的 $Mn_3O_4@SiO_2$-PEG 纳米粒子的水溶液没有紫外吸收峰，当将功能化的纳米粒子连接上叶酸分子后，在 $Mn_3O_4@SiO_2$-FA 纳米粒子水溶液的紫外吸收曲线里出现了叶酸分子的两个特征吸收峰(图 2-15)，证明了叶酸分子被成功连接。

另外，$Mn_3O_4@SiO_2$-NH_2、$Mn_3O_4@SiO_2$-FA 纳米粒子表面电位从 (32.8 ± 3.1) mV 变为 (-10.2 ± 4.0) mV，而 $Mn_3O_4@SiO_2$-FA 纳米粒子的粒径为 (73.8 ± 2.3) nm [图 2-14(d)]，与 DLS 测得的水合直径[(180.3 ± 1.1) nm]相似[图 2-16(a)]，一方面证明功能化的成功，另一方面说明得到的功能化材料表面电荷少，更有进入细胞的潜在优势。为了进一步证明我们合成的纳米粒子，通过红外光谱对纳米粒子进行表征(图 2-17)。519 cm^{-1}、625 cm^{-1} 为四氧化三锰纳米粒子中的锰氧键伸缩振动而产生的特征峰，1631 cm^{-1} 为纳米粒子表面的油胺分子中 C==C 的伸缩振动峰，2858 cm^{-1}、2925 cm^{-1} 为纳米粒子上面油胺分子中 C—H 的伸缩振动峰，3441 cm^{-1} 为油胺分子中氨基 N—H 的伸缩振动峰；四氧化三锰纳米粒子包硅后，在 1057 cm^{-1} 处有 Si—O—Si 不对称伸缩振动峰，782 cm^{-1} 为二氧化硅的 δ_{Si-O} 振动特征峰，由于在合成包硅四氧化三锰纳米粒子过程中加入了 APS，所以包硅四氧化三锰纳米粒子外面会有氨基，在 1558 cm^{-1} 处有氨基中 N—H 的弯曲振动特征峰。

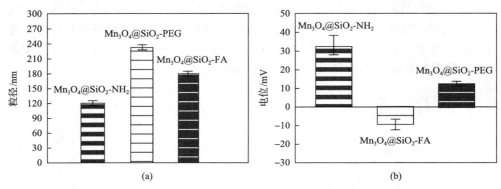

图 2-16　纳米粒子的水合半径图（a）和电位图（b）

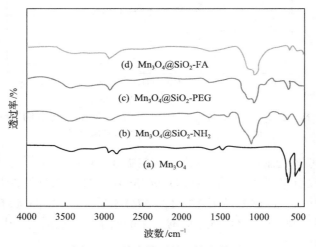

图 2-17　纳米粒子的红外光谱图

另外，通过 TEM 图可以清楚地看出连接 PEG 分子和叶酸小分子后的 Mn_3O_4@ SiO_2-PEG 和 Mn_3O_4@ SiO_2-FA 纳米粒子的形貌变化不大，仍然具有较好的球状形貌，图 2-13（c），（d）为纳米粒子表面功能化后的电镜图，PEG 的长链对纳米粒子造成一些粘连但对其粒径影响不大。

2.2.2　Mn_3O_4 纳米粒子的稳定性

为验证材料的溶解性和稳定性，通过动力学光散射测试跟踪了纳米粒子在水体系及 RMPI+10% FBS 中水合半径随时间的变化。分析结果表明，Mn_3O_4@SiO_2-PEG 纳米粒子水合半径约为 95 nm，但 24 h 内，该材料的水合半径增大到约为 120 nm，这可能是因为 PEG 含量比较大时，柔性的 PEG 粘连了纳米粒子使得水合半径有增大的趋势，但是很快达到稳定状态；而在 RMPI+10% FBS 体系中，粒径约为 78 nm，继续放置，水合半径增加到 100 nm，相对水体系而言表现出良好的稳定性。新制备的 $Mn_3O_4@SiO_2$-FA 的水合半径为 72 nm 左右，在 RMPI+10% FBS 体系中粒径没有明显的变化，并且随时间的延长，水合半径无明显变化，该材料在溶液中表现出较好的稳定性。从以上结果可看出 $Mn_3O_4@SiO_2$-PEG 和 $Mn_3O_4@SiO_2$-FA 两种纳米粒子在水体系中均具有较好的胶体稳定性，为进一步的应用提供了基础(图 2-18)。

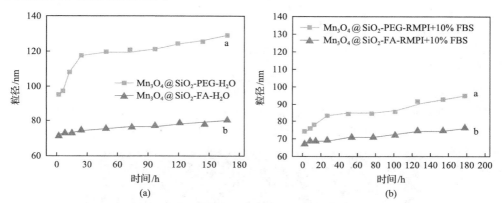

图 2-18　浓度均为 50 μg/mL 的纳米粒子在水体系 (a) 及 RMPI + 10% FBS (b) 中的水合半径变化

2.2.3　溶液中的磁共振成像

为评估 $Mn_3O_4@SiO_2$-PEG 和 $Mn_3O_4@SiO_2$-FA 纳米粒子造影的性能和效果，分别测定了纳米粒子在 0.5 T 和 3.0 T 磁场下进行磁共振成像和弛豫率的测定 (图 2-19、图 2-20)。在两种磁场条件下，随着锰离子浓度的增加，材料在水溶液中的 T_1 成像呈现逐渐变亮的趋势；通过对材料纵向弛豫率的测定可知，在 0.5 T 磁场下，$Mn_3O_4@SiO_2$-PEG 纳米粒子的 r_1 为 0.49 L/(mmol·s)，而 $Mn_3O_4@SiO_2$-FA 的 r_1 为 0.52 L/(mmol·s)，在 3.0 T 磁场下，$Mn_3O_4@SiO_2$-PEG 纳米粒子的 r_1 为 0.44 L/(mmol·s)，而 $Mn_3O_4@SiO_2$-FA 的 r_1 为 0.48 L/(mmol·s)，功能化修饰对弛豫率的影响不大。由此可以得出，$Mn_3O_4@SiO_2$-FA 纳米粒子可以用作 T_1 磁共振成像造影剂。

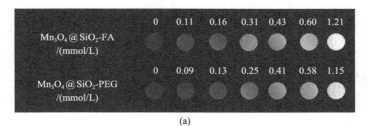

(a)

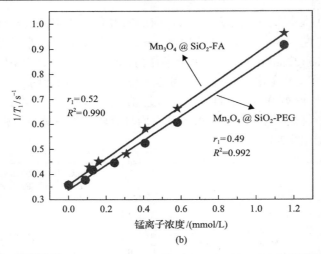

图 2-19 不同浓度 Mn₃O₄@SiO₂-FA 和 Mn₃O₄@SiO₂-PEG 纳米粒子水溶液在 0.5 T 磁场下的 T₁ 加权成像图(a)和 T₁ 弛豫率拟合图(b)

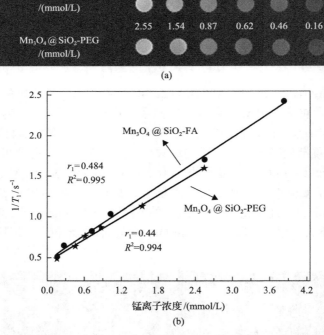

图 2-20 不同浓度 Mn₃O₄@SiO₂-FA 和 Mn₃O₄@SiO₂-PEG 纳米粒子水溶液在 3.0 T 磁场下的 T₁ 加权成像图(a)和 T₁ 弛豫率拟合图(b)

2.2.4　细胞毒性测试

为进一步考察材料在生物实验中应用的可能性，利用 MTT 法对 Mn_3O_4 @SiO_2-PEG 和 Mn_3O_4@SiO_2-FA 纳米粒子的毒性进行了评价。从实验结果可知，Mn_3O_4@SiO_2-PEG 纳米粒子对 HeLa 细胞和 MCF-7 细胞的成活率影响略小于 Mn_3O_4@SiO_2-FA，并且随着纳米粒子浓度的增加毒性也有所增加，当浓度达到 100 μg/mL 时，两种材料对两种细胞的存活率仍能保持在 80% 以上（图 2-21），说明所合成的材料在一定时间和浓度范围内具有较好的生物相容性。

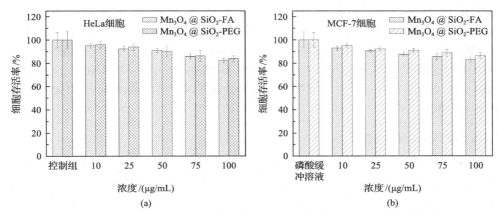

图 2-21　不同浓度的 Mn_3O_4@SiO_2-FA 和 Mn_3O_4@SiO_2-PEG 在 37℃孵育
HeLa 细胞(a) 和 MCF-7 细胞(b) 24 h 的细胞存活率

2.2.5　细胞磁共振成像

为探索功能化 Mn_3O_4@SiO_2-FA 纳米粒子潜在的靶向诊断肿瘤的能力，我们分别选择叶酸受体高表达的 HeLa 和低表达的 MCF-7 两种细胞系，将 Mn_3O_4@SiO_2-FA 和 Mn_3O_4@SiO_2-PEG 两种材料分别与两种细胞孵育，实验分为四组：靶向组、细胞对照组、叶酸封闭组、材料对照组，利用磁共振成像研究材料在细胞层次的成像效果。

实验结果表明，随着材料浓度的增大，细胞的 T_1 加权成像均更加明显，靶向材料 Mn_3O_4@SiO_2-FA 在 HeLa 细胞中的 T_1 加权成像[彩图 2(a) 中 a1]变化比 MCF-7 细胞对照组[彩图 2(a) 中 a2]和 Mn_3O_4@SiO_2-PEG 材料对照组[彩图 2(a) 中 a3, a4]明显。将成像图转化成信号相对值[彩图 2(b)]可以看出，靶向材料 Mn_3O_4@SiO_2-FA 在 HeLa 细胞中随着浓度的变化，T 值变化率分别为(50.9±0.6)%，(60.4±0.4)%和(70.4±0.5)%，而在 MCF-7 细胞对照组及 Mn_3O_4@SiO_2-PEG 材料对照组中，当 Mn_3O_4@SiO_2-FA 的浓度达到 75 μg/mL 时，T 值变化率分别为 23.8%和 19.2%，由此可见靶向材料 Mn_3O_4@SiO_2-FA 在 HeLa 细胞中的 T 值变化率最高。另外，在叶酸封闭组[彩图 2(a)中 a5]中，首先对 HeLa 细胞进行叶酸接受器的封闭实验，然后再加入 $Mn_3O_4@SiO_2$-FA 对细胞进行孵育。与靶向组相比，叶酸封闭组的 T_1 成像较暗。上述结果说明，$Mn_3O_4@SiO_2$-FA 靶向材料对高 FAR 表达的 HeLa 细胞具有更好的亲和作用，在细胞内有明显的正向增强信号的效果，可以作为 T_1 磁共振靶向造影剂。

　　为了进一步定量地比较细胞中纳米粒子的含量，将细胞进行了硝化处理，利用 ICP-AES 测试平均细胞中的锰离子浓度，然后计算出每个细胞中的锰离子含量。结果显示，随着 $Mn_3O_4@SiO_2$-FA 纳米粒子浓度的不同，靶向材料 $Mn_3O_4@SiO_2$-FA 在 37℃ 孵育细胞 3 h 后，平均每个 HeLa 细胞中的锰离子含量分别为 (7.68±0.01) pg、(28.03±0.15) pg 和 (42.92±0.02) pg，而平均每个 MCF-7 细胞中锰离子含量 (2.52±0.02) pg、(4.29±0.02) pg 和 (8.20±0.06) pg，而在封闭组中，平均每个 HeLa 细胞中的锰离子含量分别为 (1.73±0.01) pg、(6.74±0.10) pg、(7.68±0.12) pg，由此可见，高表达细胞进入的材料更多，定量地证明了 $Mn_3O_4@SiO_2$-FA 对 HeLa 细胞的特异性靶向。

2.2.6　活体的核磁共振成像

　　将材料通过尾静脉注射到肿瘤鼠体内，在 0.5 T 磁场下裸鼠肿瘤中评价其在体内的造影能力，注射剂量为 20 mg 纳米粒子/每千克裸鼠，然后在注射后的 4 h 进行裸鼠肿瘤的核磁共振 T_1 成像，通过[图 2-22(a)，(b)]可以看到在尾静脉注射 4 h 时，肿瘤部位的成像效果与对照组[图 2-22(a)]相比，靶向组成像效果较好[图 2-22(b)]，肿瘤部位有明显的信号增强，在封闭组实验中，先将生理盐水配置好的叶酸溶液 (1 mg/mL) 尾静脉注射到肿瘤鼠体内 0.5 h 后，再将 $Mn_3O_4@SiO_2$-FA 纳米粒子尾静脉注射到肿瘤鼠体内，发现在肿瘤部位的成像效果相较靶向组[图 2-22(b)]而言只发生轻微的变化，由此可见，$Mn_3O_4@SiO_2$-FA 纳米粒子在活体内展现了较强的特异性靶向功能。

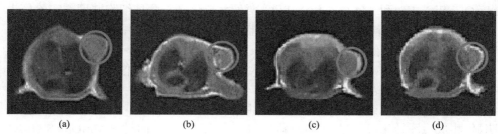

(a)　　　　　　　(b)　　　　　　　(c)　　　　　　　(d)

图 2-22　$Mn_3O_4@SiO_2$-FA 纳米粒子在 0.5 T 磁场下裸鼠肿瘤中评价其体内造影能力

(a)空白对照组；(b)靶向组：尾静脉注射 $Mn_3O_4@SiO_2$-FA NPs(20 mg 纳米粒子/每千克老鼠)；(c)空白对照组；
(d)封闭组：尾静脉注射 FA(1 mg/mL) 0.5 h 后注射 $Mn_3O_4@SiO_2$-FA NPs(20 mg 纳米粒子/每千克老鼠)
4 h 后的 T_1 核磁共振成像

2.2.7　活体内的组织分布

为检测纳米粒子分布在各器官中的含量，将各器官中所含 Mn 的量通过 ICP 测量来计算。注射纳米粒子 4 h 后，处死麻醉后的裸鼠，然后测定其心、肝、脾、肺、肾、血液、尿液、粪便和肿瘤中 Mn 的含量。纳米粒子在各个器官中分布是通过注射剂量分数来表示的，注射剂量分数=器官中 Mn 的含量/(注射裸鼠内总的剂量×器官质量)。通过图 2-23 我们可以得知，靶向组在肝脏中 Mn 含量的 ID 值为 (7.06±2.40)%，而对照组为 (4.60±0.38)%。在肿瘤中发现，实验组肿瘤中 Mn 含量的 ID 值为 (6.87±1.80)%，对照组肿瘤中 Mn 含量的 ID 值为 (2.95±0.10)%，由此也证明了 FA 的主动靶向功能；另外，在肾脏、尿液和粪便中均有 Mn 离子的含量，这说明该纳米粒子在体内能够排出体外。正如想象的一样，该纳米粒子在体内对 HeLa 细胞具有靶向作用，并且该纳米粒子能够代谢出体外，$Mn_3O_4@SiO_2$-FA 靶向材料对高 FAR 表达的 HeLa 细胞具有更好的亲和作用，可以作为 T_1 磁共振靶向造影剂。

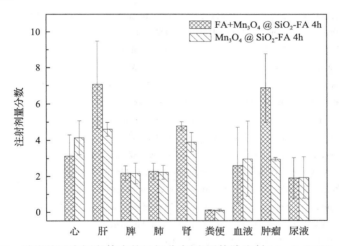

图 2-23　纳米粒子在裸鼠体内的组织分布图[尾静脉注射 $Mn_3O_4@SiO_2$-FA 和注射 FA(1 mg/mL) 0.5 h 后注射 $Mn_3O_4@SiO_2$-FA 纳米粒子]

2.2.8　小结

首先，通过高温热解方法生成外面包覆有油胺的四氧化三锰纳米粒子，该纳米粒子粒径均一，分散性较好。然后通过反相微乳法合成了包硅的四氧化三锰纳米粒子，合成的包硅四氧化三锰纳米粒子通过 TEM 得知，粒径均一，硅壳厚度约为 27 nm，而所合成的 $Mn_3O_4@SiO_2$-FA 纳米造影剂具有良好的形貌、溶解性及稳定性，随着材料浓度的增加，依然具有较好的生物相容性；另外，与现有的氧化锰造影剂相比，$Mn_3O_4@SiO_2$-FA 纳米造影剂具有相对较高的纵向弛豫率：在 0.5 T 磁场下，r_1 为 0.52 L/(mmol·s)，在 3.0 T 磁场下，r_1 为 0.48 L/(mmol·s)；最后，$Mn_3O_4@SiO_2$-FA 纳米造影剂在细胞环境中和活体中均可以进行良好的 T_1 磁共振成像，而且无论在细胞内还是在活体内均无明显毒性，通过在细胞层次的 T_1 磁共振成像测试和细胞内锰离子的定量数据及在活体各器官中锰离子的定量数据，均证明了 $Mn_3O_4@SiO_2$-FA 纳米造影剂对具有叶酸高 FAR 表达的肿瘤细胞（HeLa 细胞）具有良好的主动靶向作用，进而体现了材料的选择性检测的优势[50]。

参 考 文 献

[1] Lee H, Lee E, Kim D K, et al. Antibiofouling polymer-coated superparamagnetic iron oxide nanoparticles as potential magnetic resonance contrast agents for *in vivo* cancer imaging[J]. Journal of the American Chemical Society, 2006, 128: 7383-7389.

[2] Mailänder V, Landfester K. Interaction of nanoparticles with cells[J]. Biomacromolecules, 2009, 10: 2379-2400.

[3] Raymond K N, Pierre V C. Next generation, high relaxivity gadolinium MRI agents[J]. Bioconjugate Chemistry, 2004, 16: 3-8.

[4] Bridot J L, Faure A C, Laurent S, et al. Hybrid gadolinium oxide nanoparticles: Multimodal contrast agents for *in vivo* imaging[J]. Journal of the American Chemical Society, 2007, 129: 5076-5084.

[5] Evanics F, Diamente P R, Veggel F C, et al. Water-soluble GdF_3 and GdF_3/LaF_3 nanoparticles physical characterization and NMR relaxation properties[J]. Chemistry of Materials, 2006, 18: 2499-2505.

[6] Hifumi H, Yamaoka S, Tanimoto A, et al. Gadolinium-based hybrid nanoparticles as a positive MR contrast agent[J]. Journal of the American Chemical Society, 2006, 128: 15090-15091.

[7] Zhang Y C, Qiao T, Hu X Y. Preparation of Mn_3O_4 nanocrystallites by low-temperature solvothermal treatment of γ-MnOOH nanowires[J]. Journal of Solid State Chemistry, 2004, 177: 4093-4097.

[8] Park J, Lee E, Hwang N M, et al. One-nanometer-scale size-controlled synthesis of monodisperse magnetic iron oxide nanoparticles[J]. Angewandte Chemie International Edition, 2005, 44: 2872-2877.

[9] Shukoor M I, Natalio F, Tahir M N, et al. Pathogen-mimicking MnO nanoparticles for selective activation of the TLR9 pathway and imaging of cancer cells[J]. Advanced Functional Materials, 2009, 19: 3717-3725.

[10] Weitman D S, Lark R H, Coney L R, et al. Distribution of the folate receptor GP38 in normal and malignant cell lines and tissues[J]. Cancer Research, 1992, 52: 3396-3401.

[11] Ross J F, Chaudhuri P K, Ratnam M. Differential regulation of folate receptor isoforms in normal and malignant tissues *in vivo* and in established cell lines. physiologic and clinical implications[J]. Cancer, 1994, 73: 2432-2443.

[12] Zhang Y, Kohler N, Zhang M Q. Surface modification of superparamagnetic magnetite nanoparticles and their intracellular uptake[J]. Biomaterials, 2002, 23: 1553-1561.

[13] Sun C, Raymond S, Zhang M Q. Folic acid-PEG conjugated superparamagnetic nanoparticles for targeted cellular uptake and detection by MRI[J]. Journal of Biomedical Materials Research, 2006, 78A: 550-557.

[14] Wang S H, Shi X Y, Antwerp M V, et al. Dendrimer-functionalized iron oxide nanoparticles for specific targeting and imaging of cancer cells[J]. Advanced Functional Materials, 2007, 17: 3043-3050.

[15] Shi X Y, Wang S H, Swanson S D, et al. Dendrimer-functionalized shell-crosslinked iron oxide nanoparticles for *in vivo* magnetic resonance imaging of tumors[J]. Advanced Materials, 2008, 20: 1671-1678.

[16] Masih D, Ralf T, Thomas N. Single quantum dots in silica spheres by microemulsion synthesis[J]. Chemistry of Materials, 2005, 17: 5720-5725.

[17] Zhelev Z, Ohba H, Bakalova R. Single quantum dot-micelles coated with silica shell as potentially non-cytotoxic fluorescent cell tracers[J]. Journal of the American Chemical Society, 2006, 128: 6324-6325.

[18] Hu H, Yu M X, Li F Y, et al. Facile epoxidation strategy for producing amphiphilic up-converting rare-earth nanophosphors as biological labels[J]. Chemistry of Materials, 2008, 20: 7003-7009.

[19] Yoon T J, Yu K N, Kim E, et al. Specific targeting, cell sorting, and bioimaging with smart magnetic silica core-shell nanomaterials[J]. Small, 2006, 2: 209-215.

[20] Cheng H, Zhu J L, Zeng X, et al. Targeted gene delivery mediated by folate-polyethylenimineblock-poly（ethylene glycol）with receptor selectivity[J]. Bioconjugate Chemistry, 2009, 20: 481-487.

[21] Hyon B N, Lee J H, An K, et al. Development of a T_1 contrast agent for magnetic resonance imaging using MnO nanoparticles[J]. Angewandte Chemie International Edition, 2007, 46: 5397-5401.

[22] Yu T Y, Moon J, Park J Y, et al. Various-shaped uniform Mn_3O_4 nanocrystals synthesized at low temperature in air atmosphere[J]. Chemistry of Materials, 2009, 21: 2272-2279.

[23] Hyon B N, In Chan Song, Hyeon T. Inorganic nanoparticles for MRI contrast agents[J]. Advanced Materials, 2009, 21: 2133-2148.

[24] Joshua K H, Smith J E, Medley C D, et al. Aptamer-conjugated nanoparticles for selective collection and detection of cancer cells[J]. Analytical Chemistry, 2006, 78: 2918-2924.

[25] Aronov O, Horowitz A T, Gabizon A, et al. Folate-targeted PEG as a potential carrier for carboplatin analogs. synthesis and *in vitro* studies[J]. Bioconjugate Chemistry, 2003, 14: 563-574.

[26] Destito D, Robert Y, Chris S R, et al. Folic acid-mediated targeting of cowpea mosaic virus particles to tumor cells[J]. Chemical. Biology, 2007, 14: 1152-1162.

[27] Chen J, Corbin I R, Li H, et al. Ligand conjugated low-density lipoprotein nanoparticles for enhanced optical cancer imaging *in vivo*[J]. Journal of the American Chemical Society, 2007, 129: 5798-5799.

[28] 庄业明. 纳米多功能磁共振造影剂的设计、合成及其生物应用[D]. 上海: 上海师范大学, 2011.

[29] Terreno E, Castelli D D, Viale A, et al. Challenges for molecular magnetic resonance imaging[J]. Chemical Reviews, 2010, 110: 3019-3042.

[30] Kim J, Piao Y, Hyeon T. Multifunctional nanostructured materials for multimodal imaging, and simultaneous imaging and therapy[J]. Chemical Society Reviews, 2009, 38: 372-390.

[31] Kang W J, Chae J R, Cho Y L, et al. Multiplex imaging of single tumor cells using quantum-dot-conjugated aptamers[J]. Small, 2009, 5: 2519-2522.

[32] 于艳蓉, 谭蓉, 杨红, 等. 纳米多功能磁共振造影剂的合成、修饰及其生物应用[J]. 上海师范大学学报（自然科学版）, 2012, 41: 419-431.

[33] 张崇珉, 陈冬梅, 李向远, 等. 磁性纳米材料在磁传感和生物探针中的应用[J]. 上海师范大学学报（自然科学版）, 2012, 41: 203-210.

[34] Yang H, Li X, Zhou H, et al. Monodisperse water-soluble Fe-Ni nanoparticles for magnetic resonance imaging[J]. Journal of Alloys and Compounds, 2011, 509: 1217-1221.

[35] Gao J, Gu H, Xu B. Multifunctional magnetic nanoparticles: Design, synthesis, and biomedical applications[J]. Accounts of Chemical Research, 2009, 42: 1097-1107.

[36] Morawski A M, Lanza G A, Wickline S A. Targeted contrast agents for magnetic resonance imaging and ultrasound[J]. Current Opinion in Biotechnology, 2005, 16: 89-92.

[37] Na H B, Lee J H, An K, et al. Development of a T_1 contrast agent for magnetic resonance imaging using MnO nanoparticles[J]. Angewandte Chemie International Edition, 2007, 46: 5397-5401.

[38] Saini S, Nelson R C. Technique for MR imaging of the liver[J]. Radiology, 1995, 195: 575-577.

[39] Lim K, Stark D D, Leese P T, et al. Hepatobiliary MR imaging: First human experience with MnDPDP[J]. Radiology, 1991, 178: 79-82.

[40] Cheng Z, Thorek D L, Tsourkas A. Gadolinium-conjugated dendrimer nanoclusters as a tumor-targeted T_1 magnetic resonance imaging contrast agent[J]. Angewandte Chemie International Edition, 2010, 49: 346-350.

[41] Jfr B S, Chaudhuri P K, Ratnam M. Differential regulation of folate receptor isoforms in normal and malignant tissues *in vivo* and in established cell lines. Physiologic and Clinical Implications[J]. Cancer, 2006, 73: 2432-2443.

[42] Sun C, Sze R, Zhang M. Folic acid-PEG conjugated superparamagnetic nanoparticles for targeted cellular uptake and detection by MRI[J]. Journal of Biomedical Materials Research A, 2006, 78: 550-557.

[43] Li K, Wen S, Larson A C, et al. Multifunctional dendrimer-based nanoparticles for *in vivo* MR/CT dual-modal molecular imaging of breast cancer[J]. International Journal of Nanomedicine, 2013, 8: 2589-2600.

[44] Salazar A G, Sort J, Suriñac S, et al. Synthesis and size-dependent exchange bias in inverted core-shell MnO|Mn$_3$O$_4$ nanoparticles[J]. Journal of the American Chemical Society, 2007, 129: 9102-9108.

[45] Seo W S, Jo H H, Lee K, et al. Size-dependent magnetic properties of colloidal Mn$_3$O$_4$ and MnO nanoparticles[J]. Angewandte Chemie International Edition, 2004, 43: 1115-1117.

[46] Kee D, Lee S S, Papaefthymiou G C, et al. Nanoparticle architectures templated by SiO$_2$/Fe$_2$O$_3$ nanocomposites[J]. Chemistry of Materials, 2006, 18: 614-619.

[47] Yang H, Zhuang Y, Hu H, et al. Silica coated manganese oxide nanoparticles as a platform for targeted magnetic resonance and fluorescence imaging of cancer cells[J]. Advance Functional Materials, 2010, 20: 1733-1741.

[48] Lu Y, Yin Y, Mayers B T, et al. Modifying the surface properties of superparamagnetic iron oxide nanoparticles through a sol-gel approach[J]. Nano Letters, 2001, 2: 183-186.

[49] Yang H, Zhuang Y, Sun Y, et al. Targeted dual-contrast T_1- and T_2-weighted magnetic resonance imaging of tumors using multifunctional gadolinium-labeled superparamagnetic iron oxide nanoparticles[J]. Biomaterials, 2011, 32: 4584-4593.

[50] 杨昕仪. 四氧化三锰纳米粒子造影剂的制备及其在核磁共振成像中的应用[D]. 上海: 上海师范大学, 2014.

第3章 四氧化三铁造影剂的开发

随着磁共振成像(MRI)技术在临床上的广泛应用，造影剂的制备技术也得到了迅速的发展。因为造影剂能增强 MRI 信号的强度，从而能得到更好的信号对比度，使得我们在癌症的检测和治疗方面能得到更多有用的信息[1-5]。超顺磁性的氧化铁(SPIONS)纳米粒子作为一种毒性小，生物相容性好且能够生物降解的 MRI 造影剂，被广泛地应用于细胞标记、药物运输、肿瘤靶向等技术领域中[5-7]。但是，为了满足在临床医学应用方面的高速发展，对氧化铁纳米粒子的性质就有了进一步的要求，并进行特殊的修饰。不但要具有无毒、生物相容性好的功能化官能团以便进一步修饰上靶向分子，同时还要具有比较高的磁饱和强度，以便在外界磁场的作用下能对信号进行快速、灵敏的操控以及检测[8,9]。

3.1　响应型 Fe_3O_4-ZIF-8 核磁共振造影剂的研究

近几十年来，关于对 MRI 造影剂(刺激响应型)的研究，受到了广泛的关注[10,11]。与通常显示不变信号的传统造影剂不同，刺激响应型造影剂会对病灶部位的一些异常性质(如 pH[12]、氧化还原电位[13]和酶活性[14])做出响应，从而能使 MRI 中的弛豫性能发生变化。由于疾病组织，如肿瘤，通常涉及一些固有的不平衡(如酸碱度和氧化还原)[15]。刺激响应型造影剂在疾病组织和正常组织将显示不同的弛豫信号，提供更高的灵敏度和信噪比，甚至实时反映基本的生理和病理过程。

小尺寸氧化铁纳米颗粒呈现 T_1 成像效果，在组装或大尺寸形状上表现出优异的 T_2 增强对比效果，对于制备刺激响应的 MRI 造影剂尤其具有吸引力[16,17]。目前，设计基于 Fe_3O_4 的响应型造影剂有两种主要的有效策略。一种策略是在 Fe_3O_4 纳米粒子的表面修饰能够发生刺激响应的基团，当受到刺激时，它因发生化学反应而产生聚集，形成大粒径的 Fe_3O_4 纳米粒子，导致 T_2 信号的显著增强[18,19]。例如，Gao 等开发了一种谷胱甘肽(GSH)诱导的原位交联反应，在肿瘤内组装 Fe_3O_4 纳米粒子，从而显著增强了 T_2 成像[18]。另一个策略是设计响应型的 Fe_3O_4 组装体，这些组装体能够在受到刺激时发生解组装，从而产生有趣的"打开" T_1 信号或切换 T_2-T_1 信号[20, 21]。例如，Ling 等最近报道了一种 i-motif-DNA 辅助的 pH 响应 Fe_3O_4 纳米团簇，它能够在遇到酸性肿瘤环境时进行分解，开启 T_2-T_1 对比度增强，从而为肝癌提供高敏感的诊断[21]。与 T_2 增强型造影剂相比，T_1"开启"或 T_2-T_1 弛豫转换型造影剂在临床诊断中通常更可取，因为它们能够以高灵敏度和信噪比来"增亮"图像。

然而，当存在体内或外加磁场时，具有磁性的 Fe_3O_4 将发生聚集。所以，制备基于 Fe_3O_4 的 T_1 "开启"或 T_2-T_1 弛豫转换型造影剂仍然是一个巨大的挑战。

在本章介绍的工作中，首先合成了小粒径（6 nm）的 Fe_3O_4-DHCA 纳米粒子，然后将 Fe_3O_4-DHCA 纳米粒子/T_1 造影剂一步自组装成 Fe_3O_4-ZIF-8 组装体/T_2 造影剂。ZIF 材料，由于其高相容性，可用作纳米颗粒[22]、较大的药物分子[23]和酶[24]封装的优良载体。此外，它们在生理条件下是稳定的，但在酸性环境或竞争性配体[25]的存在下分解，为构建响应型材料提供了良好的平台。基于此，推测肿瘤环境中的酸性条件和过度表达的 GSH 会引发 Fe_3O_4-ZIF-8 组装体的解组装，从而释放出 Fe_3O_4-DHCA，实现 T_2-T_1 弛豫转变。与正常组织的 T_2 对比度增强相比，这可能提供了一个很大的反向对比度，从而提高对肿瘤的诊断（图 3-1）。

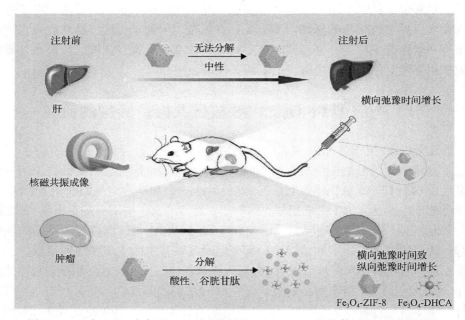

图 3-1　pH 和 GSH 响应型 MRI 造影剂（即 Fe_3O_4-ZIF-8 组装体）用于正常肝脏的 T_2 对比增强和酸性肿瘤的 T_2-T_1 对比增强的示意图

3.1.1　油溶性 Fe_3O_4 纳米粒子的合成与表征

借鉴文献[26]并稍做改进。首先采用高温热解法，在智能磁力搅拌加热套（加热至 300℃）中搅拌以合成黑色的 Fe_3O_4-OA 纳米粒子，经离心处理后，将固体溶解在正己烷中。利用粉末 XRD 对 Fe_3O_4-OA 纳米粒子进行物相和结构表征（图 3-2）。Fe_3O_4-OA 粉末的衍射峰匹配于立方相 Fe_3O_4[图 3-2（a），JCPDS 76-956]的衍射峰。峰位置（30.1°、35.5°、43.1°、53.5°、57.0°和63.26°）与立方相 Fe_3O_4 的（220）、（311）、

（400）、（422）、（511）和（440）晶面一一对应。此外，XRD 的峰型呈现宽化状态，是由小尺寸效应以及粒子晶间结构的无序引起的。TEM[图 3-2（b）]结果显示，油溶性 Fe_3O_4-OA 是具有球状的纳米粒子，呈单分散的状态，粒径统计结果显示[图 3-2（c）]，粒径约为 6 nm 左右。

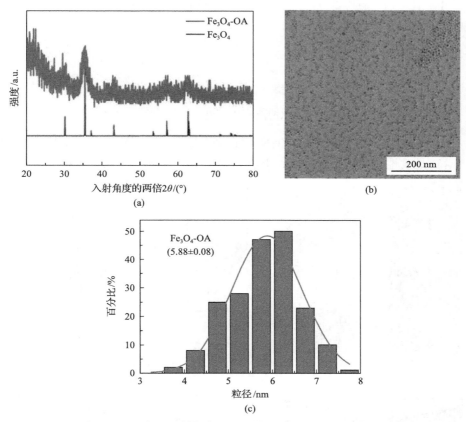

图 3-2　Fe_3O_4-OA 纳米材料的粉末 XRD 图（a）、TEM 图（b）和粒径统计分布图（c）

3.1.2　水溶性 Fe_3O_4-DHCA 纳米粒子的合成与表征

依据配位键强弱的基本原理，DHCA 上的两个酚羟基与铁的配位能力强于氨基与铁的配位能力[27]，进行水溶性改性。改性后的 Fe_3O_4-DHCA 纳米粒子的 Zeta 电位[图 3-3（a）]为（−52.6±0.42）mV，说明 Fe_3O_4 纳米粒子表面配位的 OA 成功被 DHCA 交换下来。因为，Fe_3O_4-DHCA 水溶液带负电主要是因为其表面带有大量的—COO$^-$（来自于 DHCA）。改性后的 Fe_3O_4-DHCA 水溶液的粒径[图 3-3（b）]约为 10 nm；此外，三次测量结果都显示纳米粒子的粒径分布呈单峰，表明改性后的纳米粒子具有良好的单分散性，有利于细胞与活体研究。

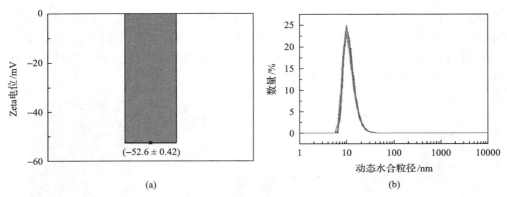

(a)

(b)

图 3-3 Fe$_3$O$_4$-DHCA 水溶液的 Zeta 电位图 (a) 和平均 DLS 图 (b)

如图 3-4 (a)，对比了 Fe$_3$O$_4$ 纳米粒子改性前后的溶解性情况。A 是改性前的状态，B 是改性后的状态。其中，上层为油相/正己烷相，下层为水相。从图中可

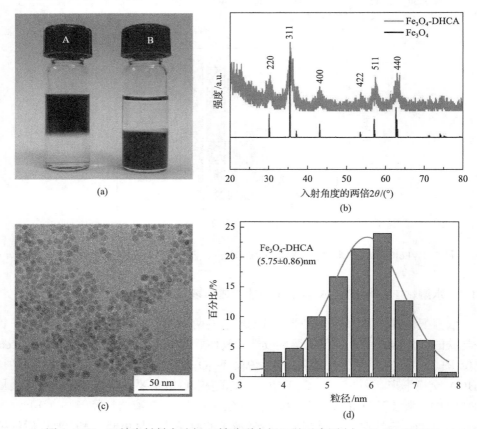

(a)

(b)

(c)

(d)

图 3-4 Fe$_3$O$_4$ 纳米材料由油相 A 转移到水相 B 的示意图 (a)、Fe$_3$O$_4$-DHCA
纳米材料的粉末 XRD 图 (b)、TEM 图 (c) 和粒径统计分布图 (d)

看出我们第一步的产物 Fe_3O_4 完全从油相转移到了水相中，再次证明了 DHCA 配体成功地修饰到 Fe_3O_4 上。改性后的 XRD[图 3-4(b)]和 TEM[图 3-4(c)]结果表明，改性后的 Fe_3O_4-DHCA 的物相、结构以及形貌均没有发生改变，而且粒径也未发生明显改变[图 3-4(d)]，但该结果比 DLS 测得的小，可能是由于纳米粒子表面的水合作用[28]。

3.1.3　水溶性 Fe_3O_4-DHCA 纳米粒子在磁滞回线中的研究

Fe_3O_4-DHCA 纳米粒子的磁滞回线测试表明(图 3-5)：Fe_3O_4-DHCA 纳米材料无剩磁或者矫顽磁力，表明该纳米材料具有超顺磁性，而超顺磁性在磁驱动和磁操控方面具有重要用途。此外，在 298K 测得的单一的 Fe_3O_4-DHCA 纳米粒子的最大磁感应强度(饱和磁化率)为 44.3 emu/g。

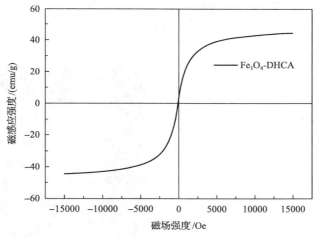

图 3-5　Fe_3O_4-DHCA 纳米粒子的磁滞回线

3.1.4　水溶性 Fe_3O_4-DHCA 纳米粒子的 MRI 性能

如图 3-6 所示，于 0.5 T MRI 仪上，测试[Fe/(mmol/L)]: 0, 0.01, 0.019, 0.038, 0.077, 0.154 和 0.231 的 T_1 值和 T_2 值及其成像效果。如图 3-6(a)所示，以 [Fe/(mmol/L)]: 0, 0.01, 0.019, 0.038, 0.077, 0.154 和 0.231 为 X 轴，T_1 的倒数($1/T_1$)、T_2 的倒数($1/T_2$)为 Y 轴，处理数据，拟合出两条直线，它们的斜率即为 r_1 和 r_2。纵向弛豫率 r_1 可以很好反映 T_1 加权成像，其数值越大，说明 Fe_3O_4-DHCA 具有更加明显的造影效果。如图 3-6(a)中，r_1 值为 39.27 L/(mmol·s)，r_2 和 r_1 的比率较小，为 1.65。其中，权衡纳米材料是 T_1 还是 T_2 造影剂的参数就是 r_2 与 r_1 的比率，比率小则更倾向于作 T_1 造影剂。理想中的 T_1 成像对比剂应具有高的 r_1 值和低的 r_2/r_1 比率，以最大化 T_1 对比效果。此外，Fe_3O_4-DHCA 的平均粒径约为 6 nm。

磁性材料粒径的减小会引起其磁矩（magnetic moment）迅速减小，所以，Fe_3O_4-DHCA 纳米粒子的小磁矩可以抑制 T_2 效应，这是因为纳米粒子表面的体积磁各向异性和旋转紊乱的减少。此外，Fe_3O_4-DHCA 纳米粒子可以通过 5 个不成对电子的大表面积来增强 T_1 效应，所以小尺寸 Fe_3O_4-DHCA 纳米粒子可用作 T_1 造影剂[7]。

图 3-6（b）为 Fe_3O_4-DHCA 水溶液的 MRI 造影效果图，从图中的结果来看，在所有 T_1 MR 成像中，水（不含造影剂）的 MR 成像最暗，且随着[Fe/(mmol/L)]: 0.01, 0.019, 0.038, 0.077, 0.154, 0.231 的增加变得越来越亮，而且该变化也较明显；在所有 T_2 MR 成像中，水（不含造影剂）的 MR 成像较亮，且随着[Fe/(mmol/L)]: 0.01, 0.019, 0.038, 0.077, 0.154, 0.231 的增加逐渐变暗，但并不是很明显。铁磁材料是通过影响水（氢质子）的弛豫来改变核磁信号的强度，而且随着[Fe]的增加，该信号强度也会逐渐增大。因为，T_1 成像对比剂会导致 MRI 图像变亮，而 T_2 成像对比剂会导致 MRI 图像变暗。所以，小尺寸的 Fe_3O_4-DHCA 纳米粒子可以作为一种有效的 T_1 MRI 造影剂。

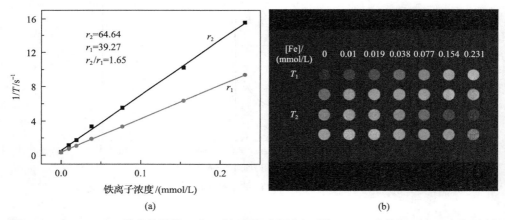

图 3-6　Fe_3O_4-DHCA 纳米粒子的 r_2 和 r_1（a）及其对应浓度下的 T_1 MR 成像与 T_2 MR 成像图（b）

3.1.5　水溶性 Fe_3O_4-ZIF-8 组装体的合成与表征

用一锅法合成水溶性 Fe_3O_4-ZIF-8 组装体[29]，由于 Fe_3O_4-ZIF-8 组装体的水溶性较差，需要利用聚乙烯吡咯烷酮（PVP）的修饰来提高其水溶性。如图 3-7（a）所示，Fe_3O_4-DHCA 纳米粒子的 Zeta 电位为（-52.6±0.42）mV（负电位源于其表面大量的 DHCA 上的—COO^-），ZIF-8 的 Zeta 电位为（30.43±0.48）mV（正电位源于 Zn^{2+}），PVP 的 Zeta 电位为（-5.64±0.37）mV，Fe_3O_4-ZIF-8 组装体的 Zeta 电位为（-25.77±0.34）mV。Fe_3O_4-ZIF-8 组装体的负 Zeta 电位应该是由于其表面带负电的 Fe_3O_4-DHCA 和 PVP。此外，ZIF-8 是一种疏水骨架[30]，Fe_3O_4-ZIF-8 组装体的

Zeta 负电位可以显著提高其在水中的溶解性。如图 3-7(b)所示，Fe_3O_4-DHCA 水溶液的平均粒径约为 10 nm；Fe_3O_4-ZIF-8 组装体的平均 DLS 为 160 nm 左右。粒径的变化间接表明 Fe_3O_4-DHCA 纳米粒子被包裹在 ZIF-8 中。此外，三次测量结果都显示 Fe_3O_4-ZIF-8 组装体的平均 DLS 呈单峰，说明其具有良好的单分散性，这将有利于接下来的细胞与活体研究。

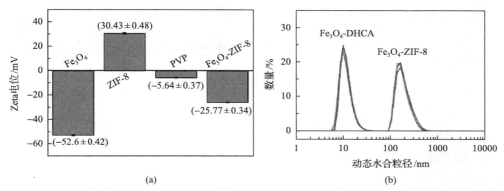

图 3-7　Fe_3O_4-DHCA 纳米粒子和 Fe_3O_4-ZIF-8 组装体的 Zeta 电位图(a)和平均 DLS 图(b)

图 3-8(a)粉末 XRD 的结果表明：Fe_3O_4-ZIF-8 组装体粉末的出峰位置与 30°～70°高角度的 Fe_3O_4 标准卡片和 5°～20°低角度的 ZIF-8 标准卡片相匹配，表示 Fe_3O_4-ZIF-8 组装体的成功合成。

Fe_3O_4-ZIF-8 组装体的 SEM[图 3-8(b)]与和 TEM[图 3-8(c)]结果表明：Fe_3O_4-ZIF-8 组装体是呈现分散状态的球状纳米粒子，粒径[图 3-8(d)]主要分布在 120 nm 左右。该结果比 DLS 测得的小，可能是由于纳米粒子表面的水合作用[31]。

因为 Fe_3O_4-DHCA 纳米粒子的 DHCA 上有—COO^-，可以和 ZIF-8 中的中心离子 Zn^{2+} 进行配位，所以，通过一锅法可以将 Fe_3O_4-DHCA 的纳米粒子包裹在 ZIF-8 中。Fe_3O_4-DHCA 水溶液带负电，而 ZIF-8 水溶液带正电。理论上讲，若是 Fe_3O_4-DHCA 纳米粒子完全被包裹在 ZIF-8 中，Fe_3O_4-ZIF-8 组装体的整体 Zeta 电位应该显示的是外层/ZIF-8 的正 Zeta 电位，而不应该是负 Zeta 电位。但是，Fe_3O_4-ZIF-8 组装体的 Zeta 电位是负的，这说明 Fe_3O_4-ZIF-8 组装体的最外层带有负电性的物质。从图 3-8(c)上直观得出，Fe_3O_4-ZIF-8 组装体的表面较粗糙，说明其最外层带有 Fe_3O_4-DHCA 纳米粒子，正负电荷相互作用，这也是不可避免的。那么，另外一个问题就是 Fe_3O_4-DHCA 纳米粒子是否被组装到 ZIF-8 中。因为 Zeta 电位测得的是纳米粒子表面的电荷，纳米粒子内部 Zeta 电位的情况无法测得，所以，通过上述的一些物理表征无法准确判断 ZIF-8 中是否存在 Fe_3O_4- DHCA 纳米粒子。

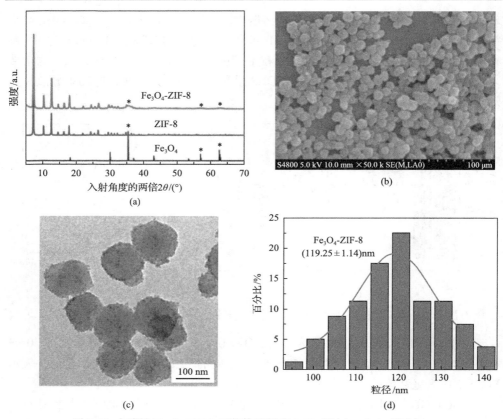

图 3-8　水溶性 Fe_3O_4-ZIF-8 组装体的粉末 XRD 图(a)、SEM 图(b)、
TEM 图(c)及粒径统计分布图(d)

　　为了证明 Fe_3O_4-DHCA 纳米材料是否被组装到 ZIF-8 中,对 Fe_3O_4-ZIF-8 组装体进行了高分辨 TEM 分析。如彩图 3(a)所示,在蓝色方框放大的图片中,Fe_3O_4-DHCA 呈现衬度高低之分。衬度高可能是因为 Fe_3O_4-DHCA 位于 Fe_3O_4-ZIF-8 组装体的外层,衬度低可能是因为 Fe_3O_4-DHCA 位于 Fe_3O_4-ZIF-8 组装体的内部。随后对 Fe_3O_4-ZIF-8 组装体进行沿黄色箭头方向线扫描的透射电镜分析[彩图 3(b)],得出线扫描 TEM 中 Fe_3O_4-ZIF-8 组装体对应的 Fe 元素(橙色线)和 Zn 元素(绿色线)的信号强度[彩图 3(c)],可以直观看出橙色线和绿色线交错在一起,具有类似信号强度波动,这说明 Fe_3O_4 和 ZIF-8 是结合在一起的。最后,将 Fe_3O_4-ZIF-8 组装体嵌入石蜡中,制作材料切片并进行扫描电镜分析[彩图 3(d)]。从 SEM 图中看出 Fe_3O_4-ZIF-8 组装体外层较粗糙(黄色正方形),而 Fe_3O_4-ZIF-8 组装体切片的表面较光滑(蓝色正方形)。但由于 Fe_3O_4-DHCA 纳米材料的尺寸较小,无法确定 Fe_3O_4-DHCA 是否已被组装到 ZIF-8 中,或仅仅是通过物理吸附在其表面。通过以上分析手段的表征,基本得出 Fe_3O_4-ZIF-8 组装体的内部和表面都

有 Fe₃O₄-DHCA。

ZIF-8 包覆 Fe₃O₄ 纳米粒子前后配体的傅里叶变换红外光谱(FTIR)(图 3-9)结果表明：Fe₃O₄-ZIF-8 组装体在 759 cm^{-1}、1145 cm^{-1} 和 1583 cm^{-1} 处出现了 ZIF-8 的特征峰；Fe₃O₄-DHCA 纳米粒子在 629 cm^{-1} 处出现了 Fe—O 键的振动带，表明在 Fe₃O₄-ZIF-8 组装体中存在 Fe₃O₄-DHCA 纳米粒子和 ZIF-8。

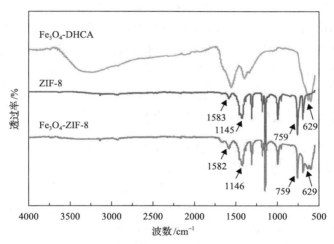

图 3-9　Fe₃O₄-DHCA 纳米粒子组装到 ZIF-8 前、后及 ZIF-8 的 FTIR 图谱

3.1.6　水溶性 Fe₃O₄-ZIF-8 组装体的磁滞回线

水溶性 Fe₃O₄-ZIF-8 组装体的磁滞回线(图 3-10)：在外加磁场强度为–15 kOe 和 15 kOe 时，测试了 Fe₃O₄-DHCA 粉末和 Fe₃O₄-ZIF-8 组装体粉末在室温下的磁

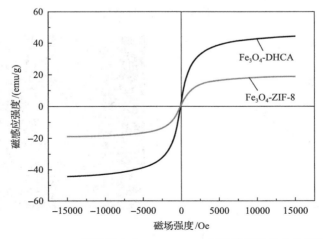

图 3-10　Fe₃O₄-DHCA 固体粉末和 Fe₃O₄-ZIF-8 组装体固体粉末的磁滞回线图

滞回线。从图上获得以下信息，Fe_3O_4-DHCA 和 Fe_3O_4-ZIF-8 组装体均无剩磁或者矫顽磁力，这表明它们皆具有超顺磁性。此外，在 298K，Fe_3O_4-DHCA 纳米材料的最大磁感应强度(饱和磁化率)为 44.3 emu/g，Fe_3O_4-ZIF-8 组装体的最大磁感应强度(饱和磁化率)仅为 18.9 emu/g，明显较单一 Fe_3O_4 纳米材料的最大磁感应强度(饱和磁化率)低，这是因为 ZIF-8 材料是一种非磁性的材料，使得非磁性的 ZIF-8 材料增加了对最大磁感应强度(饱和磁化率)测量时的质量贡献，却没有增加对磁化率的贡献。还可能是因为 Fe_3O_4-DHCA 纳米粒子被包裹在不具磁性的 ZIF-8 中，降低了磁性材料 Fe_3O_4-DHCA 偶极之间的相互作用[31]，使得 Fe_3O_4-ZIF-8 组装体的最大磁感应强度(饱和磁化率)明显降低。Fe_3O_4-ZIF-8 组装体粉末的磁滞回线证明了该磁性材料具有较强的磁学性能。

3.1.7　水溶性 Fe_3O_4-ZIF-8 组装体在核磁共振成像中的研究

如图 3-11 所示，在 0.5 T MRI 仪上，测试了[Fe/(mmol/L)]: 0, 0.01, 0.02, 0.045, 0.07, 0.09 的 T_1 和 T_2 值。如图 3-12(a)，以[Fe/(mmol/L)]为 X 轴，T_1、T_2 的倒数 $1/T_1$、$1/T_2$ 分别为 Y 轴，处理数据，拟合出两条直线，它们的斜率即为 r_1 和 r_2。横向弛豫率 r_2 可以很好反映 T_2 加权成像，其数值越大，说明 Fe_3O_4-ZIF-8 能更有效地增强周围核自旋的弛豫，产生更加明显的造影效果。如图 3-11(a)所示，r_2 值为 372.02 L/(mmol·s)，r_2 和 r_1 的比率较大，为 24.53。其中，权衡纳米材料是 T_1 还是 T_2 造影剂的参数就是 r_2 与 r_1 的比率，比率大则更倾向于作 T_2 造影剂。此外，由于平均粒径约为 120 nm 的 Fe_3O_4-ZIF-8 组装体的强磁矩会引起磁不均匀性，从而提供 T_2 对比效应。

图 3-11(b)为 Fe_3O_4-ZIF-8 组装体的 MR 成像效果图。从图中的结果来看，在所有 T_1 MR 成像中，水(不含造影剂)的 MR 成像最暗，且随着[Fe/(mmol/L)]: 0.01, 0.02, 0.045, 0.07, 0.09 的增加，逐渐变亮，但该变化并不很明显；在所有 T_2 MR

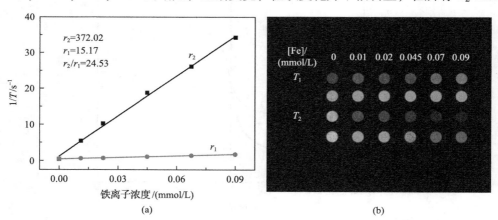

图 3-11　Fe_3O_4-ZIF-8 组装体的 r_2 和 r_1(a)、相应浓度下的 T_1 和 T_2 MR 成像(b)

成像中，水（不含造影剂）的 MR 成像最亮，且随着[Fe/(mmol/L)]: 0.01, 0.02, 0.045, 0.07, 0.09 的增加逐渐变暗，且变化较明显。铁磁材料是通过影响水（氢质子）的弛豫来改变核磁信号的强度，而且随着[Fe]的增加，该信号强度也会逐渐增大。因为，T_1 成像对比剂会导致 MRI 图像变亮，而 T_2 成像对比剂会导致 MRI 图像变暗。对于横向增强的磁共振成像，较高的 r_2/r_1 比值与高的 r_2 弛豫率能有效地增强其造影效果[32]。所以，Fe_3O_4-ZIF-8 组装体可以作为一种有效的 T_2 MRI 造影剂。

3.1.8 水溶性 Fe_3O_4-ZIF-8 组装体在体外解组装实验中的研究

由于肿瘤组织外的 pH（6.5～6.8）和内体/溶酶体的 pH（5.0～6.2）与正常组织的 pH（7.2～7.4）略有差异，所以，为了避免非特异性反应，更精细的策略就显得十分重要[33,34]。考虑到水溶性 Fe_3O_4-ZIF-8 组装体中的 ZIF-8 具有优异的水和碱性溶液稳定性，而在酸性溶液中，咪唑和锌之间的配位键会快速解离[35,36]。此外，根据文献[25]，谷胱甘肽（GSH）似乎对 ZIF-8 的降解也有贡献。所以，为了研究肿瘤部位 Fe_3O_4-ZIF-8 组装体的生物降解情况，采用不同 pH 和不同浓度 GSH 溶液来模拟体液，探究 Fe_3O_4-ZIF-8 组装体的体外解组装实验。将 Fe_3O_4-ZIF-8 组装体分散在不同 pH 和不同浓度 GSH 的溶液中，通过动态光散射（DLS）、磁共振成像仪（MRI）、透射电子显微镜（TEM）监测其降解过程。根据文献[37]报道，肿瘤组织内通常具有较低 pH，且 GSH 浓度较正常组织高（至少高 4 倍）。基于此，这里采用以下组别来探究 Fe_3O_4-ZIF-8 组装体的酸性和 GSH 响应生物解组装：(1) pH = 7.4，GSH = 0 mmol/L；(2) pH = 6.2，GSH = 0 mmol/L；(3) pH = 5.0，GSH = 0 mmol/L；(4) pH = 4.0，GSH = 0 mmol/L；(5) pH = 7.4，GSH = 1 mmol/L；(6) pH = 7.4，GSH = 3 mmol/L；(7) pH = 7.4，GSH = 4 mmol/L；(8) pH = 6.2，GSH = 1 mmol/L；(9) pH = 6.2, GSH = 3 mmol/L；(10) pH = 6.2, GSH = 4 mmol/L；(11) pH = 5.0, GSH = 1 mmol/L；(12) pH = 5.0，GSH = 3 mmol/L；(13) pH = 5.0，GSH = 4 mmol/L。

首先考察了 Fe_3O_4-ZIF-8 组装体在 pH 7.4 下的稳定性。如图 3-12 (a) 所示，将 Fe_3O_4-ZIF-8 组装体与 pH 7.4 缓冲溶液一起孵育，追踪其在不同时间点（0，0.5 h，1 h，3 h，6 h 和 24 h）的粒径变化。根据测得的 DLS 可以看出：24 h 内，Fe_3O_4-ZIF-8 组装体的 DLS 几乎未发生变化，这表明它在 pH 7.4 下比较稳定，并未发生解组装。如图 3-12 (b) 所示，降低缓冲溶液的 pH，追踪其（0，0.1 h，0.3 h，0.5 h，1 h，2 h，3 h 和 5 h）粒径变化，在 pH 6.2 缓冲溶液中孵育 Fe_3O_4-ZIF-8 组装体 0.1 h 后，其 DLS 从初始的约 160 nm 变为约 106 nm，5 h 后，约为 29 nm，表明 Fe_3O_4-ZIF-8 组装体逐渐被降解但还未降解完全。如图 3-12 (c) 所示，继续降低缓冲溶液的 pH，追踪在 5 h 内的粒径变化，发现在 pH 5.0 的溶液中孵育 Fe_3O_4-ZIF-8 组装体 0.1 h 后，DLS 从初始的约 160 nm 变为约 68 nm，降解速率加快，5 h 后，约为 19 nm。如图 3-12 (d) 所示，当缓冲液的酸度降低到 pH4.0 左右时，可以观察到 Fe_3O_4-ZIF-8

组装体快速分解，0.1 h 后，DLS 从初始的约 160 nm 变为约 20 nm，5 h 后，约为 11 nm，接近单体 Fe_3O_4-DHCA 水溶液的尺寸（6 nm），这表明 Fe_3O_4-ZIF-8 组装体完全被降解，且释放出 Fe_3O_4-DHCA 纳米粒子，但该酸度值超出了肿瘤微环境的范围。

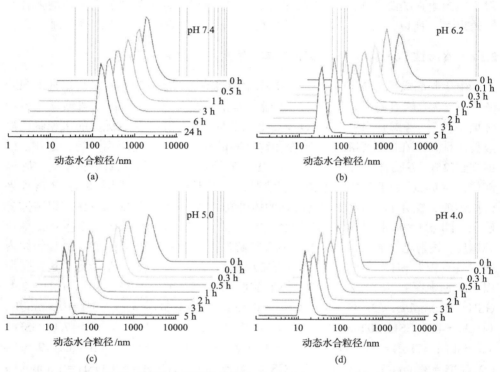

图 3-12　将 Fe_3O_4-ZIF-8 组装体分散在 pH 7.4（a）、pH 6.2（b）、pH 5.0（c）和 pH 4.0（d）的缓冲溶液中，实时追踪 DLS 的变化图

如图 3-13 所示，探究了 1 mmol/L、3 mmol/L 和 4 mmol/L GSH 对 Fe_3O_4-ZIF-8 组装体解组装的影响。如图 3-13（a）所示，将 Fe_3O_4-ZIF-8 组装体在 pH 7.4，1 mmol/L GSH 的溶液中孵育 5 h 后，追踪在 5 h 内，其粒径变化。根据测得的 DLS 可以看出：在 0.1 h 内，Fe_3O_4-ZIF-8 组装体的 DLS 从约 160 nm 变为约 135 nm，5 h 后，约为 55 nm。该结果表明在 pH 7.4，1 mmol/L GSH 的溶液中，Fe_3O_4-ZIF-8 组装体缓慢被降解。如图 3-13（b）所示，在 pH 7.4 下，增加 GSH 的浓度至 3 mmol/L 时，0.1 h 后，Fe_3O_4-ZIF-8 组装体 DLS 变为约 122 nm，5 h 后，约为 33 nm，表明 Fe_3O_4-ZIF-8 组装体降解速率加快。如图 3-13（c）所示，在 pH 7.4，GSH 浓度为 4 mmol/L 时，0.1 h 后，Fe_3O_4-ZIF-8 组装体的粒径约为 110 nm，5 h 后，约为 22 nm。虽然，不同浓度 GSH 对 Fe_3O_4-ZIF-8 组装体的解组装也有贡献，但不如 pH 对

Fe₃O₄-ZIF-8 组装体的解组装效果。

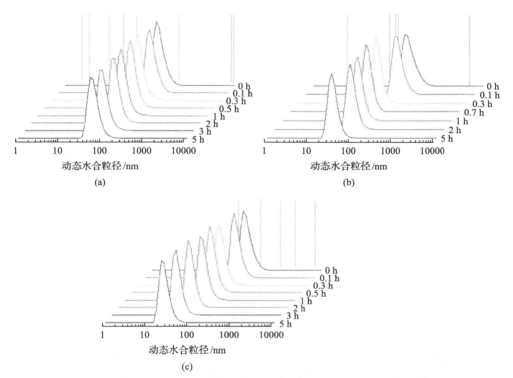

图 3-13　将 Fe₃O₄-ZIF-8 组装体分散在溶液中，实时追踪 DLS 的变化图
(a) pH 7.4，1 mmol/L GSH；(b) pH 7.4，3 mmol/L GSH；(c) pH 7.4，4 mmol/L GSH

为了验证酸性条件和 GSH 同时存在时是否可以加速 Fe₃O₄-ZIF-8 组装体的解组装。如图 3-14 所示，探究了 pH 6.2 时，1 mmol/L、3 mmol/L 和 4 mmol/L GSH 分别对 Fe₃O₄-ZIF-8 组装体解组装的影响。如图 3-14(a)，将 Fe₃O₄-ZIF-8 组装体在 pH 6.2，1 mmol/L GSH 溶液中孵育，追踪其在 7 h 内的粒径变化。根据测得的 DLS 可以看出：在 0.1 h 内，Fe₃O₄-ZIF-8 组装体的 DLS 从约 160 nm 变为约 78 nm，7 h 后，约为 18 nm，这表明在 pH 6.2，1 mmol/L GSH 的溶液中，Fe₃O₄-ZIF-8 组装体缓慢被降解。如图 3-14(b)所示，当 pH 为 6.2，而将 GSH 的浓度增加至 3 mmol/L 时，0.1 h 后，Fe₃O₄-ZIF-8 组装体的 DLS 变为约 58 nm，6 h 后，约为 18 nm，表明 Fe₃O₄-ZIF-8 组装体降解速率加快。如图 3-14(c)所示，当 pH 6.2 保持不变，将 GSH 的浓度略微增加至 4 mmol/L 时，0.1 h 后，Fe₃O₄-ZIF-8 组装体的粒径约为 38 nm，5 h 后，约为 15 nm。接近单体 Fe₃O₄-DHCA 水溶液的尺寸(6 nm)，表明 Fe₃O₄-ZIF-8 组装体被降解完全。同时存在酸性条件和 GSH 是可以加速 Fe₃O₄-ZIF-8 组装体的降解，这也为我们进一步的细胞和活体研究提供了有力的参考。

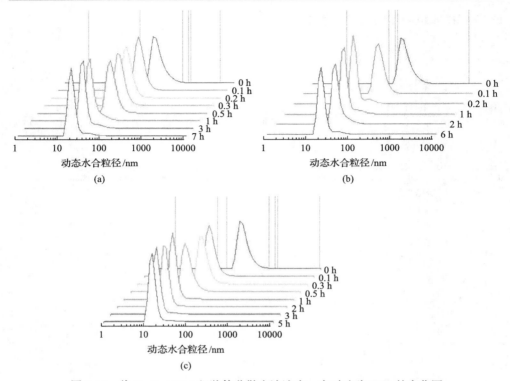

图 3-14　将 Fe$_3$O$_4$-ZIF-8 组装体分散在溶液中，实时追踪 DLS 的变化图

(a) pH 6.2，1 mmol/L GSH；　(b) pH 6.2，3 mmol/L GSH；　(c) pH 6.2，4 mmol/L GSH

　　若是当 pH 降低到 5.0 及 GSH 浓度为 1 mmol/L、3 mmol/L 和 4 mmol/L 的情况下，Fe$_3$O$_4$-ZIF-8 组装体的粒径又会发生怎样变化呢？如图 3-15(a) 所示，将 Fe$_3$O$_4$-ZIF-8 组装体在 pH 5.0，1 mmol/L GSH 溶液中温育，追踪其在 7 h 内的粒径变化。根据测得的 DLS 可以看出：在 0.1 h 内，Fe$_3$O$_4$-ZIF-8 组装体的 DLS 从约 160 nm 变为约 33 nm，7 h 后，约为 11 nm，这表明在 pH 5.0，1 mmol/L GSH 的溶液中，Fe$_3$O$_4$-ZIF-8 组装体缓慢被降解，与 pH 6.2，1 mmol/L GSH 的相比，降解速率加快。如图 3-15(b) 所示，pH 5.0 不变，将 GSH 的浓度增加至 3 mmol/L 时，0.1 h 内，Fe$_3$O$_4$-ZIF-8 组装体的 DLS 变为约 25 nm，6 h 后，约为 15 nm，表明 Fe$_3$O$_4$-ZIF-8 组装体降解速率加快。如图 3-15(c) 所示，pH 5.0，再增加 GSH 的浓度至 4 mmol/L 时，可以观察到 Fe$_3$O$_4$-ZIF-8 组装体的解组装速率更快。

　　综上，在 pH 为 7.4，6.2，5.0 和 4.0，GSH 浓度为 1 mmol/L，3 mmol/L 和 4 mmol/L 或以上两种条件同时存在的情况下，对比 DLS 的变化图发现 Fe$_3$O$_4$-ZIF-8 组装体被降解，只是降解程度有所不同。鉴于小鼠瘤内微环境，选用 pH = 6.2，GSH = 4 mmol/L 的缓冲溶液来温育 Fe$_3$O$_4$-ZIF-8 组装体，对其进行 TEM 分析(图 3-16)，观察其解组装效果。如图 3-16(b) 所示，与 Fe$_3$O$_4$-ZIF-8 组装体在 pH = 7.4 中得到的 TEM

图[图 3-16（a）]相比，在 pH = 6.2，GSH = 4 mmol/L 的缓冲溶液中孵育后，Fe_3O_4-ZIF-8 组装体的 TEM 图显示仅存在 Fe_3O_4-DHCA 纳米粒子，没有发现直径约为 30～150 nm 的其他明显颗粒，证明了 Fe_3O_4-ZIF-8 组装体发生了有效的解组装。

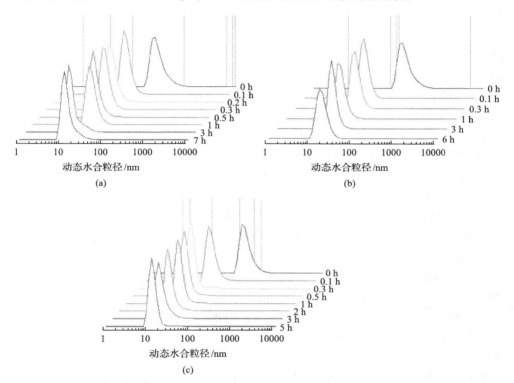

图 3-15　将 Fe_3O_4-ZIF-8 组装体分散在溶液中，实时追踪 DLS 的变化图

（a）pH 5.0，1 mmol/L GSH；（b）pH 5.0，3 mmol/L GSH；（c）pH 5.0，4 mmol/L GSH

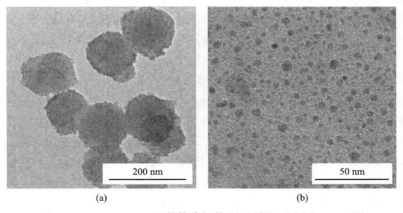

图 3-16　Fe_3O_4-ZIF-8 组装体降解前（a）和降解后（b）的 TEM 图

最后，为了了解通过 pH 和 GSH 触发 Fe_3O_4-ZIF-8 组装体的解组装，开启 MRI 造影剂 T_2-T_1 的弛豫转换，在具有 Fe_3O_4-ZIF-8 组装体的 0.5 T MRI 扫描仪上进行 MRI 扫描，所述组装体在以下不同条件：（1）pH 7.4，0 mmol/L GSH；（2）pH 6.2，4 mmol/L GSH；（3）pH 5.0，4 mmol/L GSH 下进行孵育，如图 3-17 所示，比较了 r_1 和 r_2 的变化以及 T_1 和 T_2 加权成像的变化。如图 3-17（a），（b）所示，在 0.5 T MRI 仪上测试 Fe_3O_4-ZIF-8 纳米粒子在 pH 7.4，0 mmol/L GSH，pH 6.2，4 mmol/L GSH 和 pH 5.0，4 mmol/L GSH 的缓冲液中孵育后的弛豫时间（T_1 和 T_2）。以 [Fe/(mmol/L)]：0，0.01，0.02，0.05，0.07 和 0.09 为 X 轴，T_1 的倒数（$1/T_1$）、T_2 的倒数（$1/T_2$）为 Y 轴，处理数据，拟合出两条直线，获取其斜率 r_1 和 r_2。为了更直观地对比观察不同条件下的弛豫率变化，将其进行量化，如图 3-17（c）所示，Fe_3O_4-ZIF-8 纳米粒子的 r_1 和 r_2 在 pH 7.4，0 mmol/L GSH 下测定为 15.1 L/(mmol·s) 和 372.0 L/(mmol·s)，在 pH 6.2，4 mmol/L GSH 时测定为 28.4 L/(mmol·s) 和 238.9 L/(mmol·s)，在 pH 5.0，4 mmol/L GSH 时测定为 30.8 L/(mmol·s) 和 176.3 L/(mmol·s)，随着 pH 的降低和 GSH 的存在，r_1 略微增加且 r_2 逐渐降低。略微增加的 r_1 可能是由于与铁进行配位的 H_2O 的数量及 Fe_3O_4-DHCA 纳米粒子上的水交换速率的增加[38]。r_2 逐渐降低的可能是由于 Fe_3O_4-ZIF-8 组装体发生了解组装，Fe_3O_4-DHCA 纳米粒子的释放减小了磁性纳米颗粒的尺寸效应，并降低了局部磁场的不均匀性[39,40]。

图 3-17（d）为 Fe_3O_4-ZIF-8 组装体在以下不同条件：pH 7.4，0 mmol/L GSH，pH 6.2，4 mmol/L GSH 和 pH 5.0，4 mmol/L GSH 下进行孵育后对水分子的核磁共振成像造影效果图。从成像图中可以直观看出，在 pH 7.4，0 mmol/L GSH 下，在所有 T_2 MR 成像中，水（不含造影剂）的 MR 成像最亮，且随着 [Fe/(mmol/L)]：0.01，0.02，0.05，0.07，0.09 的增加逐渐变暗，且变化较明显，但是，当 pH 降低和 GSH 存在时，成像随着 [Fe/(mmol/L)]：0.01，0.02，0.05，0.07，0.09 的增加有变暗的趋势，但不明显。此外，在同一铁离子浓度下，随着 pH 的降低和 GSH 的存在，使得 T_2 磁共振加权成像较 pH 7.4，0 mmol/L GSH 下测得的 T_2 成像亮。这表明在解组装后，Fe_3O_4-ZIF-8 水溶液的 T_2 MRI 造影效果逐渐减弱；另外，在 pH 7.4，0 mmol/L GSH 下，在所有 T_1 MR 成像中，水（不含造影剂）的 MR 成像最暗，成像随着 [Fe/(mmol/L)]：0.01，0.02，0.05，0.07，0.09 的增加，有变亮的趋势，但不明显。但当 pH 降低和 GSH 存在时，成像随着 [Fe/(mmol/L)]：0.01，0.02，0.05，0.07，0.09 的增加逐渐变亮，且变化较明显。此外，在同一铁离子浓度下，随着 pH 的降低和 GSH 的存在，T_1 磁共振加权成像较 pH 7.4，0 mmol/L GSH 下测得的 T_1 成像亮。这表明在解组装后，Fe_3O_4-ZIF-8 组装体的 T_1 MRI 造影效果逐渐增强。结果表明 Fe_3O_4-ZIF-8 组装体在酸性环境和 GSH 存在下由 T_2 造影剂转化为 T_1 造影剂。像这种，由于 pH 和 GSH 触发，引起粒径变化，从而导致弛豫转化的 MRI 造影剂（Fe_3O_4-ZIF-8 组装体）可用于肿瘤检测。

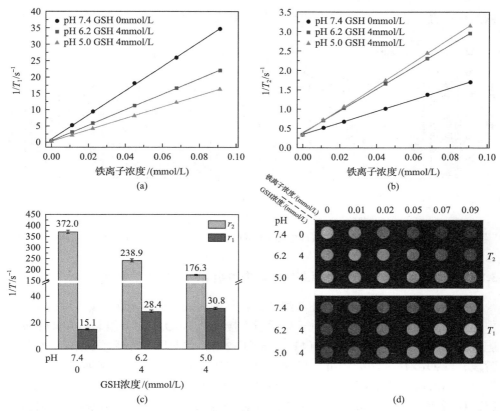

图 3-17　Fe$_3$O$_4$-ZIF-8 组装体在 pH 7.4，0 mmol/L GSH，pH 6.2，4 mmol/L GSH 和 pH 5.0，4 mmol/L GSH 的缓冲液中孵育后，1/T_2 和不同铁浓度(a)及 1/T_1 和不同铁浓度(b)关系变化图、弛豫率对比图(r_2 和 r_1)(c)及对应的不同铁浓度下的 T_2 和 T_1 加权的 MR 图像(d)

3.1.9　水溶性 Fe$_3$O$_4$-ZIF-8 组装体的细胞毒性实验研究

在将 Fe$_3$O$_4$-ZIF-8 组装体应用于细胞实验或活体实验之前，对其展开毒性测试十分有必要。利用 MTT 法，我们对 4T1 和 HUVEC 两种细胞展开了细胞毒性测试。如图 3-18 所示，用浓度为 0，5 μg/mL，10 μg/mL，20 μg/mL，50 μg/mL 和 100 μg/mL 的 Fe$_3$O$_4$-ZIF-8 组装体的 DMEM 溶液孵育两种细胞(4T1 和 HUVEC)，12 h 和 24 h 后测定其细胞的存活率。从图 3-18(a)可知，将 Fe$_3$O$_4$-ZIF-8 组装体与 HUVEC 一同孵育，24 h 和 12 h 后，观察到在 0，5 μg/mL，10 μg/mL，20 μg/mL 和 50 μg/mL 的浓度范围内，具有可忽略的毒性。当 Fe$_3$O$_4$-ZIF-8 组装体的浓度增加至 100 μg/mL 时，仍有 80% 以上的 HUVEC 存活着。从图 3-18(b)可以得知，同样地，Fe$_3$O$_4$-ZIF-8 组装体与 4T1 一同孵育 24 h 和 12 h 后，观察到在 0，5 μg/mL，10 μg/mL，20 μg/mL，50 μg/mL 和 100 μg/mL 的浓度范围内，具有可忽略的毒性，因为 80% 以上的 4T1

依然存活着。总之，Fe_3O_4-ZIF-8 组装体具有很低的细胞毒性。

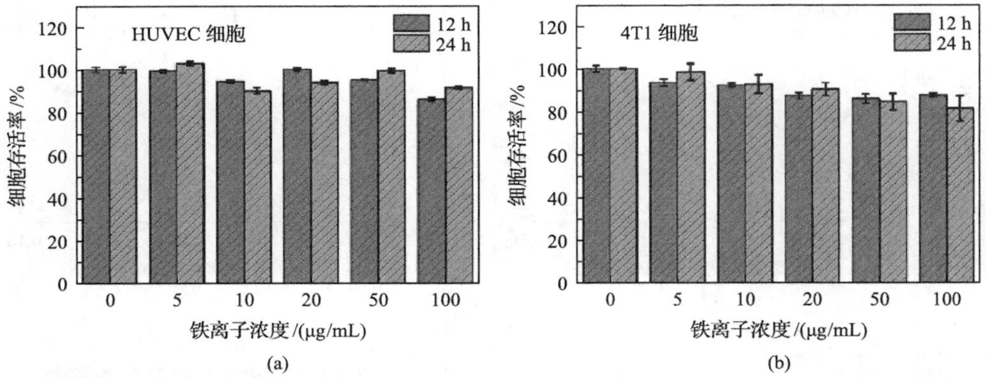

图 3-18 Fe_3O_4-ZIF-8 组装体与 HUVEC(a)和 4T1(b)一同孵育 12 h 和 24 h 后的细胞存活率

3.1.10 水溶性 Fe_3O_4-ZIF-8 组装体在体内解组装实验中的研究

为了进一步探究 Fe_3O_4-ZIF-8 组装体在细胞内的解组装行为，如彩图 4 所示，根据文献[41]，通过生物透射电子显微镜直接观察 Fe_3O_4-ZIF-8 组装体在 4T1 癌细胞摄取不同时间后的结构演变(4 h、8 h 和 12 h)。如彩图 4(a)和(b)所示，在初始阶段，Fe_3O_4-ZIF-8 组装体可以很容易地被 4T1 细胞内吞并聚集到细胞中(红色方框放大图所示)。在彩图 4(c)和(d)中发现，细胞吞噬纳米粒子 8 h 后，Fe_3O_4-ZIF-8 组装体发生了生物降解，且并未发现明显的球形结构(红色箭头所示)，但由于 Fe_3O_4-DHCA 组装体的粒径太小，无法清楚从生物透射电子显微镜图上观察到其形貌。Fe_3O_4-ZIF-8 组装体在细胞内解组装后的生物 TEM 图与在不同缓冲溶液中的解组装结果一致。因此，肿瘤细胞内的酸性和异常高表达的 GSH 可以触发 Fe_3O_4-ZIF-8 组装体在癌细胞或肿瘤中快速分解。

3.1.11 水溶性 Fe_3O_4-ZIF-8 组装体的活体毒性实验研究

为了测试 Fe_3O_4-ZIF-8 组装体在活体内的毒性，使用 Balb/C 正常雌鼠(5～6 周龄)开展了为期 2 周的活体毒性实验。如图 3-19 所示，实验分为两组：一组给小鼠尾静脉注射 100 μL PBS；另一组注射 100 μL Fe_3O_4-ZIF-8 组装体，14 天后，取小鼠主要器官(心、肝、脾、肺、肾)，简单处理后，对其进行 HE(H：苏木精；E：伊红)染色，然后做病理学分析。对比了两组小鼠的 HE 染色切片，结果并未显示组织发生病变。该实验结果表明，在整个动物的实验阶段，所有小鼠的行为和生理特征都比较正常，进一步说明该纳米材料对活体产生几乎可忽略的毒性。

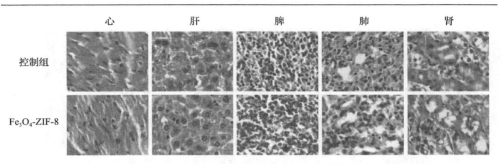

图 3-19　PBS 组和 Fe$_3$O$_4$-ZIF-8 组装体组小鼠的主要器官的 HE 染色图

3.1.12　活体 MR 成像实验研究

从纳米粒子在溶液层次的 MRI 探究结果可知，Fe$_3$O$_4$-ZIF-8 组装体具有高 r_2 和大 r_2/r_1 比值（有利于 T$_2$ 造影效果），且在 pH 和 GSH 存在下解组装成具有 T$_1$ 成像效果的 Fe$_3$O$_4$-DHCA，导致 T$_2$ 至 T$_1$ 的弛豫转换。这激发了我们去探究该纳米粒子在活体层次 MRI 上的应用。为了评估使用 Fe$_3$O$_4$-ZIF-8 组装体作为体内肿瘤诊断的响应型造影剂的可行性，如彩图 5 所示，首先在 0.5 T 核磁共振成像仪上测试了尾静脉注射 Fe$_3$O$_4$-ZIF-8 组装体前后的 Balb/C 4T1 肿瘤鼠的 T$_1$ 成像效果，并对 T$_1$ 成像信号值进行量化，以便更直观地观察 T$_2$ 到 T$_1$ 的弛豫转换。如彩图 5(a) 和 (c) 所示，比较了注射 Fe$_3$O$_4$-ZIF-8 组装体前后的小鼠肿瘤部位的 MR 图像，得知 T$_1$ 加权图像显示略微负/暗对比度增强，并且在 0.25 h 时 T$_1$ 信号下降约 6.4%，然后在 0.5 h 往后逐渐呈现正/增亮对比度增强且 T$_1$ 信号在 5 h 时达到最大值，增加约 31%。在最初 0.25 h 内稍微变暗的 T$_1$ 成像效果可以合理地归因于 Fe$_3$O$_4$-ZIF-8 组装体到达肿瘤部位且还未降解，因为 Fe$_3$O$_4$-ZIF-8 组装体在降解之前具有 T$_2$ 对比度增强。在接下来的几个小时（0.25～5 h），肿瘤中的酸性环境和过量表达的 GSH 引发 Fe$_3$O$_4$-ZIF-8 组装体的降解，形成单分散的 Fe$_3$O$_4$，从而导致 T$_1$ 对比度增强。这种明显的 T$_2$ 到 T$_1$ 切换对比增强表明 Fe$_3$O$_4$-ZIF-8 组装体对肿瘤微环境具有良好的响应能力。

同时，监测了肝脏部位的 T$_1$ MRI 以及相应的信号强度变化。与肿瘤组织不同，从图中可以明显看出相比于没有静脉注射 Fe$_3$O$_4$-ZIF-8 组装体的小白鼠，静脉注射过 Fe$_3$O$_4$-ZIF-8 组装体的小白鼠肝脏部位的 T$_1$ 加权图像显示出逐渐负/变暗的对比度增强，在 1.75～5 h 达到约 29% 的信号最大值降低[彩图 5(b)，(d)]，其归因于在正常组织中 Fe$_3$O$_4$-ZIF-8 组装体未降解且在肝脏部位的聚集显示 T$_2$ 对比度增强。

当在 3 T MRI 扫描仪上进行成像时，也观察到肿瘤组织和肝脏之间的 T$_1$ MRI 信号的类似显著变化（图 3-20），证明这种肿瘤微环境响应型造影剂对肿瘤特异性高灵敏度诊断是有希望的。

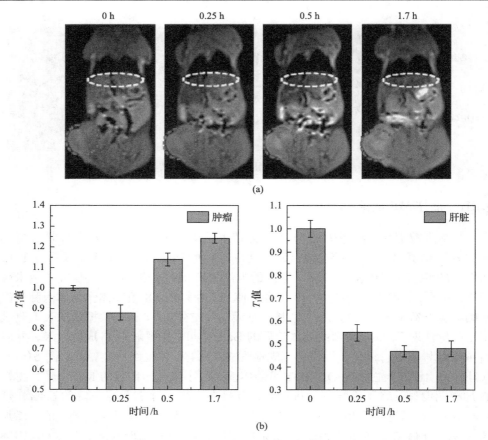

图 3-20　Fe_3O_4-ZIF-8 组装体的活体成像图

(a)在尾静脉注射 Fe_3O_4-ZIF-8 组装体之前(0 h)和之后(0.25 h、0.5 h 和 1.7 h)，3T MR 成像仪上获得的肿瘤和肝脏的 T_1 加权图像；(b)从肿瘤(虚线圆圈)和肝脏(白色虚线椭圆圈)位点提取的相应的相对 T_1 信号值柱状图

3.1.13　水溶性 Fe_3O_4-ZIF-8 组装体在小鼠体内各个组织中的分布情况研究

通过尾静脉注射 Fe_3O_4-ZIF-8 组装体到生物体内,在整个活体成像实验中小白鼠未被发现异常行为,接着研究了在不同时间点不同器官中的铁含量。0 h 时,给小鼠(带有肿瘤)尾静脉注射 PBS,及注射 Fe_3O_4-ZIF-8 组装体到小鼠体内 5 h 和 24 h 后,取其肝脏、肾脏和肿瘤。经过强酸酸化消化后,由 ICP-AES 方法通过尾静脉注射观察了未注射纳米粒子,以及注射纳米粒子 5 h 和 4 h 后小鼠的肝脏、肾脏和肿瘤中铁的含量。通常来说,无机纳米粒子通过静脉注射到小鼠体内,首先通过心脏和肺循环,然后循环到肝和脾部位[42],最后再通过肾脏或者粪便排出。从图 3-21(a)中可知,注射 Fe_3O_4-ZIF-8 组装体后,其经血液循环到肝脏部位。在 5 h 时,发现注射 Fe_3O_4-ZIF-8 组装体组的小鼠器官中的铁含量高于 PBS 组的,且此

时小鼠肝脏中的铁含量达到最大，证明在注射 Fe_3O_4-ZIF-8 组装体后，其经血液循环在肝脏、肾脏和肿瘤部位发生聚集。Fe_3O_4-ZIF-8 组装体在肝脏以及肿瘤部位的滞留，为检测肝脏和肿瘤部位的 MRI 提供了可行性。然而，肝脏、肾脏和肿瘤中铁离子的含量在 24 h 内逐渐减少，表明 Fe_3O_4-ZIF-8 组装体只是暂时地分布在上述器官中，因为，它能够被这些器官快速吸收，且能被清除，并没有引起肝和肾摄取量的增加。此外，Fe_3O_4-ZIF-8 组装体在小鼠组织中的分布情况，匹配于活体层次中 T_1 加权成像的信号值变化趋势，说明利用 Fe_3O_4-ZIF-8 组装体作为响应型造影剂来提高对肿瘤的诊断这一方案是切实可行的。

一般来说，大多数无机纳米粒子可以通过改变粒径大小、表面电荷，以及表面功能化使其在网状内皮系统（RES）（例如：肾、肝）中增加富集量，目的是让纳米粒子不会很快地被肾脏循环系统排泄掉[43,44]。

为了进一步验证尾部静脉注射 Fe_3O_4-ZIF-8 组装体 5 h 后，其在小鼠肿瘤部位的富集情况，取小鼠肿瘤，并对其展开普鲁士蓝染色实验，如图 3-21（b）所示。注射 Fe_3O_4-ZIF-8 组装体后的小鼠肿瘤图中部分位置出现了蓝色（黑色箭头标注）。因为铁遇普鲁士蓝变蓝色，表明 Fe_3O_4-ZIF-8 组装体聚集到肿瘤部位。

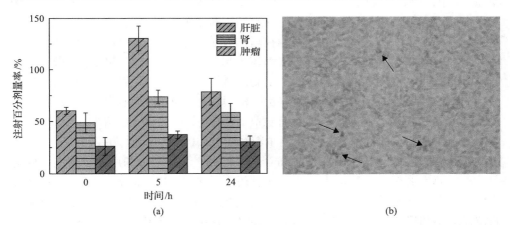

图 3-21　尾静脉注射 PBS 溶液以及 Fe_3O_4-ZIF-8 组装体 5 h 和 24 h 后，各小鼠肿瘤、肾脏及肝脏中铁含量的分布图（a）、小鼠肿瘤的普鲁士蓝染色切片图（黑色箭头表示被普鲁士蓝染色的铁）（b）

3.1.14　小结

将小尺寸 Fe_3O_4 纳米粒子（6 nm 左右）组装成 Fe_3O_4-ZIF-8 组装体的方法及其生物应用是本节研究的焦点。通过高温热解和配体交换的方法制备了水溶性 Fe_3O_4 纳米粒子，然后通过一步自组装法合成 Fe_3O_4-ZIF-8 组装体；通过系列溶液实验验证在微酸性和低浓度的 GSH 环境中，Fe_3O_4-ZIF-8 解组装，释放出 Fe_3O_4 纳米粒子，导致 T_2/T_1 造影转变。同时，通过活体实验证明在 T_1 成像中，Fe_3O_4-ZIF-8 在肝脏部位呈现变暗的造影效果，而在肿瘤部位呈现由暗到亮的造影效果的转变，这种在正常部位和肿瘤部位具有不同造影效果的造影剂能够有效提高对肿瘤的诊断[45]。

3.2 通过开环聚合法表面改性 Fe_3O_4 多级结构纳米簇及其用于靶向磁共振成像的研究

迄今为止，合成氧化铁纳米粒子的方法有很多种[1,46,47]。其中比较重要以及广泛使用的一种方法是在非极性溶剂中热解或还原含铁的有机物或者复合物[6,9,46-48]。但是这种方法合成出来的氧化铁纳米粒子表面通常是油溶性的基团（如油酸、油胺），而且粒子的平均磁饱和强度比较低，从而限制了它们在生物方面的应用，特别是在有外磁场存在下的生物应用[4,50]。到目前为止，已经有很多种方法可以将亲油性的粒子转变为亲水性的，但是它们在应用上依然受到了很多的限制[5,7,45,50]。所以，目前研究者们都致力于研究在极性溶液中直接制备出粒子尺寸可调控、磁饱和强度高的亲水性纳米材料[8,46]。我们已知，当纳米粒子的尺寸增加时，它的磁饱和强度也会随着增加，但同时也会导致纳米粒子的磁性由超顺磁性向铁磁性转变[46]。而这种由小粒子组成的纳米簇在增加粒子磁饱和强度的同时还能维持它们超顺磁性的优点[51]。因此，这种二次组装为超顺磁性纳米簇结构的方法吸引了人们众多的关注。例如，Li[52]和他的小组利用微乳法，在水溶液中以油滴为模板用小粒径的磁性纳米粒子二次组装为球状结构。Gu[53]和他的小组利用微乳聚合法制备出聚苯乙烯和二氧化硅包裹的具有较高磁饱和强度的 Fe_3O_4 纳米粒子。Yin[54]和他的小组利用高温热解法也制备出了粒径可在 30～180 nm 调控的具有良好分散性的 Fe_3O_4 纳米粒子。最近，Leung[51]和 Zhao[55,56]的小组利用柠檬酸钠为稳定剂，乙二醇为溶剂，乙酸钠为碱源，通过还原无水 $FeCl_3$ 制备出了 Fe_3O_4 纳米簇，这种方法合成出来的纳米粒子具有较高的磁饱和强度、良好的稳定性以及可调控的粒径大小和形貌。但是其存在的重要缺陷是这种方法制备的 Fe_3O_4 纳米簇表面缺乏活性官能团，不能进一步修饰其他化合物，从而很大程度上限制了其在 MRI 方面的应用。

目前，关于水溶性的磁性纳米粒子表面功能化的报道有很多[6,7,9]。包硅是其中一种应用很广泛的方法，无论是水溶性或者是油溶性的纳米粒子都能通过包硅进一步功能化[57]，但是包硅不但增加了纳米粒子的尺寸，同时也减小了纳米粒子的磁饱和强度。环氧化合物具有很好的活性，能够与很多官能团迅速地反应并通过开环聚合反应形成树枝状结构。Neoh[58,59]的小组通过环氧丙醇在纳米粒子表面的开环聚合，制备出了树枝状结构的 Fe_3O_4 纳米粒子。除此以外，环氧氯丙烷也是一种良好的用于将羟基修饰后接上氨基的试剂[60-63]。

　　另外，生物成像是生物探针中最重要的一种应用，其对于细胞器或者肿瘤组织的特异性靶向功能是不可或缺的。叶酸是一种常见的靶向分子，它可以靶向人体中的一些肿瘤器官或者组织，比如在乳腺、卵巢、肾、肺、脑部、骨髓等肿瘤细胞的表面都有叶酸的高表达接受器。另外，叶酸本身廉价易得，对受体的亲和性比较高，还具有比较高的化学稳定性和生物稳定性，在一定条件下易与多种基团进行反应，因此在生物成像方面获得了广泛的关注[3,64]。

　　这节主要介绍设计合成了氨基为末端官能团的树枝状结构修饰的 Fe_3O_4 纳米簇，此项技术主要基于环氧与纳米粒子表面裸露的柠檬酸钠分子上的羟基容易发生开环反应，并能原位聚合（图 3-22）。最终氨基功能化的纳米粒子进一步与叶酸反应，然后，进一步对其表面的性质、毒性，以及体外靶向成像效果进行了表征。首先，利用水热反应制备出了柠檬酸钠包裹的水溶性的 Fe_3O_4 纳米簇[48,49,51]；然后，利用环氧氯丙烷与纳米粒子表面的羟基进行开环聚合反应，并加入氨水，就形成纳米粒子上修饰了带有大量氨基的树枝状结构；通过氨基将叶酸标记到纳米粒子表面，使其对高表达的肿瘤细胞具有靶向效果，增强了纳米粒子在核磁成像中的应用。

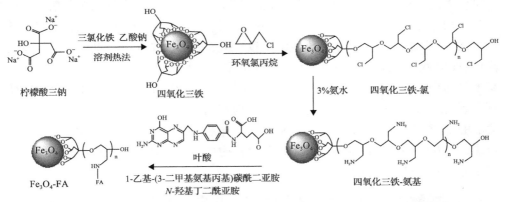

图 3-22　氨基功能化及叶酸标记的 Fe_3O_4 纳米簇的设计及合成路线示意图

3.2.1　Fe_3O_4 与 Fe_3O_4-NH_2 纳米簇的合成与表征

　　首先，利用 X 射线衍射粉末对合成的树枝状结构修饰前后的 Fe_3O_4 纳米簇进行了表征（图 3-23）。从 XRD 图谱中可以清楚地看出，所制备的柠檬酸钠包裹的 Fe_3O_4 纳米簇为面心立方晶体结构，与 JCPDS 65-3107 的标准卡片对应得很好。从图中比较宽的衍射峰反映出制备的 Fe_3O_4 是簇状的纳米粒子，通过谢乐公式以及（220）、（331）和（440）等衍射峰可以计算出组成 Fe_3O_4 纳米簇的每个 Fe_3O_4 纳米小粒子的尺寸约为 7.12 nm。另外，可以从图中看出，树枝状结构修饰后的 Fe_3O_4 纳米簇在结构和晶形上基本没有发生变化。

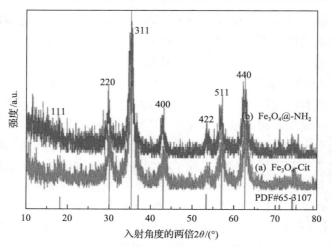

图 3-23　树枝状结构修饰前后的 Fe_3O_4 纳米簇 XRD 图

　　通过 TEM 进一步表征了 Fe_3O_4 纳米簇的尺寸、形貌和分散性(图 3-24)。从图中可以看出，柠檬酸钠包裹的球形 Fe_3O_4 纳米簇在水中具有良好的单分散性，而且具有均一的粒径，平均粒径为 200 nm，另外，选区电子衍射图中也表现多晶态的衍射，表明其是由多个小的磁性纳米粒子组成的[图 3-24(a)]。这一结果也通过高倍 TEM 图中进一步得到证实[图 3-24(b)]，并且从图中可以看出，组成 Fe_3O_4 纳米簇的小粒子的尺寸大概为 6~9 nm，这与通过 XRD 半峰宽代入谢乐公式中计算得到的结果相吻合。选用柠檬酸钠作为稳定剂，是因为它被广泛地用于药物和食品的生产中，而且它具有三个羧基和一个羟基基团，羧基与 Fe^{3+} 具有很强的配位能力，从而使得柠檬酸钠能紧紧地包裹在磁性纳米簇表面，而且裸露在外面的羟基能进一步被功能化[49]。

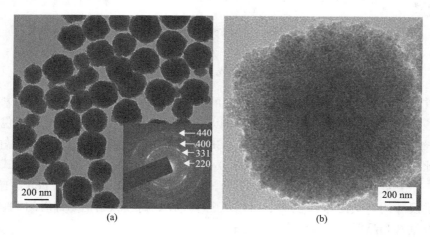

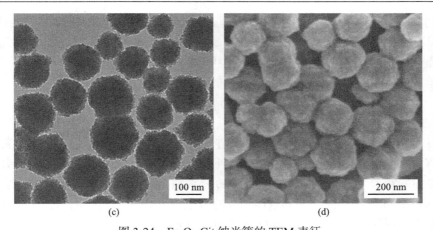

图 3-24　Fe$_3$O$_4$-Cit 纳米簇的 TEM 表征

(a) 200 nm Fe$_3$O$_4$-Cit 纳米簇 TEM 图及其 SAED 图；(b) 200 nm Fe$_3$O$_4$-Cit 纳米簇高倍 TEM 图；
(c)，(d) 氨基功能化后的 Fe$_3$O$_4$-Cit 纳米簇 TEM 图和 SEM 图

　　利用环氧氯丙烷与羟基在室温下进行开环反应，并通过原位聚合生长，在 Fe$_3$O$_4$ 纳米簇表面包裹上树枝状结构，并通过进一步与氨水反应，得到氨基功能化的 Fe$_3$O$_4$ 纳米簇。图 3-24(c) 和 (d) 分别是氨基功能化后的 Fe$_3$O$_4$ 纳米簇的 TEM 和 SEM 图。因为与背景缺乏明显的比较，所以从图中看不到树枝状结构，而只能看到 Fe$_3$O$_4$ 核。但是可以清晰地看到，氨基功能化后的 Fe$_3$O$_4$ 纳米簇在水溶液中具有良好的分散性，并仍保持簇状的结构。虽然，Fe$_3$O$_4$ 纳米簇表面包裹的树枝状结构的分子量小于其他大分子或聚合类的材料，但是良好的亲水性以及很轻微的聚集现象，使其在水溶液中具有良好的稳定性。

　　通过热重分析(TGA)，可以定量地测试出 Fe$_3$O$_4$ 纳米簇表面修饰的一氨基为末端官能团的树枝状结构的总量。图 3-25(a) 是柠檬酸钠包裹的 Fe$_3$O$_4$ 纳米簇的热重曲线图，在 160℃之前有大概 4%的失重，160℃～364℃为表面包裹的柠檬

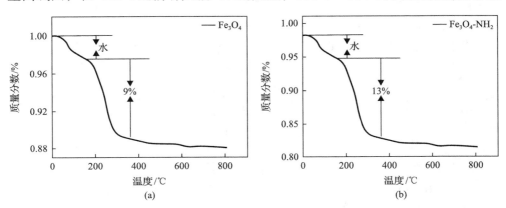

图 3-25　Fe$_3$O$_4$-Cit 纳米簇的热重曲线图 (a) 及 Fe$_3$O$_4$-NH$_2$ 纳米簇的热重曲线图 (b)

酸钠的失重，约为 9%。图 3-25(b)是氨基功能化后的 Fe_3O_4 纳米簇的热重曲线图，在 160℃前有约 3%的失重，160℃～419℃为表面包裹的柠檬酸钠以及树枝状结构的失重，约为 13%。可以计算出，树枝状结构的失重比例为 4%，由此我们可以定量地判断出 Fe_3O_4 纳米簇表面成功修饰上树枝状结构。

3.2.2　Fe_3O_4-FA 纳米簇的合成与表征

氨基功能化后的 Fe_3O_4 纳米簇可以进一步与靶向分子叶酸(FA)进行反应。分别用 X 射线光电子能谱分析(XPS)、红外(IR)和紫外(UV)表征了将 FA 成功连接后的 Fe_3O_4 纳米簇。图 3-26(a)，(c)和(e)分别是 Fe_3O_4-Cit、修饰上树枝状结构后的 Fe_3O_4-Cl 和氨基功能化的 Fe_3O_4-NH_2 的 X 射线光电子能谱全图谱，图 3-26(b)，(d)和(f)分别为 Fe 2p、Cl 2p 和 N 1s 光电子能谱图。通过比较图 3-26(a)，(c)，(e)，可以发现三个图中都出现了铁的 3p(56 eV)和铁的 2p(712 eV 和 725 eV)，特别是铁的 2p 双峰表明了 Fe—O 键一直存在，表明在表面修饰的反应过程中没有破坏修饰前的 Fe_3O_4 核。经过开环反应后(Fe_3O_4-Cl)，可以看到[图 3-26(c)，(d)]在 197 eV 处出现了 Cl 2p 的键能特征峰；而经过氨基功能化后(Fe_3O_4-NH_2)，可以看到[图 3-26(e)，(f)]在 400 eV 处出现了 N 1s 的键能特征峰，说明氨基成功修饰

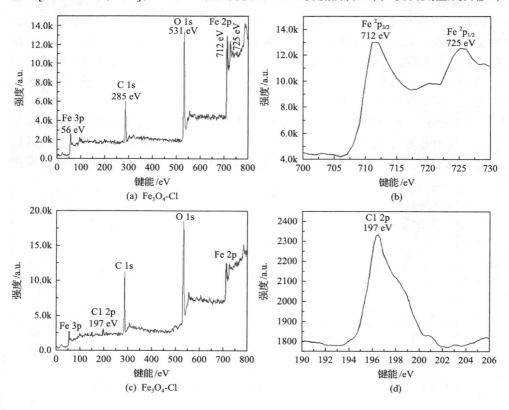

(a) Fe_3O_4-Cl

(b)

(c) Fe_3O_4-Cl

(d)

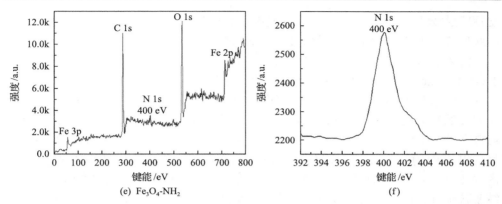

图 3-26　Fe₃O₄ 纳米簇表面修饰前后的 X 射线光电子能谱分析（XPS）宽峰和高分辨曲线图谱

(a)，(b)Fe₃O₄-Cit；(c)，(d)Fe₃O₄-Cl；(e)，(f)Fe₃O₄-NH₂

到 Fe₃O₄ 纳米簇的表面上。另外，可以从图谱中看到，Fe₃O₄-Cl 和 Fe₃O₄-NH₂ 中（C 1s 或 O 1s）与（Fe 2p）的强度比例明显比 Fe₃O₄-Cit 大得多，说明在开环聚合反应以及氨基功能化后，Fe₃O₄ 纳米簇的表面上有机物的量明显增加。

　　为了进一步确认 Fe₃O₄ 纳米簇表面的修饰，通过 FTIR 分别表征了表面修饰前后的 Fe₃O₄ 纳米簇粒子（图 3-27），从图中的分析可知，598 cm⁻¹ 处为 Fe₃O₄ 纳米簇粒子的 Fe—O 键伸缩振动产生的特征峰，3432 cm⁻¹ 处为—OH 或—NH₂ 的伸缩振动，1635 cm⁻¹ 处为柠檬酸钠包裹的 Fe₃O₄ 纳米簇粒子羧基的伸缩振动特征峰，1385 cm⁻¹ 处为 C—O 键的伸缩振动，2920 cm⁻¹ 和 2850 cm⁻¹ 处为—CH₂ 的伸缩振动；氨基功能化后，在 1565 cm⁻¹ 和 1413 cm⁻¹ 处分别出现了—NH₂ 和—NH 的伸缩振动特征峰；当将 FA 连接到 Fe₃O₄ 纳米簇粒子的表面上后，在 1630 cm⁻¹ 和 1565 cm⁻¹ 处

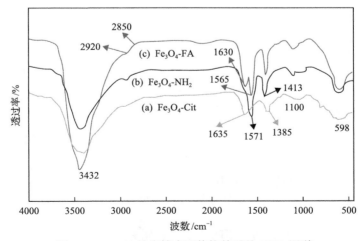

图 3-27　Fe₃O₄ 纳米簇表面修饰前后的 FTIR 图谱

(a)Fe₃O₄-Cit；(b)Fe₃O₄-NH₂；(c)Fe₃O₄-FA

出现了酰胺键的伸缩振动特征峰，这是因为离子表面的氨基和 FA 上的羧基发生了酰胺反应。通过 FTIR 再次证明了 Fe_3O_4 纳米簇表面的修饰是成功的。

另外，通过 Fmoc-Cl 法[3,7,65]测试得到 Fe_3O_4-NH_2 粒子表面的氨基密度为 2.8×10^{-5} mol/g。而通过紫外光谱法[49,66]，测得连接上叶酸后的 Fe_3O_4-FA 粒子表面的 FA 密度为 2.4×10^{-5} mol/g。从而通过定量分析方法，确认了 Fe_3O_4 纳米簇粒子表面的修饰是成功的。Fe_3O_4 纳米簇粒子表面修饰前后 Zeta 电位的变化情况：修饰前的 Fe_3O_4-Cit 纳米簇粒子，其电位为–40.6 mV，因为其表面带有大量的羟基，呈现出显著的负电性；氨基功能化后的 Fe_3O_4-NH_2 纳米簇粒子，其电位为+9.56 mV，因为通过环氧氯丙烷与羟基之间的开环聚合反应，并进一步与氨水作用后，使得纳米粒子表面连接上大量带有正电荷的氨基基团，从而显现出显著的正电性；连接上叶酸后的 Fe_3O_4-FA 纳米簇粒子，其电位为–10.2 mV，因为纳米粒子表面的氨基与叶酸上的羧基发生酰胺反应，使得最后制备的 Fe_3O_4-FA 纳米簇粒子又呈现出一定的负电性。从 Zeta 电位的变化也证明 Fe_3O_4 纳米簇粒子表面的修饰是成功的。

叶酸分子的水溶液在 280 nm 和 365 nm 两处有较强的紫外特征吸收，分别对 Fe_3O_4-NH_2 纳米簇粒子和 Fe_3O_4-FA 纳米簇粒子的紫外吸收进行定性测试（图 3-28），图 3-28（a）是 Fe_3O_4-FA 纳米簇粒子在水溶液中的紫外吸收，可以看到其在这两处有明显的吸收，特别是在 280 nm 处有明显特征峰，图 3-28（b）是 Fe_3O_4-NH_2 纳米簇粒子在水溶液中的紫外吸收，而其在 280 nm 和 365 nm 两处没有吸收峰。总的来说，通过以上化学手段，证明了 Fe_3O_4 纳米簇粒子的表面修饰是成功的，而且成功连接上了靶向分子叶酸。

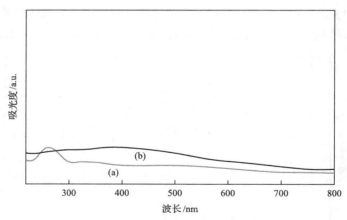

图 3-28　纳米簇粒子在水溶液中的紫外吸收曲线

(a)Fe_3O_4-FA；(b)Fe_3O_4-NH_2

3.2.3　Fe_3O_4 及 Fe_3O_4-NH_2 纳米簇的磁学性质研究

图 3-29 为利用超导量子干涉磁强计（SQUID）在 300 K 时改变场强得到的

Fe_3O_4 以及 Fe_3O_4-NH_2 纳米簇粒子的磁滞回线，从图中可以看出 Fe_3O_4 以及 Fe_3O_4-NH_2 纳米簇粒子在常温下是超顺磁性的，其最大磁感应强度（饱和磁化率）分别为 76 emu/g 和 51 emu/g，说明经过氨基功能化环氧树枝状修饰后对 Fe_3O_4 纳米簇粒子的磁性有一定的减弱。这是由于两方面的原因造成的：一方面，由于 Fe_3O_4 纳米簇粒子的含量逐渐降低导致 Fe_3O_4-NH_2 纳米簇粒子的最大磁感应强度降低；另一方面，在后续的纳米粒子表面修饰过程中损害了纳米材料的磁性，导致其最大磁感应强度降低。这一点通过之前的 TGA 分析也能看出，经过表面修饰后，表面有机物含量增加，使得 Fe_3O_4 粒子含量减少。纳米材料的超顺磁性使得它们在 PBS 缓冲溶液中具有良好的分散性和稳定性，在外界磁场的作用下，经过很短的时间（1 min 左右）便可以将它们从溶液中分离。若撤去外界磁场后轻轻地摇晃，纳米粒子又能迅速分散在溶液中。

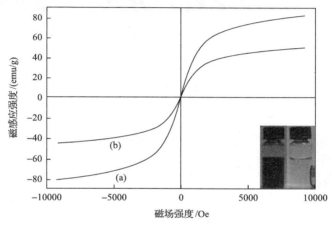

图 3-29　Fe_3O_4 纳米簇在常温下的磁滞回线；插图为：1 mg/mL 的 Fe_3O_4-NH_2
纳米簇粒子 PBS 溶液和其在外界磁场作用下分离的照片
(a) Fe_3O_4；(b) Fe_3O_4-NH_2

3.2.4　Fe_3O_4-NH_2 纳米簇的 MRI 实验

为了探讨 Fe_3O_4-NH_2 纳米簇作为 MRI 造影剂的成像效果，首先研究了 Fe_3O_4-NH_2 纳米材料的 r_2 值和 T_2 加权成像，结果如图 3-30 所示。我们在 0.5 T 的磁场下，配制了不同浓度的 Fe_3O_4-NH_2 纳米簇粒子的水溶液，利用 NM120-Analyst 核磁成像共振仪测试了溶液的横向弛豫时间（T_2）及 r_2 值。因为在外界磁场存在下，Fe_3O_4-NH_2 纳米簇会发生聚集，为了增加 Fe_3O_4-NH_2 纳米材料的水溶液在磁场中的稳定性，向 Fe_3O_4-NH_2 纳米簇的水溶液中加入 0.5% 的黄原胶作为稳定剂。然后通过 ICP 测出所配制溶液中铁离子的实际浓度，与 $1/T_2$ 一同拟合可以得到一条直线，它的斜率即为 Fe_3O_4-NH_2 纳米材料横向弛豫率（r_2）（单位为：每毫摩尔铁离子）。

另外，同样在 0.5 T 的场强下利用自旋回波序列扫描得到了各个浓度的 Fe_3O_4-NH_2 纳米材料在水溶液中的 T_2 加权核磁共振图像，通过分析比较各个图像的明暗程度，我们可以定性地了解该材料作为成像造影剂的效果。图 3-30(a) 为 Fe_3O_4-NH_2 纳米材料的 T_2 加权成像图，从图中我们可以看出，随着铁离子浓度逐渐增加，MRI 信号逐渐减弱，T_2 加权 MRI 图像变暗，这表明 Fe_3O_4-NH_2 纳米材料具有良好的造影效果，能够作为 T_2 加权核磁共振成像造影剂。图 3-30(b) 为 Fe_3O_4-NH_2 纳米材料的 $1/T_2$ 与铁离子的浓度拟合得到的直线，从图中可以看出，$1/T_2$ 与铁离子的浓度呈现出很好的直线关系，具体可以用下式表示：

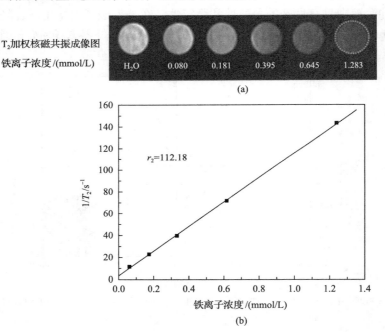

图 3-30　Fe_3O_4-NH_2 纳米簇的 MRI

(a) 相对于不同浓度的 Fe_3O_4-NH_2 纳米材料在水溶液中的 T_2 加权成像图；
(b) r_2 弛豫率；磁性 Fe_3O_4-NH_2 纳米材料的 $1/T_2$ 值相对于铁离子浓度拟合的直线

$$1/T_2 = 1/T_2^0 + r_2 \cdot [\text{Fe}]$$

式中，T_2 表示 Fe_3O_4-NH_2 纳米材料的横向弛豫时间；T_2^0 表示纯水的横向弛豫时间，[Fe] 表示 Fe_3O_4-NH_2 纳米材料溶液中铁的浓度；r_2 表示横向弛豫率。r_2 值的大小可以表征 Fe_3O_4-NH_2 纳米材料作为 T_2 核磁共振成像造影剂的效果，经计算得，Fe_3O_4-NH_2 纳米材料的 r_2 值为 112.18 L/(mmol·s)。以上结果表明，Fe_3O_4-NH_2 纳米材料能够作为 T_2 加权的核磁共振成像造影剂，在 MRI 中使图像信号降低，从而起到增强负对比度的效果。

3.2.5 细胞毒性试验

为了进一步验证材料的生物相容性，采用 MTT 法对 Fe_3O_4-FA 纳米簇粒子的毒性进行简单的测试(图 3-31)。首先，配制了不同浓度的 Fe_3O_4-FA 纳米材料对 HeLa 细胞和 PC3 细胞在 37℃下分别孵育 12 h 和 24 h，通过 ICP 测试，最大浓度的材料中其铁离子浓度达到 200 μg/mL。从图 3-31 中我们可以看到，HeLa 细胞在浓度为 200 μg/mL 的 Fe_3O_4-FA 纳米材料孵育下，24 h 后存活率仍然达到了 90%以上；而作为对照组，PC3 细胞在相同浓度的 Fe_3O_4-FA 纳米材料孵育下，24 h 后存活率也达到了 85%以上。所以，通过 MTT 法细胞毒性试验说明，Fe_3O_4-FA 纳米材料在浓度低于 200 μg/mL 时，具有良好的生物相容性。

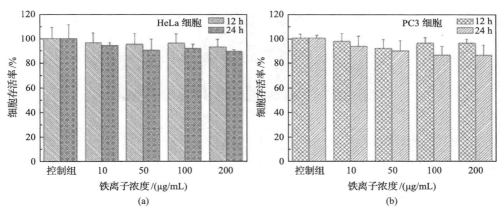

图 3-31 分别用不同浓度的 Fe_3O_4-FA 纳米材料在 37℃条件下分别孵育
HeLa 细胞(a)、PC3 细胞(b) 12 h 和 24 h 的细胞存活率

3.2.6 细胞核磁共振成像实验

通过细胞核磁共振成像实验，探究了 Fe_3O_4-FA 纳米材料检测肿瘤细胞的能力，以及对肿瘤细胞检测的准确性和对高 FAR 表达细胞的特异性。分别用不同浓度的 Fe_3O_4-FA 纳米材料([Fe/(μg/mL)]：10，30，50，100，150)对于高 FAR 表达的 HeLa 细胞和低 FAR 表达的 PC3 细胞，3 h 后分别对两种细胞进行离心、悬浮等处理，然后在 0.5 T 的仪器中进行测试，如图 3-32(a)所示。

通过细胞 MRI 可以看到，随着 Fe_3O_4-FA 粒子浓度的增加，两种细胞的 T_2 加权成像效果都更好，而且 HeLa 细胞组(靶向组)成像效果比 PC3 细胞组(对照组)要好得多。上述实验结果说明 Fe_3O_4-FA 纳米材料在细胞内有明显的正向减弱信号的效果，Fe_3O_4-FA 纳米材料可以作为 T_2 加权核磁共振成像造影剂，同时也证明 Fe_3O_4-FA 靶向材料对 HeLa 细胞具有特异性靶向作用。而 PC3 细胞组在 Fe_3O_4-FA

纳米材料浓度达到 30 μg/mL 以上时，细胞溶液才表现出 T_2 加权成像效果，这个现象是因为材料浓度过大而表现为细胞的内吞作用所造成的，与前面的实验结果相符[2]。

为了进一步确定 Fe_3O_4-FA 纳米簇粒子进入细胞的量，并同时证明是由于铁离子含量的增多，T_2 加权成像效果才更加明显，将两组细胞分别进行硝化处理，然后利用 ICP 测试并计算出平均每个细胞中铁离子的浓度[图 3-32（b）]。可以看到，在利用不同浓度的 Fe_3O_4-FA 纳米靶向材料（[Fe/（μg/mL）]：10、30、50、100、150）将细胞培养 3 h 后，每个 HeLa 细胞中的铁粒子平均含量分别为 8.13pg、27.79pg、46.37pg、93.52pg、113.67 pg。而每个 PC3 细胞中分别为 0.97pg、5.98pg、9.13pg、15.83pg、22.46 pg。

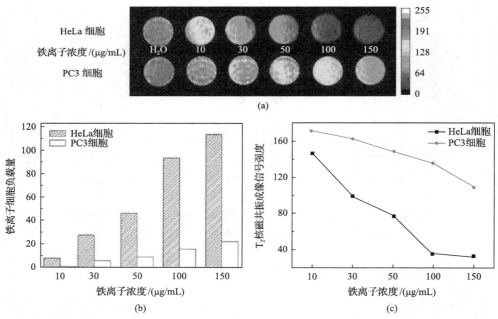

图 3-32　将 HeLa 和 PC3 细胞分别在 Fe_3O_4-FA 纳米材料（[Fe/（μg/mL）]：10、30、50、100、150）培养基中 37℃下孵育 3 h 的细胞核磁共振成像

（a）T_2 加权成像图，（b）每个细胞吞噬铁离子质量的对比图，（c）T_2 加权成像的信号值对比图

通过定量测试结果，证明了是由于肿瘤细胞中铁离子含量的增加使得 T_2 加权成像效果更加明显。用浓度相同的材料培养细胞时，材料进入高表达细胞中的量更多，从而证明了 Fe_3O_4-FA 纳米材料对高表达的 HeLa 细胞的特异性，大大提高了对肿瘤细胞检测的准确性。高 FAR 表达细胞和低 FAR 表达细胞中铁离子内吞量的比接近于 5.5∶1，也会进一步指导尽量避免靶向核磁共振成像中对低表达细胞的错误信号减弱。在每个细胞中铁离子浓度达到 8 pg 以上时，就显示出很好的

T_2 加权成像效果,证明了 Fe_3O_4-FA 纳米材料在细胞中的核磁共振成像具有较高的灵敏度。另外,通过成像信号值对比图[图 3-32(c)]也可以看到,随着铁离子浓度的增大,T_2 成像信号逐渐减弱,而且高 FAR 表达的 HeLa 细胞组比低 FAR 表达的 PC3 细胞组信号值降低速率快得多,表明 Fe_3O_4-FA 纳米材料可以作为 T_2 加权成像造影剂,且对高 FAR 表达的 HeLa 细胞具有特异性靶向作用。

3.2.7　小结

在本研究中,通过利用环氧氯丙烷与柠檬酸钠包裹的 Fe_3O_4 纳米簇表面的羟基之间的开环聚合反应,使得纳米材料表面包裹上一层树枝状结构,并通过氨水使其氨基化,赋予纳米粒子良好的分散性,并同时通过酰胺反应在材料表面连接上靶向分子叶酸。制备的 Fe_3O_4 纳米簇具有在极性溶剂中分散性好、无毒及较高的磁饱和强度(76 emu/g)等优点,在 0.5 T 磁场下 r_2 为 112.18 L/(mmol·s)。Fe_3O_4-FA 纳米造影剂对于高 FAR 表达肿瘤细胞(HeLa 细胞)具有良好的主动靶向效果,而对于低 FAR 表达肿瘤细胞(PC3 细胞)基本没有主动靶向效果,体现了材料的选择性检测的优势。这些结果都说明了 Fe_3O_4-FA 纳米材料可以作为一种良好的 T_2 加权磁共振成像造影剂。另外,材料表面树枝状结构上的氨基还能连接药物或者其他的一些生物分子,从而为成像和治疗之间的联合应用提供了一个良好的平台[67]。

3.3　普鲁士蓝修饰的 Fe_3O_4 纳米粒子的合成及在磁共振成像与光热治疗中的研究

普鲁士蓝于 1704 年由德国人海涅·狄斯巴赫最早发现,它首先被用作涂料,由于色泽亮丽,着色能力强,广泛用于造漆、油墨[68]、颜料和蜡笔、漆布、漆纸以及塑料制品等领域,随着人们对普鲁士蓝研究的加深,发现它及其衍生物在电催化[69-73]、生物传感[74-76]、磁学[77,78]、分子筛[79]等方面都有应用。Wang Shaojun 课题组[80]还将普鲁士蓝载药,应用于癌症治疗。Norma R. de Tacconi*[81]还总结了具有普鲁士蓝结构物质的电磁性质。此外,2003 年,美国食品药品管理局批准普鲁士蓝用于金属铯中毒治疗[82,83],这使得普鲁士蓝的应用前景更加广阔。

除此之外,研究发现普鲁士蓝[84]具有良好的光学性质,即在近红外光的照射下,材料表面发生等离子体共振,表现出良好的升温效果。Yue Xiuli 课题组[85,86]通过实验发现普鲁士蓝在 808 nm 激光照射下,具有良好的升温效果,而且,相较于传统的金纳米棒光热试剂,表现出更加良好的光热稳定性。低浓度条件下,具有很好的杀死 HeLa 细胞的效果,该材料可被用作一种潜在的光热试剂[87]。尽管普鲁士蓝具有良好的升温效果,但是若不能确定病灶部位,癌症治疗前景也显得暗淡。

　　菲立磁是一种已经用于临床的核磁造影剂，菲立磁的有效成分即为超顺磁性四氧化三铁，是一种静脉注射的 T_2 加权核磁共振成像造影剂，该试剂的磁学特点：较高的磁饱和度、剩磁和矫顽力均为零，表现出超顺磁性的特点。超顺磁性四氧化三铁利用自身的这些特点，通过静脉注射，进入体内组织后，通过外加磁场，缩短组织内水分子的横向弛豫时间（T_2），使这些组织的磁共振信号降低，成像变暗，以区分并发现病变组织，达到检测的目的。

　　本部分工作研究旨在合成集检测治疗于一体的纳米材料。功能上，借助于超顺磁性 Fe_3O_4 的 T_2 加权成像功能与普鲁士蓝的光热功能；结构上，借助于 Fe_3O_4 纳米粒子表面溶解的 Fe^{3+} 离子，将 Fe_3O_4 纳米粒子与普鲁士蓝相结合，得到尺寸较小的普鲁士蓝修饰的 Fe_3O_4[88]复合纳米粒子（Fe_3O_4@PB），流程示意如图 3-33 所示，合成流程：首先合成 12 nm 大小的油溶性 Fe_3O_4 纳米粒子，通过 $NOBF_4$ 剥离，得到剥离的 Fe_3O_4 纳米粒子，然后将其与 $Fe(CN)_6^{4-}$ 配位，得到终产物 Fe_3O_4@PB 纳米粒子。从而使终产物同时具备了磁共振成像和光热治疗的功能。

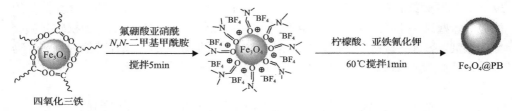

图 3-33　Fe_3O_4@PB 纳米粒子的设计合成流程示意图

3.3.1　Fe_3O_4 和 Fe_3O_4@PB 纳米粒子的合成与表征

　　超顺磁性的四氧化三铁由于其相对较大的磁饱和度和较好的生物相容性，在核磁共振成像上被用作 T_2 加权成像，医学上通过降低横向弛豫信号强度，以达到检测病灶所在的目的，成像图像上表现出黑色区域。

　　Taeghwan Hyeon 课题组[48]用高温热解法合成了一系列不同形貌不同尺寸的纳米粒子，其中就包括不同尺寸的 Fe_3O_4 纳米粒子。本研究采用该方法，首先合成了粒径均一，分散性好的尺寸为 12 nm 的 Fe_3O_4 纳米粒子；Angang Dong 课题组[89]用 $NOBF_4$ 剥离的办法，将油性纳米材料表面的疏水长链剥离下来，使纳米粒子表面裸露出大量的正电荷，从而达到改性的目的。此方法简单快速，我们课题组利用该种办法将合成的 Fe_3O_4 纳米材料表面的油酸剥离下来后，设置实验组和对照组。实验组中，向剥离后的 Fe_3O_4 纳米材料中加入柠檬酸，再加入 $K_4[Fe(CN)_6]$，溶液变蓝；对照组中，向剥离后的 Fe_3O_4 纳米材料中加入柠檬酸钠，溶液无颜色变化。可能是因为柠檬酸可使 Fe_3O_4 纳米材料表面溶解出 Fe^{3+}，从而与 $K_4[Fe(CN)_6]$ 反应，在 Fe_3O_4 纳米粒子表面形成普鲁士蓝，溶液颜色发生变化，得到蓝色的普鲁士

蓝修饰的 Fe_3O_4 纳米粒子(Fe_3O_4@PB)；而对照组中加入柠檬酸钠，不能溶解出 Fe^{3+}，溶液没有颜色变化，因此无法得到普鲁士蓝修饰的 Fe_3O_4 纳米粒子(Fe_3O_4@PB)。

首先，通过透射电子显微镜(TEM)对合成的材料进行表征，如图 3-34 所示，其中图 3-34(a)，(b)为高温热解法合成的油性 Fe_3O_4 纳米材料，图 3-34(c)为油性 Fe_3O_4 的统计。TEM 图表明合成的 Fe_3O_4 具有良好的分散性和均一尺寸[(12.6±0.5)nm]。图 3-34(d)，(e)为 Fe_3O_4 经 $NOBF_4$ 剥离后在 DMF 中的 TEM 图，图 3-34(f)为其粒径分布图。图中发现经 $NOBF_4$ 剥离后的 Fe_3O_4 纳米粒子呈现四边形，而且相较于油性 Fe_3O_4 纳米粒子粒径[(9.3±1.0)nm]有所变小，可能是剥离过程产生酸致使溶液呈酸性，从而使剥离后的 Fe_3O_4 纳米粒子呈现四边形。图 3-34(g)，(h)为剥离后的 Fe_3O_4 纳米粒子与 $K_4Fe(CN)_6$ 反应后的 TEM 图，图 3-34(i)为 Fe_3O_4@PB 最终产物的粒径统计图。Fe_3O_4@PB 相较于 $NOBF_4$ 剥离后的 Fe_3O_4 纳米粒子的 TEM 图，分散性有所改善，粒径基本保持不变。由粒径变化、粒子形貌的改变、材料分散性的改变，均表明反应的发生。

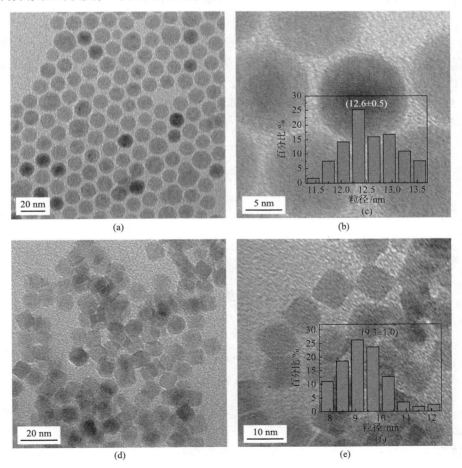

(a)　　　　　　　　　　　　　　(b)　　　(c)

(d)　　　　　　　　　　　　　　(e)

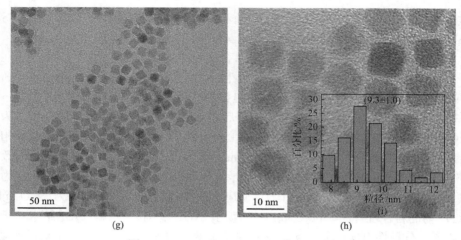

图 3-34　Fe₃O₄ 和 Fe₃O₄@PB 的 TEM 图

(a)，(b)油性 Fe₃O₄ 纳米粒子 TEM 图；(d)，(e)NOBF₄ 剥离后的 Fe₃O₄ 纳米粒子 TEM 图；
(g)，(h)终产物 Fe₃O₄@PB 纳米粒子 TEM 图；(c)，(f)，(i)分别为各纳米粒子的粒径统计图

　　其次，用 X 射线衍射(XRD)对所合成的 Fe₃O₄@PB 进行表征(图 3-35)。所合成的材料并未与 Fe₄[Fe(CN)₆]卡片(PDF 73-0687)完全相匹配，谱图库中也不存在 Fe₃O₄@PB 的标准卡片。所合成的材料除与 Fe₄[Fe(CN)₆]₃ 卡片大部分匹配外，还与 Fe₃O₄ 的标准卡片(PDF 65-3107)相匹配。图中 Fe₃O₄ 的峰强比较弱，原因是 Fe₃O₄ 的结晶度比 Fe₃O₄@PB 中的普鲁士蓝部分要低。

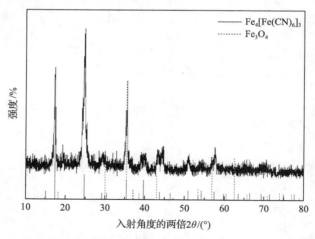

图 3-35　Fe₃O₄@PB 纳米粒子的 XRD 图

　　为了证明实验所合成的材料，用红外图谱进行了进一步表征。图 3-36 为油性 Fe₃O₄ 纳米粒子和终产物 Fe₃O₄@PB 材料的红外谱图，其中图 3-36(b)为红外指纹区(650 nm～410 nm)的放大图。油性 Fe₃O₄ 纳米粒子在 2922 cm⁻¹、2852 cm⁻¹ 处为

油酸分子中 CH_3—、CH_2—的伸缩振动吸收峰，578 cm^{-1} 为 Fe—O 键[90]的特征吸收峰；Fe_3O_4@PB 在 2074 $cm^{-1[91]}$、498 $cm^{-1[92]}$分别为 Fe(Ⅱ)-CN-Fe(Ⅲ) 的伸缩振动吸收峰和弯曲振动吸收峰，594 cm^{-1} 为 Fe_3O_4@PB 的 Fe—O 振动峰。综合 TEM、XRD 及 IR，证明所合成材料为 Fe_3O_4@PB 纳米粒子。

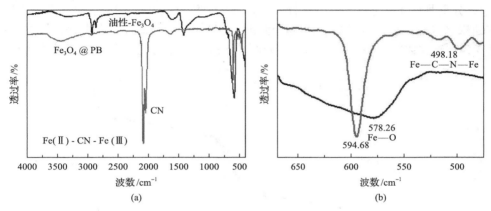

图 3-36　Fe_3O_4 和 Fe_3O_4@PB 纳米材料的 FTIR 图

为了进一步研究 Fe_3O_4@PB 纳米粒子在去离子水中的粒径大小和稳定性，进行了水合半径（DLS）和 Zeta 电位表征，对 Fe_3O_4@PB 纳米粒子的 DLS 进行了追踪（图 3-37），结果表明 Fe_3O_4@PB 纳米材料水溶液中的粒径为 60.66 nm，并且对 DLS 进行了 95 天追踪，前 6 天为每隔 1 天测试一次，随后 10 天每隔 2 天测试一次，此后 18 天每隔 3 天测试一次，此后隔 34 天进行测试，从第 70 天到 95 天，每隔 5 天测试一次。从粒径追踪的结果分析，DLS 基本保持在 60 nm 左右，比较稳定。Fe_3O_4@PB 纳米粒子的 Zeta 电位为–32.6 mV，这是因为纳米材料表面有普鲁士蓝存在，故而显电负性，而且负值比较大，这也是纳米材料稳定存在的原因。

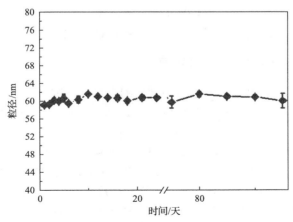

图 3-37　Fe_3O_4@PB 纳米材料的粒径追踪图

3.3.2　Fe₃O₄@PB 纳米粒子的磁学性质

为了研究 Fe₃O₄@PB 纳米粒子的磁学性质，本课题主要从纳米材料的磁滞曲线和磁成像两方面进行了测试。首先，为了证明所合成的材料具有磁性，在 300 K 下，分别测得 Fe₃O₄@PB 和 Fe₄[Fe(CN)₆]₃ 的磁滞回线（图 3-38）。磁滞曲线表明 Fe₄[Fe(CN)₆]₃ 具有一定的最大磁感应强度，磁性较普鲁士蓝强。通过磁滞曲线发现 PB 为顺磁性物质，具有 T₁ 加权成像效果[93]。Fe₃O₄@PB 可能具有 T₂ 加权成像效果。

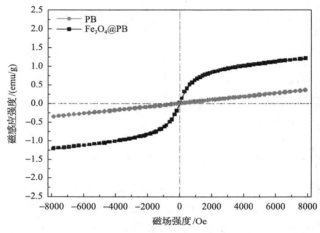

图 3-38　PB(Fe₄[Fe(CN)₆]₃)和 Fe₃O₄@PB 的磁滞回线图

其次，对 Fe₃O₄@PB 纳米材料进行了溶液核磁共振成像的研究，如图 3-39 所示。在 0.5 T 核磁共振成像仪的检测下，水溶液中测试样品的 T₂ 加权成像和弛豫时间（T_1、T_2 值）。随着材料浓度的增大成像越暗[图 3-39(a)]，而且呈现明显的成像梯度，适合于 T₂ 加权成像；弛豫率如图 3-39(b)所示，横向弛豫率(r_2)值为 31.48 L/(mmol·s)，纵向弛豫率(r_1)值为 0.94 L/(mmol·s)，二者比值为 33.49。Fe₃O₄@PB 纳米材料具有较大的 r_2 和 r_2/r_1 值，适合用作 T₂ 造影剂。

3.3.3　Fe₃O₄@PB 纳米粒子的光热性质

为检测 Fe₃O₄@PB 纳米粒子是否为理想的光热升温试剂，用 808 nm 激光器在较小激光密度(0.3 W/cm²)下，照射材料 10 min，观测其温度变化。测试结果发现不同浓度(5 μg/mL、10 μg/mL、15 μg/mL、20 μg/mL、40 μg/mL、80 μg/mL)的纳米材料依次上升 12.5℃、20.5℃、27.2℃、33.1℃、40.8℃、47.8℃，同样条件下水升高 1.3℃。从光热升温曲线(图 3-40)可以看出，不同浓度的材料随着浓度增加升高的温度越高，但是升高的趋势逐渐减小；同一浓度材料，从材料在光照开始阶段升温速率很快，随着光照时间的延长，升温速率减慢。以上两个现象的原因在于：实验环境是室温，随着样品温度的升高，样品向周围环境释放热量的趋势加大。

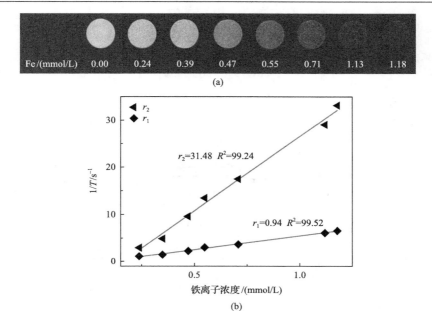

图 3-39　Fe$_3$O$_4$@PB 的 MRI

（a）Fe$_3$O$_4$@PB 纳米材料的 T$_2$ 加权成像图；（b）Fe$_3$O$_4$@PB 的弛豫率 r_1、r_2 拟合值

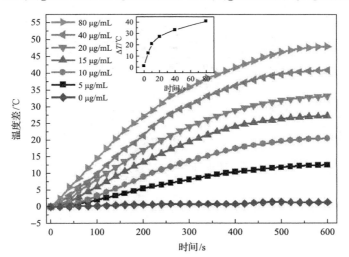

图 3-40　不同浓度 Fe$_3$O$_4$@PB 纳米材料在激光强度为 0.3 W/cm^2 的

808 nm 激光照射下，测试到的材料 10 min 内的温度变化曲线

方框内的图为不同浓度材料的终了温度图

Fe$_3$O$_4$@PB 纳米材料在光照前测试样品的紫外近红外吸收[图 3-41（a）]，光照结束后，再次测定样品的紫外近红外吸收[图 3-41（b）]。从图中可以看出材料光照前后的 UV-NIR 基本不发生变化，材料具有良好的光照稳定性。Fe$_3$O$_4$@PB 纳米材

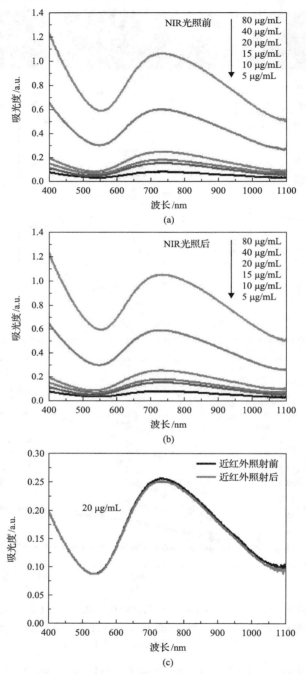

图 3-41　Fe$_3$O$_4$@PB 光照前后的可见-近红外吸收图

(a)光照前不同浓度纳米材料的 UV-NIR 吸收；(b)光照后不同浓度纳米材料的
UV-NIR 吸收；(c)20 μg/mL 纳米材料光照前后的 UV-NIR 对比图

料的最大吸收峰出现在 736 nm，相比于纯普鲁士蓝的最大吸收 700 nm[94]，紫外-近红外最大吸收发生了红移，最强吸收峰往近红外方向移动，更加有利于近红外吸收，从而对光热升温实验更加有利。

3.3.4　Fe₃O₄@PB 纳米粒子的毒性测试

为了进行后期的细胞实验，需要对材料的生物毒性进行检测，将不同浓度（0 μg/mL、10 μg/mL、20 μg/mL、50 μg/mL、100 μg/mL、200 μg/mL、400 μg/mL、600 μg/mL、800 μg/mL、1000 μg/mL）Fe₃O₄@PB 纳米粒子与处于对数期的 L929 细胞在 37℃、饱和湿度环境、5% CO₂、95%空气氛围中一起孵育 12 h、24 h，孵育结束后，用 MTT 法检测 L929 细胞的存活率（图 3-42）。

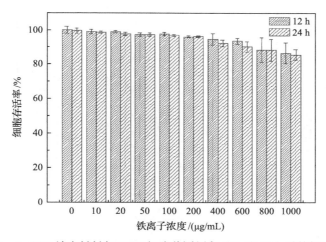

图 3-42　Fe₃O₄@PB 纳米材料与 L929 细胞共同孵育 12 h 和 24 h 后的细胞存活率图

实验结果表明，Fe₃O₄@PB 纳米材料浓度高达 1000 μg/mL，24 h 后细胞存活率依然高达 85.45%，表明该材料 24 h 内的生物细胞毒性低。

3.3.5　Fe₃O₄@PB 纳米粒子在细胞中的核磁成像

Fe₃O₄@PB 纳米粒子在溶液中的核磁共振成像表明它具有 T_2 加权成像的功能，另外，MTT 实验表明该材料的生物毒性低，从而对它进行细胞核磁共振成像。首先让不同浓度的材料与 HeLa 细胞在 37℃、饱和湿度环境、5% CO₂、95%空气氛围条件下孵育 12 h，测试其横向弛豫时间和 T_2 加权成像，测试结束后，计算弛豫率变化值，计算公式为

$$\Delta T\% = \frac{\Delta T}{T_{空白}} = \frac{T_{实验组} - T_{细胞组}}{T_{细胞组}}$$

图 3-43（a）为细胞吞噬 Fe_3O_4@PB 纳米材料 12 h 后的 T_2 加权成像图，图中 5 μg/mL、10 μg/mL、15 μg/mL、20 μg/mL、25 μg/mL 为细胞中加入 Fe_3O_4@PB 纳米材料的量，但是细胞中实际吞噬 Fe 的量远小于该值，成像图表明细胞中有 T_2 加权成像效果。图 3-43（b）为不同浓度的 Fe_3O_4@PB 纳米材料在细胞中的弛豫率变化值。

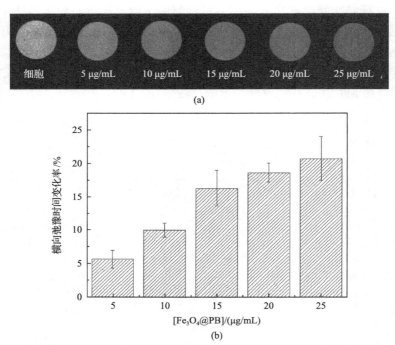

图 3-43　Fe_3O_4@PB 纳米材料与 L929 细胞共同孵育 12 h 后的 T_2 加权成像
（a）和横向弛豫时间变化率（b）

3.3.6　Fe_3O_4@PB 纳米粒子的细胞光热测试

细胞光热测试是为了检测光热试剂 Fe_3O_4@PB 纳米材料光照条件下对 HeLa 细胞的杀死效果（图 3-44）。实验结果表明，随着纳米材料浓度的增大，光照后细胞存活率逐渐减小，材料浓度为 25 μg/mL 时，癌细胞存活率只有 20%左右。为了研究细胞的死亡是否由激光引起，实验中，设定了无激光的空白对照组，即细胞不与材料一起孵育，仅用激光照射，发现细胞存活率为 96%，表明纯激光对癌细胞的杀伤作用很小；其次，考虑细胞的死亡是否由材料引起，设定了材料空白组，实验结果表明各材料空白组细胞存活率都在 90%以上，证明材料没有致癌细胞死亡。

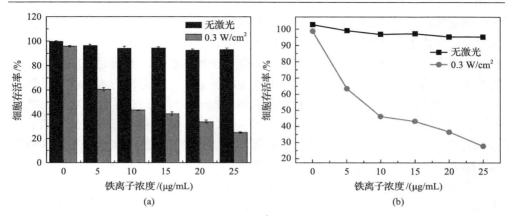

图 3-44　HeLa 在激光密度为 0.3 W/cm² 的 808 nm 激光器下光照 10 min 后
细胞存活率图（a）及实验组和空白组的细胞存活率曲线图（b）

3.3.7　小结

首先用高温热解法合成了粒径为 12 nm 的 Fe₃O₄ 纳米粒子，然后根据配位化学的基本原理，进一步合成了粒径为 9.4 nm 的 Fe₃O₄@PB 纳米粒子。Fe₃O₄@PB 纳米材料在 736 nm 处有最强吸收峰。相较于纯普鲁士蓝的最强吸收（700 nm），发生了红移，更加有利于光热升温实验。通过溶液的核磁共振成像证明材料具有 T₂加权成像的功能。并且细胞核磁共振成像实验证明即使在低浓度条件下，细胞中也具有 T₂ 加权成像的效果。溶液中 Fe₃O₄@PB 纳米材料具有良好的光热效应。Fe₃O₄@PB 纳米材料浓度在 5 μg/mL 时，用 0.3 W/cm² 的 808 nm 激光器光照 10 min 可升高温度 12.5℃；细胞实验中相同条件下纳米材料浓度为 25 μg/mL 时，杀死 80%左右癌细胞。实验证明在低功率、低材料浓度条件下，Fe₃O₄@PB 纳米材料具有很好的升温效果，是一种优良的光热试剂[95]。

3.4　水溶性硫醚聚合物配体修饰 Fe₃O₄ 的研究[96]

传统修饰物制备出来的纳米粒子具有粒径较大、分散性不好以及官能团少等难以改性的缺陷，水溶性硫醚聚合物配体可以克服上述缺陷，制备出单分散性好、粒径较小、水溶性好、生物相容性好的四氧化三铁纳米粒子。传统的配体修饰的四氧化三铁纳米粒子由于颗粒表面具有极高的表面能，导致颗粒极易发生团聚，而使用水溶性硫醚聚合物配体制备的四氧化三铁纳米粒子则不具有这种困扰，通过使用该配体制备的四氧化三铁纳米粒子具有良好的稳定性，这是因为水溶性硫醚聚合物配体不仅能通过与纳米粒子形成配位键以及通过静电相互作用来稳定纳米粒子，且这种水溶性硫醚聚合物本身还有空间位阻效应，由于这类水溶性硫醚聚合物配体自身的空间位阻效应，可以形成网状结构，在纳米粒子形成的阶段就有效地将众多的四氧化三铁纳米粒子隔离开来，使得以该配体所制备的纳米粒子更加的稳定，可以获得分散性良好的四氧化三铁纳米粒子。并且以该配体制备的四氧化三铁纳米粒子的粒径很小，通常在 10 nm 以下，这是因为水溶性硫醚聚合物配体与纳米粒子间有较强的亲和力，在纳米粒子形成的过程中可以包覆在纳米粒子表面，这就可以有效地阻止纳米粒子生长过大，从而获得形貌可控的四氧化三铁纳米粒子。且该水溶性硫醚聚合物配体分子链上有大量的亲水基团，这使得以该配体制得的纳米粒子拥有良好的水溶性。

本节研究工作是：首先合成水溶性硫醚聚合物配体 PTMP-PMAA（图 3-45），并且利用该配体以一步共沉淀法合成了粒径在 10 nm 以下的水溶性超小四氧化三铁纳米粒子，溶液实验证明该粒子具有 T_1/T_2 双模态 MRI 造影效果。

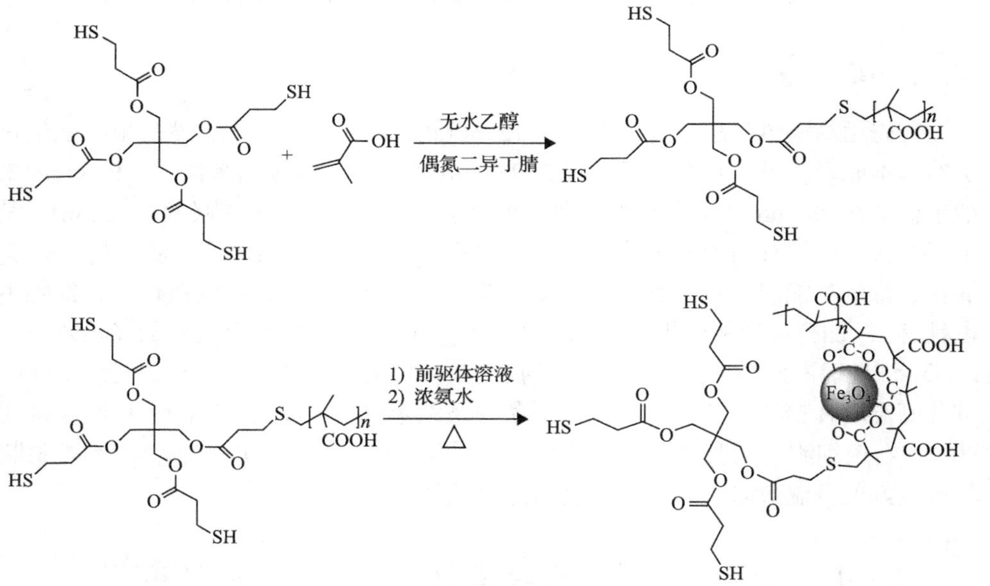

图 3-45　PTMP-PMAA 合成示意图

3.4.1　PTMP-PMAA-Fe₃O₄ 的制备和表征

采用一步共沉淀法制备了 PTMP-PMAA-Fe_3O_4 纳米粒子，以六水合三氯化铁和七水合硫酸亚铁混合获得反应前驱体，以氨水为沉淀剂，PTMP-PMAA 为表面配体，获得了水溶性的四氧化三铁纳米粒子。

如图 3-46（a）的 XRD 图谱，将所得图谱与标准卡片对比后发现，所合成的水溶性纳米粒子衍射图谱与 JCPDS 79-0449 的 Fe_3O_4 相对应，且 XRD 图谱中未观察到杂峰，证明所得的产物纯度较高。观察所得的衍射峰图谱可以看到衍射峰出现了较为明显的宽化现象，这也说明所得的产物粒径很小。对所得的水溶性四氧化三铁纳米粒子的磁性研究如图 3-46(b)所示，该纳米粒子的最大磁感应强度(饱和磁化率)约为 38 emu/g。

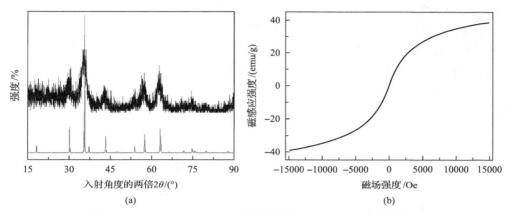

图 3-46 PTMP-PMAA-Fe$_3$O$_4$ 纳米粒子的 XRD(a)和磁滞曲线(b)

通过 TEM 表征及纳米粒子的粒径分布图(图 3-47)可以看出，所制备的四氧化三铁纳米粒子是不规则的近似于球形的小颗粒，纳米粒子粒径较小，均在 10 nm以下，粒径分析显示其平均粒径为(5.14±0.56)nm，进一步观察图中的四氧化三铁纳米粒子，可以看到基本上所有的纳米粒子都是单分散的，并未出现较为明显的团聚现象，这也说明所使用的水溶性硫醚聚合物配体 PTMP-PMAA 能够有效地控制所得的四氧化三铁纳米粒子的粒径，其包覆在四氧化三铁纳米粒子表面并具有空间位阻效应，使所得的四氧化三铁纳米粒子分散性良好。

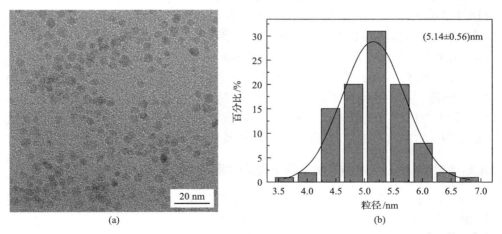

图 3-47 PTMP-PMAA-Fe$_3$O$_4$ 纳米粒子的 TEM(a)和粒径分布图(b)

　　通过红外图谱(图 3-48)分析可以看出，样品的红外图谱在 2590 cm^{-1} 处可以观察到巯基的吸收峰，这说明该水溶性硫醚聚合物配体成功地修饰在四氧化三铁纳米粒子表面，而四氧化三铁纳米粒子的红外图谱在 592 cm^{-1} 处也观察到了 Fe—O 峰，这也间接证明了四氧化三铁纳米粒子的存在。样品的红外图谱中在 1704 cm^{-1} 处均可以找到—CO—的伸缩振动特征峰，在 PTMP-PMAA 的红外图谱中，1389 cm^{-1} 处可观察到—COO—的伸缩振动峰，而在 PTMP-PMAA-Fe$_3$O$_4$ 纳米粒子的红外光谱中可以观察到 1546 cm^{-1} 和 1400 cm^{-1} 这两处羧基与铁配位形成的特征峰。

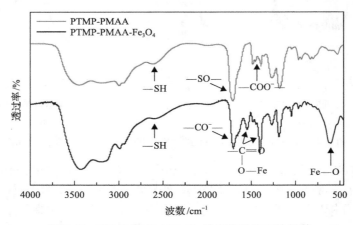

图 3-48　PTMP-PMAA-Fe$_3$O$_4$ 纳米粒子的红外图谱

3.4.2　细胞毒性实验

　　采用经典的 MTT 法对 PTMP-PMAA-Fe$_3$O$_4$ 材料进行了细胞毒性实验的验证。分别设置从 0～100 μg/mL 的六个浓度梯度的材料溶液对 4T1 细胞孵育了 12 h 和 24 h，孵育结束后以 MTT 溶液检测细胞的存活率，如图 3-49 所示，从图中可以看出，在孵育 12 h 的情况下，六个浓度细胞的存活率没有明显的差别，均为 100% 左右，而在孵育 24 h 的情况下，细胞的存活率随着材料孵育溶液浓度的升高有小幅度的降低，其中最高孵育浓度 100 μg/mL 时的存活率最低，但存活率也在 80% 以上，说明 PTMP-PMAA-Fe$_3$O$_4$ 纳米粒子在设置的浓度范围内体外细胞毒性很低，这也证明该材料具有良好的生物相容性，有利于进行后续的活体成像实验的研究。

3.4.3　PTMP-PMAA-Fe$_3$O$_4$ 纳米粒子在核磁共振中的研究

　　为了验证 PTMP-PMAA-Fe$_3$O$_4$ 的造影效果，分别对该材料进行了体外溶液的纵向弛豫时间(T_1)、横向弛豫时间(T_2)、T_1 加权核磁共振成像、T_2 加权核磁共振成像的测定。首先分别测定了不同浓度下的 PTMP-PMAA-Fe$_3$O$_4$ 纳米粒子的 T_1 值和 T_2 值，随后通过对所测样品逐个消化测定 ICP，得到每个样品的 Fe 离子的浓

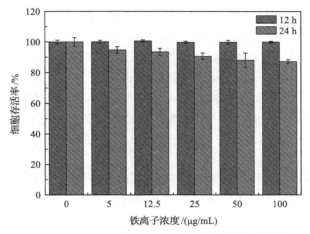

图 3-49　PTMP-PMAA-Fe$_3$O$_4$ 纳米粒子的细胞毒性

度，以 Fe 离子的浓度为横坐标，$1/T_1$ 和 $1/T_2$ 值为纵坐标，拟合出 r_1 值和 r_2 值，如图 3-50 所示，PTMP-PMAA-Fe$_3$O$_4$ 纳米粒子的 r_2=63.8 L/(mmol·s)，r_1=38.6 L/(mmol·s)，r_2/r_1=1.65。

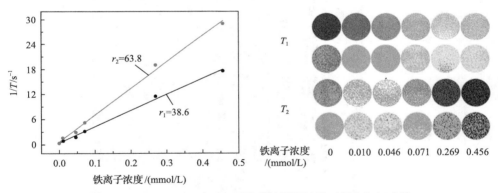

图 3-50　PTMP-PMAA-Fe$_3$O$_4$ 纳米粒子的弛豫时间和加权成像

　　观察 T$_1$ 成像情况可以发现，在 Fe 离子的浓度为 0～0.269 mmol/L 时，纳米粒子的成像效果呈现出逐渐变亮的效果，这也证明该纳米粒子可以作为 T$_1$ 成像造影剂。同时也发现，随着溶液浓度的继续增大，该纳米粒子的后续成像效果相对于前一浓度出现了略微变暗的趋势，这可能是由于此时已经超过了该纳米粒子的最佳造影效果浓度，由于此时浓度继续增大，纳米粒子间出现了团聚的现象，其相对平均粒径增大，导致此时的 PTMP-PMAA-Fe$_3$O$_4$ 纳米粒子的造影效果开始向 T$_2$ 加权成像偏移。而观察 T$_2$ 成像情况时也发现，Fe 离子为 0.010 mmol/L、0.046 mmol/L、0.071 mmol/L 这三个浓度时，T$_2$ 成像效果的亮度要高于纯水的成像效果，这可能是由于 PTMP-PMAA-Fe$_3$O$_4$ 纳米粒子的粒径太小，导致其在极低的浓度时，T$_1$ 加

权成像效果强于 T_2 加权成像效果,这就表现出了此时成像效果亮度要高于纯水的成像效果,但这三个浓度的四氧化三铁纳米粒子的 T_2 成像效果也随着浓度的升高开始逐渐变暗,说明随着四氧化三铁纳米粒子溶液浓度的升高,其成像效果开始向 T_2 加权成像偏移。从图中也可以观察到当 Fe 离子的浓度达到 0.269 mmol/L 时,此时 T_2 造影效果已经非常明显。而在后续的更高浓度溶液成像时还发现,当达到一定浓度时,溶液的造影图像与背景混在一起无法区分,这说明该四氧化三铁纳米粒子的浓度达到了 T_2 造影效果的浓度上限,当达到此浓度时,所得图像因为太暗而无法与背景区分。

已经通过溶液实验证明了 PTMP-PMAA-Fe_3O_4 具有良好的 T_1/T_2 造影效果,为了研究该材料的活体成像造影效果,进一步进行了该材料经尾静脉注射至小鼠体内后的活体成像效果图(图 3-51)。当材料尾静脉注射进入小鼠体内后,在 20 min 即可在小鼠肝部观察到明显的 T_1 效果,且肝部造影效果还随着时间逐渐变强,而右下侧腹部的肿瘤部位则在 2 h 左右出现了 T_1 效果,在 4 h 时已逐渐变暗,这可能是由于材料已经开始逐渐代谢掉,导致造影效果减弱。这也证明合成的水溶性

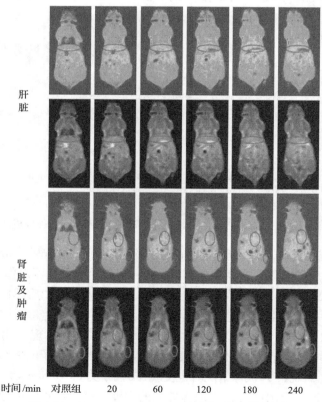

图 3-51　PTMP-PMAA-Fe_3O_4 纳米粒子的动物成像

超小四氧化三铁纳米粒子拥有更长的血液循环时间，可以经尾静脉注射，依靠肿瘤部位的高通透高滞留效应，被动靶向至肿瘤部位。这也打破了传统四氧化三铁纳米粒子只能用于肝脾造影的局限性，超小四氧化三铁纳米粒子应用于肿瘤的诊断成为可能，同时在第二组图片的肾脏部位也观察到 20 min 时出现了明显的 T_1 效果，这也证明该材料可以通过肾脏代谢，在 4 h 左右也观察到肾脏部位的亮度已有减弱的趋势。

3.4.4　小结

首先合成了水溶性硫醚聚合物配体 PTMP-PMAA，并以该配体作为修饰剂，以一步共沉淀法成功合成了表面修饰 PTMP-PMAA 的四氧化三铁纳米粒子，所制得的四氧化三铁纳米粒子粒径为 5 nm 左右，具有良好的水溶性和单分散性，经细胞毒性实验证明该纳米粒子的毒性很低，生物相容性良好。经过体外的溶液成像实验，该材料显示出良好的 T_1/T_2 双模态造影效果。材料的活体核磁共振成像表明，材料在尾静脉注射到小鼠体内 20 min 后，小鼠的肝脏、肾脏部位均出现明显的 T_1 造影效果，2 h 后在肿瘤部位出现 T_1 造影效果，3 h 达到最亮，4 h 左右信号开始衰减。说明该材料有希望成为良好的 T_1 造影剂，应用于肿瘤的成像。

3.5　生物天然高分子修饰 Fe_3O_4 的研究[96]

除聚合物配体常用作纳米粒子的修饰剂外，科研人员往往还将目光投向一些生物天然高分子。这主要是因为生物天然高分子作为修饰剂具有一些得天独厚的优势。首先生物天然高分子通常都是存在于自然界生物体内的高分子，这使得绝大多数的生物天然高分子都具有良好的生物相容性，因此以生物天然高分子修饰的纳米粒子往往能够拥有更长的血液循环时间，这也为其在体内的应用奠定了良好的基础；且生物天然高分子往往都具有生物可降解的特性，这有利于以生物天然高分子修饰的纳米粒子在完成其使命后顺利地降解清除至体外。且生物天然高分子往往具有良好的水溶性，以该类高分子修饰的纳米粒子无须再次改性，且大部分生物天然高分子具有较大的分子量，这类分子往往具有空间位阻效应，可以有效地避免所修饰的纳米粒子之间发生团聚的现象。且生物天然高分子广泛地存在于自然界中，是可再生的廉价、绿色、环保的资源。综上所述，生物天然高分子是一种前景非常广阔的可再生资源，对生物天然高分子的研究已然成为生物科技领域的热点。

生物天然高分子的种类繁多，如聚酰胺和多糖。若想作为修饰剂采用共沉淀法一步获得水溶性四氧化三铁纳米粒子，首先该天然高分子应具有大量的可与四氧化三铁纳米粒子发生配位的官能团，才有可能将该天然高分子修饰包裹在四氧化三铁纳米粒子表面。本节主要介绍分别以牛血清蛋白(BSA)、聚谷氨酸(γ-PGA)以及海藻酸钠(SA)为修饰剂的水溶性超小四氧化三铁纳米粒子。并对这三种材料进行表征以及核磁共振成像的研究。

3.5.1　牛血清蛋白、聚谷氨酸以及海藻酸钠(SA)修饰四氧化三铁纳米粒子的制备和表征

首先通过共沉淀法，利用牛血清蛋白(BSA)、聚谷氨酸(γ-PGA)以及海藻酸钠(SA)天然生物高分子配体作为修饰剂，分别获得了不同表面配体修饰的水溶性四氧化三铁纳米粒子，随后对纳米粒子进行洗涤浓缩，将所得的浓缩液置于真空干燥箱内干燥过夜，收集所得的固体粉末后对样品进行 XRD 表征(图 3-52)以及磁滞曲线测定。

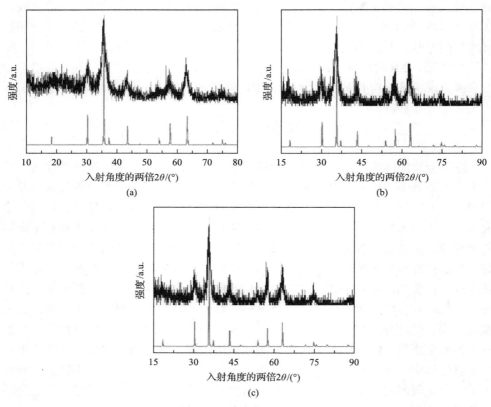

图 3-52　纳米粒子的 XRD

(a) BSA-Fe₃O₄纳米粒子；(b) γ-PGA-Fe₃O₄纳米粒子；(c) SA-Fe₃O₄纳米粒子

将所得三张图谱与标准卡片对比后发现，所合成的三种水溶性纳米粒子衍射图谱都能够与 JCPDS 79-0449 的 Fe₃O₄ 相对应。以天然有机高分子修饰的四氧化

三铁纳米粒子的 XRD 图谱也出现了衍射峰宽化的现象，这也间接证明了这三种纳米粒子均有较小的粒径。

通过透射电子显微镜(图 3-53)对这三种不同表面配体的纳米粒子进行了形貌的观察，三种纳米粒子均有较小的粒径，尺寸均约为 5 nm 左右。BSA-Fe$_3$O$_4$纳米粒子的形状较不规则，部分纳米粒子有团聚的现象，主要因为 BSA 是一种蛋白质，表面基团较多，导致多个纳米粒子间极易发生静电吸附而出现团聚的现象。γ-PGA-Fe$_3$O$_4$ 纳米粒子也发生了较为明显的团聚现象，主要因为 γ-PGA 是一种聚谷氨酸，分子链上有大量的羧基和氨基，导致多个纳米粒子间极易出现团聚的现象。SA-Fe$_3$O$_4$ 纳米粒子分散性则相对较好，SA 是一种天然多糖，其分子链上具有大量的羧酸钠支链，因而可以与四氧化三铁纳米粒子发生配位，因为海藻酸钠的分子链上的官能团较为单一，所以以该天然多糖作为配体修饰的四氧化三铁的纳米粒子稳定性相对较好。由于生物体内具有更为复杂的环境，纳米粒子分散性的好坏直接关系到其在生物体内的造影效果。

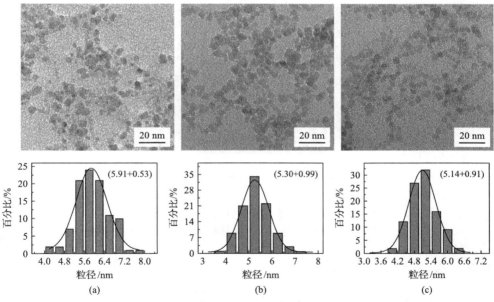

图 3-53　纳米粒子的 TEM 及其粒径分布

(a) BSA-Fe$_3$O$_4$纳米粒子；(b)γ-PGA-Fe$_3$O$_4$纳米粒子；(c) SA-Fe$_3$O$_4$纳米粒子

3.5.2　细胞毒性实验

纳米粒子的细胞毒性实验结果表明：BSA-Fe$_3$O$_4$ 纳米粒子的生物相容性良好，无论是 12 h 还是 24 h，各孵育浓度的细胞存活率基本都未发生明显变化(图 3-54)。γ-PGA-Fe$_3$O$_4$ 纳米粒子也未见明显的毒性，各孵育浓度的细胞存活率均在 80%以上。SA-Fe$_3$O$_4$纳米粒子也可应用于活体成像的研究，孵育 12 h 的各浓度细胞存活率均在 90%以上，孵育 24 h 各浓度的细胞存活率均在 80%以上。综上所述这三种以天然高分子修饰的四氧化三铁纳米粒子毒性极低。

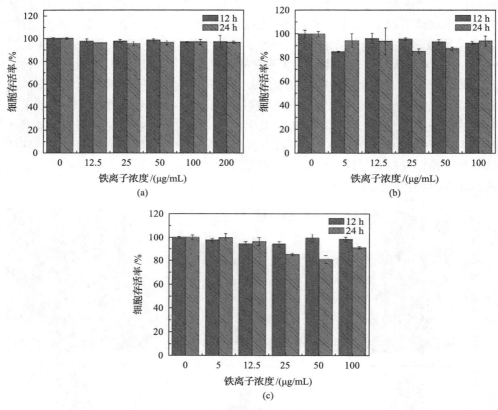

图 3-54　纳米粒子的细胞毒性实验

(a) BSA-Fe$_3$O$_4$纳米粒子；(b) γ-PGA-Fe$_3$O$_4$纳米粒子；(c) SA-Fe$_3$O$_4$纳米粒子

3.5.3　纳米粒子的核磁共振成像

为了研究这三种不同表面配体的纳米粒子的核磁共振成像造影效果，首先研究了它们的体外溶液造影效果，随后进行了这三种纳米粒子活体核磁共振成像造影效果的研究。

1. 体外溶液实验

纳米粒子的弛豫时间和加权成像如图 3-55 所示。

BSA-Fe$_3$O$_4$纳米粒子的 r_2=110.7 L/(mmol·s)，r_1=22.8 L/(mmol·s)，r_2/r_1=4.85；γ-PGA-Fe$_3$O$_4$纳米粒子的 r_2=157.2 L/(mmol·s)，r_1=16.0 L/(mmol·s)，r_2/r_1=9.82；

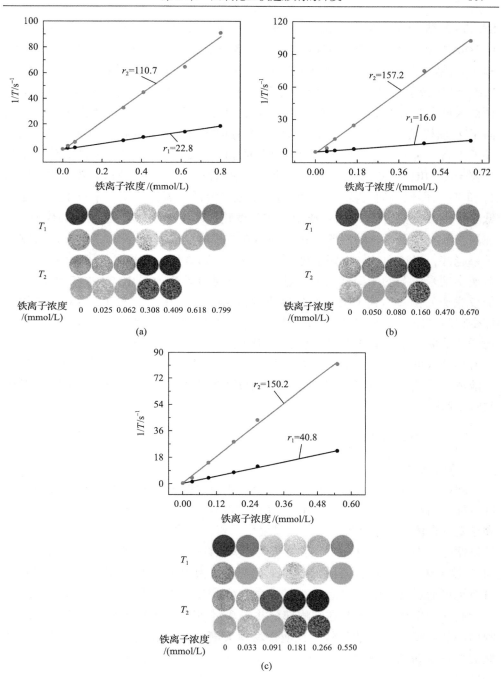

图 3-55　纳米粒子的弛豫时间和加权成像

(a) BSA-Fe$_3$O$_4$ 纳米粒子；(b) γ-PGA-Fe$_3$O$_4$ 纳米粒子；(c) SA-Fe$_3$O$_4$ 纳米粒子

SA-Fe$_3$O$_4$纳米粒子的 r_2=150.2 L/(mmol·s)，r_1=40.8 L/(mmol·s)，r_2/r_1=3.68，其中 BSA-Fe$_3$O$_4$纳米粒子和 γ-PGA-Fe$_3$O$_4$纳米粒子的 r_2/r_1 值较高，分别达到了 4.85 和 9.82，结合上面关于这三种纳米粒子形貌的分析，BSA-Fe$_3$O$_4$纳米粒子和 γ-PGA-Fe$_3$O$_4$纳米粒子均出现了较为明显的团聚现象，多个纳米粒子之间的聚集使得这两种纳米粒子在溶液中的水合粒径相对增大，导致这两种纳米粒子的造影效果更偏向于 T_2 加权成像，因此这两种纳米粒子的 r_2 值相对于其他的超小四氧化三铁纳米粒子更高，这也是 r_2/r_1 值显著增大的主要原因。总之，配体修饰的四氧化三铁纳米粒子的 MRI 数据，发现超小四氧化三铁纳米粒子的体外溶液造影效果均易出现 T_1 和 T_2 造影效果的反转，这也证明超小型水溶性四氧化三铁纳米粒子在浓度较低时造影效果偏向于 T_1 加权成像；在浓度较高时造影效果偏向于 T_2 加权成像。在溶液浓度较低时，随着四氧化三铁纳米粒子溶液浓度的升高，其 T_1 加权成像效果越好，当达到某一极限浓度时，此时由于四氧化三铁纳米粒子的浓度过高，溶液中纳米粒子的团聚现象越来越严重，导致其造影效果由 T_1 加权成像向 T_2 加权成像的偏移达到了反转的临界浓度，因此图像的亮度会随着溶液浓度的增加变得越来越暗。在 T_2 加权成像中，由于在浓度极低时超小型四氧化三铁纳米粒子的造影效果偏向于 T_1 加权成像，因此所得图像亮度会比纯水的图像略暗，随着溶液浓度的升高，造影效果会向 T_2 加权成像偏移，表现为图像的亮度随着溶液浓度的增加而逐渐变暗，直至达到仪器的检测限时，因为图像过暗而无法与背景区分。

2. 活体 MRI 实验

(1)BSA-Fe$_3$O$_4$

观察 BSA-Fe$_3$O$_4$纳米粒子的小鼠活体 MR 成像(图 3-56)，可以看到在小鼠的肝脏部位出现了极为明显的 T_2 效果，由于 BSA-Fe$_3$O$_4$表面的配体含有大量的氨基和羧基，在体外的溶液实验中就极易发生团聚，而体内更为复杂的环境中其聚集效果便会更为明显，纳米粒子团聚导致其水合粒径变大，使得该材料的造影效果向 T_2 效果转变。同时在肾脏部位也观察到了较为明显的 T_2 效果，这可以证明该材料也可通过肾脏清除代谢，在 3 h 左右可以看到 T_2 效果减弱，证明此时材料已开始代谢至体外。同时在肿瘤部位并未观察到明显的 T_1 效果，仅在 3 h 左右肿瘤部位有微弱变亮的趋势，说明该材料大部分被肝脏拦截以及肾脏代谢，经血液循环被动靶向聚集至肿瘤部位的浓度很小，导致其在肿瘤部位的 T_1 造影效果较弱。

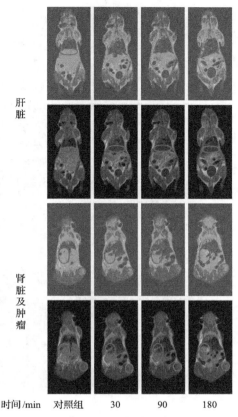

图 3-56　BSA-Fe_3O_4 纳米粒子的活体 MRI

（2）γ-PGA-Fe_3O_4

观察 γ-PGA-Fe_3O_4 纳米粒子的小鼠活体 MR 成像（图 3-57），可以看到 γ-PGA-Fe_3O_4 经尾静脉注射入小鼠体内后 30 min 左右时肝脏部位及肾脏部位都出现了变暗的效果，这说明该材料在体内发生了团聚，大部分被肝脏拦截、肾脏代谢，材料发生团聚后水合粒径增大，造影转变为 T_2 效果。且该材料的体外溶液实验也证明了极易发生团聚，其 TEM 图也佐证了这一结论，因此该材料在注射进入体内后团聚现象更为明显，最终导致了活体成像呈现 T_2 效果。而肿瘤部位的亮度并未观察到较为明显的变化，说明该材料在肿瘤部位的聚集量极低。推测主要原因为材料的团聚，导致该材料大部分都被网状内皮系统所拦截，血液循环时间大大缩短，经血液循环运送至肿瘤部位的材料微乎其微，这也说明该材料不适合作为肿瘤部位的造影剂。

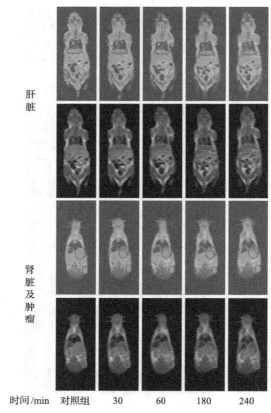

时间/min 　对照组　　　30　　　　60　　　　180　　　　240

图 3-57　γ-PGA-Fe$_3$O$_4$纳米粒子的活体 MRI

（3）SA-Fe$_3$O$_4$

观察 SA-Fe$_3$O$_4$纳米粒子的小鼠活体 MR 成像（图 3-58），可以看到 SA-Fe$_3$O$_4$经尾静脉注射入小鼠体内后，在 30 min 即可观察到肝脏及肾脏都出现了 T$_2$造影效果，这也证明该材料在肝脏部位的聚集量较多，同时也可通过肾脏代谢，而肿瘤部位并未观察到亮度发生较为明显的变化，这说明该材料大部分经肝脏聚集，由肾脏代谢掉，肿瘤部位聚集量较低，不适宜作为肿瘤部位的造影剂。

3.5.4　小结

尝试利用天然生物高分子合成超小型水溶性四氧化三铁纳米粒子。并对其造影效果进行了研究，透射电子显微镜的观察结果表明，天然高分子修饰的超小型四氧化三铁纳米粒子以及体外的 MRI 溶液实验表明，天然高分子修饰的超小型四氧化三铁纳米粒子由于表面基团过多，在水溶液中易发生团聚，造影更偏向于 T$_2$效果。活体实验也获得了一致的结论，最终显示，所得的超小型四氧化三铁纳米

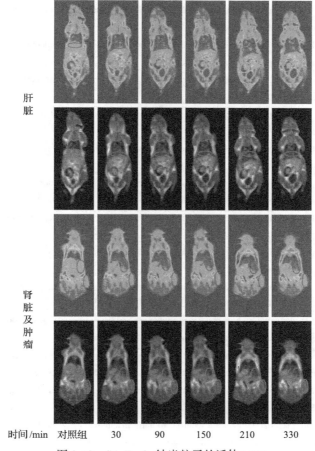

肝脏

肾脏及肿瘤

时间/min 　对照组　　 30　　　 90　　　 150　　　 210　　　 330

图 3-58 SA-Fe₃O₄纳米粒子的活体 MRI

粒子都在肝脏和肾脏部位呈现 T_2 造影效果，在肿瘤部位的造影效果几乎没有。由于体内环境太过于复杂，天然高分子修饰的四氧化三铁纳米粒子若要在体内获得良好的造影效果，首先要解决的就是纳米粒子易发生团聚的问题，因此，以天然高分子对四氧化三铁纳米粒子进行修饰并进行活体的应用仍有待更加深入的研究。

参 考 文 献

[1] Laurent S, Forge D, Port M, et al. Magnetic iron oxide nanoparticles: Synthesis, stabilization, vectorization, physicochemical characterizations, and biological applications[J]. Chemical Reviews, 2008, 108, 6: 2064-2110.

[2] Britton M M. Magnetic resonance imaging of chemistry[J]. Chemical Society Reviews, 2010, 39: 4036-4043.

[3] Yang Y, Zhuang Y M, Hu H, et al. Silica-coated manganese oxide nanoparticles as a platform for targeted magnetic resonance and fluorescence imaging of cancer cells[J]. Advance Functional Materials, 2010, 20(11): 1733-1741.

[4] Cheon J W, Lee J H. Synergistically integrated nanoparticles as multimodal probes for nanobiotechnology[J]. Accounts of Chemical Research, 2008, 41(12): 1630-1640.

[5] Kim J Y, Piao Y Z, Hyeon T. Multifunctional nanostructured materials for multimodal imaging, and simultaneous imaging and therapy[J]. Chemical Society Reviews, 2009, 38: 372-390.

[6] Yang C, Wu J J, Hou Y L. Fe_3O_4 nanostructures: Synthesis, growth mechanism, properties and applications[J]. Chemical Communication, 2011, 47: 5130-5141.

[7] Tran N, Webster T J. Magnetic nanoparticles: Biomedical applications and challenges[J]. Journal of Material Chemistry, 2010, 20: 8760-8767.

[8] Yang H, Zhang C X, Shi X Y, et al. Water-soluble superparamagnetic manganese ferrite nanoparticles for magnetic resonance imaging[J]. Biomaterials, 2010, 31: 3667-3673.

[9] Frey N A, Peng S, Cheng K, et al. Magnetic nanoparticles: Synthesis, functionalization, and applications in bioimaging and magnetic energy storage[J]. Chemical Society Reviews, 2009, 38(9): 2532-2542.

[10] Davies G L, Kramberger I, Davis J J. Environmentally responsive MRI contrast agents[J]. Chemical Communications, 2013, 49(84): 9704-9721.

[11] Kang T, Li F, Baik S, et al, Surface design of magnetic nanoparticles for stimuli-responsive cancer imaging and therapy[J]. Biomaterials, 2017, 136: 98-114.

[12] Santra S, Jativa S D, Kaittanis C, et al. Gadolinium-encapsulating iron oxide nanoprobe as activatable NMR/MRI contrast agent[J]. ACS Nano, 2012, 6(8): 7281-7294.

[13] Zhang T T, Xu C H, Zhao W, et al, A redox-activated theranostic nanoagent: Toward multi-mode imaging guided chemo-photothermal therapy[J]. Chemical Science, 2018, 9(33): 6749-6757.

[14] Ye D, Shuhendler A J, Pandit P, et al. Caspase-responsive smart gadolinium-based contrast agent for magnetic resonance imaging of drug-induced apoptosis[J]. Chemical Science, 2014, 5(10): 3845-3852.

[15] Quail D F, Joyce J A. Microenvironmental regulation of tumor progression and metastasis[J]. Nature Medicine, 2013, 19(11): 1423-1437.

[16] Kim B H, Lee N, Kim H, et al. Large-scale synthesis of uniform and extremely small-sized iron oxide nanoparticles for high-resolution T_1 magnetic resonance imaging contrast agents[J]. Journal of the American Chemical Society, 2011, 133(32): 12624-12631.

[17] Ni D, Bu W, Ehlerding E B, et al. Engineering of inorganic nanoparticles as magnetic resonance imaging contrast agents[J]. Chemical Society Reviews, 2017, 46(23): 7438-7468.

[18] Gao Z, Hou Y, Zeng J, et al. Tumor microenvironment-triggered aggregation of antiphagocytosis ^{99m}Tc-labeled Fe_3O_4 nanoprobes for enhanced tumor imaging *in vivo*[J]. Advanced Materials, 2017, 29(24): 1701095.

[19] Yuan Y, Ding Z, Qian J, et al. Casp3/7-instructed intracellular aggregation of Fe_3O_4 nanoparticles enhances T_2 MR imaging of tumor apoptosis[J]. Nano Letters, 2016, 16(4): 2686-2691.

[20] Ling D, Park W, Park S J, et al. Multifunctional tumor pH-sensitive self-assembled nanoparticles for bimodal imaging and treatment of resistant heterogeneous tumors[J]. Journal of the American Chemical Society, 2014, 136(15): 5647-5655.

[21] Lu J, Sun J, Li F, et al. Highly sensitive diagnosis of small hepatocellular carcinoma using pH-responsive iron oxide nanocluster assemblies[J]. Journal of the American Chemical Society, 2018, 140(32): 10071-10074.

[22] Lu G, Li S, Guo Z, et al. Imparting functionality to a metal-organic framework material by controlled nanoparticle encapsulation[J]. Nature Chemistry, 2012, 4(4): 310-316.

[23] Zheng H, Zhang Y, Liu L, et al. One-pot synthesis of metal-organic frameworks with encapsulated target molecules and their applications for controlled drug delivery[J]. Journal of the American Chemical Society, 2016, 138(3): 962-968.

[24] Lian X, Fang Y, Joseph E, et al. Enzyme-MOF (metal-organic framework) composites[J]. Chemical Society Reviews, 2017, 46(11): 3386-3401.

[25] Du T, Zhao C, Rehman F, et al. In situ multimodality imaging of cancerous cells based on a selective performance of Fe^{2+}-adsorbed zeolitic imidazolate framework-8[J]. Advanced Functional Materials, 2017, 27(5): 1603926.

[26] Tian Q, Hu J, Zhu Y, et al. Sub-10 nm Fe_3O_4@Cu_{2-x}S core-shell nanoparticles for dual-modal imaging and photothermal therapy[J]. Journal of the American Chemical Society, 2013, 135(23): 8571-8577.

[27] Liu Y, Chen T, Wu C, et al. Facile surface functionalization of hydrophobic magnetic nanoparticles[J]. Journal of the American Chemical Society, 2014, 136(36): 12552-12555.

[28] Lin Y S, Haynes C L. Synthesis and characterization of biocompatible and size-tunable multifunctional porous silica nanoparticles[J]. Chemistry of Materials, 2009, 21(17): 3979-3986.

[29] Zhou W, Wang L, Li F, et al. Selenium-containing polymer@metal-organic frameworks nanocomposites as an efficient multiresponsive drug delivery system[J]. Advanced Functional Materials, 2017, 27(6): 1605465.

[30] Zhang J P, Zhu A X, Lin R B, et al. Pore surface tailored SOD-type metal-organic zeolites[J]. Advanced Materials, 2011, 23(10): 1268-1271.

[31] Schejn A, Mazet T, Falk V, et al. Fe_3O_4@ZIF-8: Magnetically recoverable catalysts by loading Fe_3O_4 nanoparticles inside a zinc imidazolate framework[J]. Dalton Transactions, 2015, 44(22): 10136-10140.

[32] Rohrer M, Bauer H, Mintorovitch J, et al. Comparison of magnetic properties of MRI contrast media solutions at different magnetic field strengths[J]. Investigative Radiology, 2005, 40(11): 715-724.

[33] Hu X, Li F, Wang S, et al. Biological stimulus-driven assembly/disassembly of functional nanoparticles for targeted delivery, controlled activation, and bioelimination[J]. Advanced Healthcare Materials, 2018, 7(20): 1800359.

[34] Webb B A, Michael C, Jacobson M P, et al. Dysregulated pH: A perfect storm for cancer progression[J]. Nature Reviews Cancer, 2011, 11(9): 671-677.

[35] Sun C Y, Qin C, Wang X L, et al. Zeolitic imidazolate framework-8 as efficient pH-sensitive drug delivery vehicle[J]. Dalton Transactions, 2012, 41(23): 6906-6909.

[36] Zhuang J, Kuo C H, Chou L Y, et al. Optimized metal-organic-framework nanospheres for drug delivery: Evaluation of small-molecule encapsulation[J]. ACS Nano, 2014, 8(3): 2812-2819.

[37] Yu L, Chen Y, Wu M, et al. "Manganese extraction" strategy enables tumor-sensitive biodegradability and theranostics of nanoparticles[J]. Journal of the American Chemical Society, 2016, 138(31): 9881-9894.

[38] Villaraza A J, Bumb A, Brechbiel M W. Macromolecules, dendrimers, and nanomaterials in magnetic resonance imaging: The interplay between size, function, and pharmacokinetics[J]. Chemical Reviews, 2010, 110(5): 2921-2959.

[39] Zhao Z, Zhou Z, Bao J, et al. Octapod iron oxide nanoparticles as high-performance T_2 contrast agents for magnetic resonance imaging[J]. Nature Communications, 2013, 4: 2266.

[40] Liu Y, Yang Z, Huang X, Yet al. Glutathione-responsive self-assembled magnetic gold nanowreath for enhanced tumor imaging and imaging-guided photothermal therapy[J]. ACS Nano, 2018, 12(8): 8129-8137.

[41] Wang D D, Zhou J J, Shi R H, et al. Biodegradable core-shell dual-metal-organic-frameworks nanotheranostic agent for multiple imaging guided combination cancer therapy[J]. Theranostics, 2017, 7(18): 4605-4617.

[42] Thünemann A F, Schütt D, Kaufner L, et al. Maghemite nanoparticles protectively coated with poly(ethylene imine) and poly(ethylene oxide)-block-poly(glutamic acid)[J]. Langmuir, 2006, 22(5): 2351-2357.

[43] Faraj A, Cieslar K, Lacroix G, et al. *In vivo* imaging of carbon nanotube biodistribution using magnetic resonance imaging[J]. Nano Letters, 2009, 9(3): 1023-1027.

[44] Zhang G, Yang Z, Lu W, et al. Influence of anchoring ligands and particle size on the colloidal stability and *in vivo* biodistribution of polyethylene glycol-coated gold nanoparticles in tumor-xenografted mice[J]. Biomaterials, 2009, 30(10): 1928-1936.

[45] 辛朋燕. 响应型 Fe_3O_4-ZIF-8 核磁共振造影剂的研究[D]. 上海: 上海师范大学, 2019.

[46] Qiao R R, Yang C H, Gao M Y. Superparamagnetic iron oxide nanoparticles: From preparations to *in vivo* MRI applications[J]. Journal of Material Chemistry, 2009, 19, 35, 6274-6293.

[47] Park J N, Joo J, Kwon S. G, et al. Synthesis of monodisperse spherical nanocrystals[J]. Angewandte Chemie International Edition, 2007, 46(25): 4630-4660.

[48] Park J N, An K J, Hwang Y S, et al. Ultra-large-scale syntheses of monodisperse nanocrystals[J]. Nature Materials, 2004, 3(12): 891-895.

[49] Jun Y W, Seo J W, Cheon J W. Nanoscaling laws of magnetic nanoparticles and their applicabilities in biomedical sciences[J]. Accounts of Chemical Research, 2008, 41(2): 179-189.

[50] Willem J M, Gustav J S, Geralda A F, et al. Nanoparticulate assemblies of amphiphiles and diagnostically active materials for multimodality imaging[J]. Accounts of Chemical Research, 2009, 42(7): 904-914.

[51] Xuan S H, Wang Y X, Yu J C, et al. Tuning the grain size and particle size of superparamagnetic Fe_3O_4 microparticles[J]. Chemistry of Materials, 2009, 21(21): 5079-5087.

[52] Bai F, Wang D H, Huo Z Y, et al. A versatile bottom-up assembly approach to colloidal spheres from nanocrystals[J]. Angewandte Chemie International Edition, 2007, 46(35): 6650-6653.

[53] Xu H, Cui L L, Tong N H, et al. Development of high magnetization Fe_3O_4/polystyrene/silica nanospheres via combined miniemulsion/emulsion polymerization[J]. Journal of the American Chemical Society, 2006, 128(49): 15582-15583.

[54] Ge J P, Hu Y X, Biasini M, et al. Superparamagnetic magnetite colloidal nanocrystal clusters[J]. Angewandte Chemie International Edition, 2007, 46: 4342-4345.

[55] Deng Y H, Qi D W, Deng C H, et al. Superparamagnetic high-magnetization microspheres with an $Fe_3O_4@SiO_2$ core and perpendicularly aligned mesoporous SiO_2 shell for removal of microcystins[J]. Journal of the American Chemical Society, 2008, 130(1): 28-29.

[56] Liu J, Sun Z K, Deng Y H, et al. Highly water-dispersible biocompatible magnetite particles with low cytotoxicity stabilized by citrate groups[J]. Angewandte Chemie International Edition, 2009, 48(32): 5875-5879.

[57] Yang H, Zhuang Y M, Sun Y, et al. Targeted dual-contrast T_1-and T_2-weighted magnetic resonance imaging of tumors using multifunctional gadolinium-labeled superparamagnetic iron oxide nanoparticles[J]. Biomaterials, 2011, 32(20): 4584-4593.

[58] Wang L, Neoh K G, Kang E T, et al. Superparamagnetic hyperbranched polyglycerol-grafted Fe_3O_4 nanoparticles as a novel magnetic resonance imaging contrast agent: An *in vitro* assessment[J]. Advanced Functional Materials, 2009, 19(16): 2615-2622.

[59] Wang L, Neoh K G, Kang E T, et al. Multifunctional polyglycerol-grafted $Fe_3O_4@SiO_2$ nanoparticles for targeting ovarian cancer cells[J]. Biomaterials, 2011, 32(8): 2166-2173.

[60] Jang H J, Kim Y K, Ryoo S R, et al. Facile synthesis of robust and biocompatible gold nanoparticles[J]. Chemical Communications, 2010, 46(4): 583-585.

[61] Nickels M, Xie J, Cobb J, et al. Functionalization of iron oxide nanoparticles with a versatile epoxy amine linker[J]. Journal of Material Chemistry, 2010, 20 (23) : 4776-4780.

[62] Bergman K, Hilborn C E, Svensk G, et al. Hyaluronic acid immobilized magnetic nanoparticles for active targeting and imaging of macrophages[J]. Bioconjugate Chemistry, 2010, 21 (11) : 2128-2135.

[63] Cole A J, David A E, Wang J X, et al. Polyethylene glycol modified, cross-linked starch-coated iron oxide nanoparticles for enhanced magnetic tumor targeting[J]. Biomaterials, 2011, 32 (8) : 2183-2193.

[64] Hu H, Xiong L Q, Zhou J, et al. Multimodal luminescence core-shell nanocomposites for targeted imaging of tumor cells[J]. Chemistry-a European Journal, 2009, 15: 3577-3584.

[65] Hu H, Zhou H, Liang J, et al. Facile synthesis of amino-functionalized hollow silica microspheres and their potential application for ultrasound imaging[J]. Journal of Colloid Interface Science, 2011, 358: 392-398.

[66] Xia W, Low P S. Folate-targeted therapies for cancer[J]. Journal of Medical Chemistry, 2010, 53: 6811-6824.

[67] 黄国胜. 水溶性 Fe_3O_4 纳米粒子的合成、表面改性及其磁共振成像研究[D]. 上海: 上海师范大学, 2012.

[68] Gotoh A, Uchida H, Ishizaki M, et al. Simple synthesis of three primary colour nanoparticle inks of Prussian blue and its analogues[J]. Nanotechnology, 2007, 18 (34) : 345609-345615.

[69] Zhu N, Han S, Gan S, et al. Graphene paper doped with chemically compatible prussian blue nanoparticles as nanohybrid electrocatalyst[J]. Advance Functional Materials, 2013, 23 (42) : 5297-5306.

[70] Nossol E, Nossol A B, Zarbin A J, et al. Carbon nanotube/prussian blue nanocomposite film as a new electrode material for environmental treatment of water samples[J]. RSC Advances, 2013, 3 (16) : 5393-5400.

[71] Jia Z, Sun G. Preparation of prussian blue nanoparticles with single precursor[J]. Colloids Surface A, 2007, 302 (1-3) : 326-329.

[72] Zhai J, Zhai Y, Wen D, et al. Prussian blue/multiwalled carbon nanotube hybrids: Synthesis, assembly and electrochemical behavior[J]. Electroanalysis, 2009, 21 (20) : 2207-2212.

[73] Nossol E, Zarbin A J. A simple and innovative route to prepare a novel carbon nanotube/prussian blue electrode and its utilization as a highly sensitive H_2O_2 amperometric sensor[J]. Advance Functional Materials, 2009, 19 (24) : 3980-3986.

[74] Ricci F, Palleschi G. Sensor and biosensor preparation, optimisation and applications of prussian blue modified electrodes[J]. Biosensors & Bioelectronics, 2005, 21 (3) : 389-407.

[75] Chu Z, Zhang Y, Dong X, et al. Template-free growth of regular nano-structured prussian blue on a platinum surface and its application in biosensors with high sensitivity[J]. Journal Materials Chemistry, 2010, 20 (36) : 7815-7820.

[76] Karyakin A A. Prussian blue and its analogues: Electrochemistry and analytical applications[J]. Electroanalysis, 2001, 13 (10) : 813-819.

[77] Thammawong C, Opaprakasit P, Tangboriboonrat P, et al. Prussian blue-coated magnetic nanoparticles for removal of cesium from contaminated environment[J]. Journal Nanoparticle Research, 2013, 15 (6) : 1689-1699.

[78] Zhou, P H, Luo H Q, Chen X G. Fabrication, structure, and magnetic properties of highly ordered prussian blue nanowire arrays[J]. Nano Letters, 2002, 2 (8) : 845-847.

[79] Pyrasch A T, Jin W Q, Schnepf J, et al. Self-assembled films of prussian blue and analogues: Optical and electrochemical properties and application as ion-sieving membranes[J]. Chemistry of Materials, 2003, 15: 245-254.

[80] Wang S J, Chen C S, Chen L C, Prussian blue nanoparticles as nanocargoes for delivering DNA drugs to cancer cells[J]. Science and Technology of Advanced Materials, 2013, 14 (4) : 044405.

[81] Ta N R, Rajeshwar K. Metal hexacyanoferrates: Electrosynthesis, in situ characterization, and applications[J]. Chemistry of Materials, 2003, 15: 3046-3062.

[82] Thompson D F, Church C O. Prussian blue for treatment of radiocesium poisoning[J]. Pharmacotherapy: The Journal of Human Pharmacology and Drug Therapy, 2001, 21(11): 1364-1367.

[83] Yang Y, Brownell C, Sadrieh N, et al. Quantitative measurement of cyanide released from prussian blue[J]. Clinical Toxicology, 2007, 45(7): 776-781.

[84] Hu M, Furukawa S, Ohtani R, et al. Synthesis of prussian blue nanoparticles with a hollow interior by controlled chemical etching[J]. Angewandte Chemie International Edition, 2012, 51(4): 984-988.

[85] Shokouhimehr M, Soehnlen E S, Khitrin A, et al. Biocompatible prussian blue nanoparticles: Preparation, stability, cytotoxicity, and potential use as an MRI contrast agent[J]. Inorganic Chemistry Communications, 2010, 13(1): 58-61.

[86] Fu G, Liu W, Feng S, et al. Prussian blue nanoparticles operate as a new generation of photothermal ablation agents for cancer therapy[J]. Chemical Communications (Camb), 2012, 48(94): 11567-11569.

[87] Yang K, Xu H, Cheng L, et al. *In vitro* and *in vivo* near-infrared photothermal therapy of cancer using polypyrrole organic nanoparticles[J]. Advanced Materials, 2012, 24(41): 5586-5592.

[88] Zhang X Q, Gong S W, Zhang Y, et al. Prussian blue modified iron oxide magnetic nanoparticles and their high peroxidase-like activity[J]. Journal of Material Chemistry, 2010, 20(24): 5110-5116.

[89] Dong A, Ye X, Chen J, et al. A generalized ligand-exchange strategy enabling sequential surface functionalization of colloidal nanocrystals[J]. Journal of the American Chemical Society, 2011, 133(4): 998-1006.

[90] Waldron R D. Infrared spectra of ferrites[J]. Physical Review, 1955, 99(6): 1727-1735.

[91] Ayers J B, Waggoner W H. Synthesis and properties of two series of heavy metal hexacyanoferrates[J]. Journal of Inorganic Nuclear Chemistry, 1971, 33(3): 721-733.

[92] Wilde R E, Ghosh S N, Marshall B J. Prussian blues[J]. Inorganic Chemistry Communications, 1970, 9(11): 2512-2516.

[93] Shokouhimehr M, Soehnlen E S, Hao J, et al. Dual purpose Prussian blue nanoparticles for cellular imaging and drug delivery: A new generation of T_1-weighted MRI contrast and small molecule delivery agents[J]. Journal of Material Chemistry, 2010, 20(25): 5251-5259.

[94] Ea M, Ellis N D. Electrochromism in the mixed-valence hexacyanides. 1. voltammetric and spectral studies of the oxidation and reduction of thin films of prussian blue[J]. Journal of Physical Chemistry, 1981, 85: 1225-1231.

[95] 张红卫. *d-f* 金属配合物纳米粒子以及普鲁士蓝修饰的 Fe_3O_4 纳米粒子在诊疗一体化中的研究[D]. 上海: 上海师范大学, 2016.

[96] 郑强. 多种表面配体修饰的四氧化三铁纳米粒子 T_1/T_2 磁共振成像的研究[D]. 上海: 上海师范大学, 2018.

第4章 铁酸锰造影剂

在纳米医学领域中，具有先进特性的磁性纳米粒子(MNPs)的发展已经成为研究的主要热点[1]，且 MNPs 独特的磁性使其在磁共振成像(MRI)方面具有检测能力[2]。特别是超顺磁性纳米粒子，已经成为生物成像和疾病治疗方面具有广泛应用的磁性探针。

由于超顺磁性纳米粒子在特定磁场强度下的饱和磁化率的大小取决于纳米粒子的尺寸和磁晶的各向异性，导致具有不同尺寸和结构的超顺磁性纳米粒子在 MRI 造影剂的应用中作用效果不同[3-5]。最近，在关于用于 MRI 造影剂的铁酸盐超顺磁性纳米粒子的广泛研究中[6, 7]，发现 12 nm 的 $MnFe_2O_4$ 纳米粒子具有最高的饱和磁化率，可达到 110 emu/mol，而 Fe_3O_4、$CoFe_2O_4$ 和 $NiFe_2O_4$ 的饱和磁化率分别为 101 emu/mol、99 emu/mol、85 emu/mol，分别小于 $MnFe_2O_4$ 纳米粒子的饱和磁化率。在 1.5 T 的磁场强度下，每一类型的磁性纳米粒子的自旋弛豫时间(T_2)的改变及加权的磁共振成像效果都与饱和磁化率的结果一致，因此，其中 $MnFe_2O_4$ 表现出最强的 MRI 对比效果，其弛豫率达到 358 L/(mmol·s)，远远大于 Fe_3O_4、$CoFe_2O_4$ 和 $NiFe_2O_4$ 等纳米粒子[它们的弛豫率分别为：218 L/(mmol·s)、172 L/(mmol·s) 和 152 L/(mmol·s)]。研究还表明尺寸大的纳米粒子具有比较好的弛豫效果，但是在相同尺寸的条件下，$MnFe_2O_4$ 纳米粒子具有更大的增强效果，这是因为 $MnFe_2O_4$ 结构中具有小的磁晶各向异性以及它比较容易反磁化的特性。

4.1 水溶性的超顺磁 PAMAM-$MnFe_2O_4$ 纳米结构的合成、应用及其在 MRI 上的应用

近年来才开始发展起来的树枝状化合物是一新型功能纳米材料[8]。它具有规整的结构和化学可控性，被认为是最有潜力的多功能试剂，研究发现这类化合物在医疗医药、生物模拟、新型聚合物液晶等科学领域中具有十分广泛的应用前景[9]。聚酰胺-胺(PAMAM)类树枝状化合物是 Tomalia 于 1985 年首先合成的，该树枝状大分子结构规整，分子尺寸在纳米范围内，末端官能团比较多，内部空腔大，且可反应性强，所以是制备纳米材料良好的模板剂和表面活性剂[10-14]。

因此，鉴于以上所述的纳米粒子和树枝状化合物的特性，设计以具有苯环核的聚酰胺-胺(PAMAM)类树枝状化合物作为模板剂(图 4-1)的方法合成 $MnFe_2O_4$

纳米粒子。利用各种显微镜和光谱技术对这种纳米结构进行了一系列的表征，并初步探讨了该方法合成的纳米粒子的磁性及其在 MRI 方面的应用。

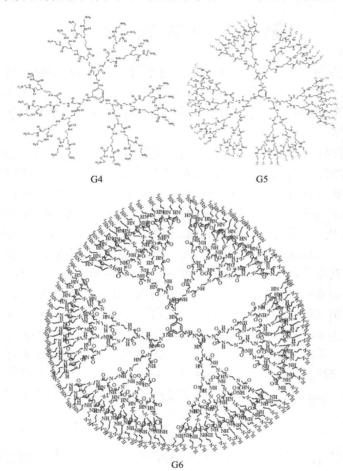

图 4-1　苯环核的聚酰胺-胺(PAMAM)类树枝状化合物的结构式

4.1.1　PAMAM-MnFe$_2$O$_4$ 纳米粒子的合成和表征

PAMAM-MnFe$_2$O$_4$ 纳米粒子是以 Mn(acac)$_2$ 和 Fe(acac)$_3$ 为前驱体，各个代数的以苯核为核的聚酰胺-胺类树枝状聚合物(PAMAM)为模板剂，在高沸点的四甘醇(TEG)溶剂中高温热解得到的。首先我们对以 G4、G5、G6(其化学结构式分别如图 4-1 所示)聚酰胺-胺类树枝状聚合物为模板剂，且模板剂溶液浓度为 12.5 mmol/L 的条件合成 MnFe$_2$O$_4$ 纳米结构进行一系列的表征。

通过 ICP-AES 测试得到的数据表明，该方法合成得到的 MnFe$_2$O$_4$ 纳米粒子中 Mn/Fe 摩尔比与原料中的 Mn/Fe 摩尔比是一致的。

如图 4-2 所示，该方法合成得到样品的 XRD 图谱表明了尖晶石结构的 $MnFe_2O_4$ 纳米粒子的形成，合成样品（以 G4、G5、G6-$MnFe_2O_4$ 纳米结构为代表）的所有衍射峰都与 $MnFe_2O_4$ 尖晶石结构的衍射数据（JCPDS 10-0319）一致，根据晶面（220）、（311）和（440）的衍射峰的峰宽数据，利用谢乐公式可以计算得出合成的 $MnFe_2O_4$ 纳米粒子的尺寸分别为 (7.5 ± 0.5) nm、(7 ± 0.5) nm、(6.5 ± 0.5) nm。

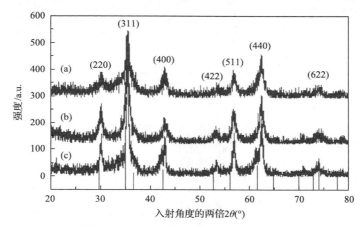

图 4-2　$MnFe_2O_4$ 纳米粒子的 XRD 图谱

(a) G4-PAMAM-$MnFe_2O_4$；(b) G5-PAMAM-$MnFe_2O_4$；(c) G6-PAMAM-$MnFe_2O_4$

为了进一步确认该方法合成得到的 $MnFe_2O_4$ 纳米粒子的尺寸和形态，对以第四代、第五代和第六代（G4、G5、G6，图 4-1）聚酰胺-胺类树枝状聚合物为模板剂，且模板剂溶液浓度为 12.5 mmol/L 合成的 $MnFe_2O_4$ 纳米结构进行 TEM 测试（图 4-3～图 4-5）。

如图 4-3 所示以第四代产品（G4）为模板剂所制备的水溶性的超顺磁性的 G4-$MnFe_2O_4$ 纳米结构的透射电子显微镜（TEM）照片、高分辨透射电子显微镜（HR-TEM）照片、TEM 照片的粒径分布图。从图 4-3(a) 中的 TEM 照片可以看出该方法得到的 G4-$MnFe_2O_4$ 纳米结构是球形的，且结合图 4-3(c) 中的粒径分布图可知该纳米结构的平均粒径大约为 (7.5 ± 0.5) nm。从图 4-3(b) 所示的 HR-TEM 照片可以看出该纳米结构的结晶度很高，且其相邻晶格条纹之间的间距为 0.256 nm，与文献中尖晶石结构的 $MnFe_2O_4$(311) 晶面的晶格参数相一致。另外，图 4-3(a) 中的插图所示为该纳米结构的水溶性照片，说明其在水中具有很好的分散性。综上所述，该方法合成的 G4-$MnFe_2O_4$ 纳米结构是具有很好水溶性的球状纳米粒子，且其粒子具有窄的尺寸分布。

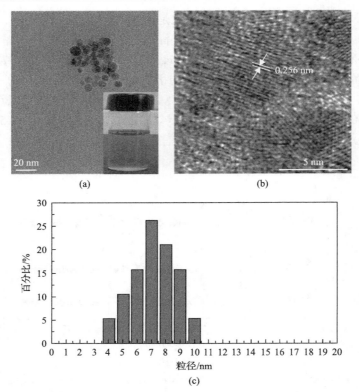

图 4-3　G4-PAMAM-MnFe$_2$O$_4$ 纳米粒子的透射电子显微镜照片（a）、
高分辨透射电子显微镜照片 HR-TEM（b）、尺寸分布图（c）

插图：G4-PAMAM-MnFe$_2$O$_4$ 纳米粒子溶解在水溶液中的照片

　　图 4-4 所示以第五代产品（G5）为模板剂所制备的超顺磁性的 G5-MnFe$_2$O$_4$ 纳米结构的透射电子显微镜（TEM）照片、高分辨透射电子显微镜（HR-TEM）照片、TEM 照片的粒径分布图。从图 4-4（a）中的 TEM 照片可以看出该方法得到的 G5-MnFe$_2$O$_4$ 纳米结构是球形的，从图 4-4（c）中的粒径分布图可知该纳米结构的平均粒径大约为（7.0±0.5）nm。从图 4-4（b）所示的 HR-TEM 照片可以看出该纳米结构也具有很高的结晶度，且其相邻晶格条纹之间的间距为 0.1437 nm，与文献中尖晶石结构的 MnFe$_2$O$_4$（531）晶面的晶格参数相一致。综上所述，该方法合成的 G5-MnFe$_2$O$_4$ 纳米结构是球状的尖晶石结构的 MnFe$_2$O$_4$ 纳米粒子，且其粒子具有窄的尺寸分布。

　　图 4-5 所示以第六代产品（G6）为模板剂所制备的超顺磁性的 G6-PAMAM-MnFe$_2$O$_4$ 纳米结构的透射电子显微镜（TEM）照片、高分辨透射电子显微镜（HR-TEM）照片、TEM 照片的粒径分布图。与以上分析类似，从图 4-5（a）中的 TEM 照片可以看出该方法得到的 G6-PAMAM-MnFe$_2$O$_4$ 纳米结构是球形的，从图 4-5（c）中的

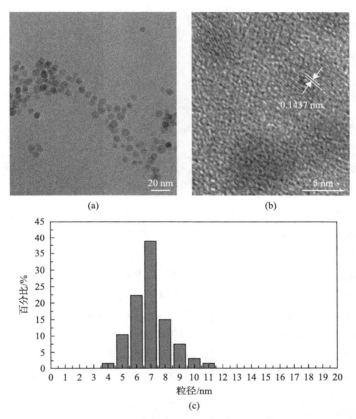

图 4-4　G5-PAMAM-MnFe$_2$O$_4$ 纳米粒子的透射电子显微镜照片（a）、
高分辨透射电子显微镜照片 HR-TEM（b）、尺寸分布图（c）

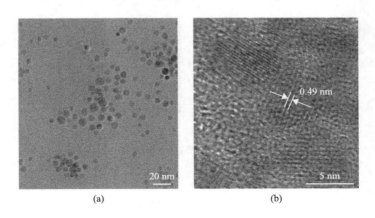

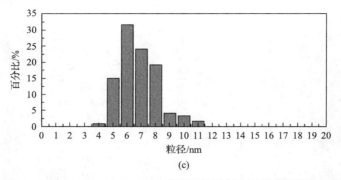

(c)

图 4-5　G6-PAMAM-MnFe$_2$O$_4$纳米粒子的透射电子显微镜照片(a)、
高分辨透射电子显微镜照片 HR-TEM(b)、尺寸分布图(c)

粒径分布图可知该纳米结构的平均粒径大约为(6.5±0.5)nm。从图 4-5(b)所示的HR-TEM 照片可以看出 G6-PAMAM-MnFe$_2$O$_4$纳米结构也具有很高的结晶度，且其相邻晶格条纹之间的间距为 0.49 nm，与文献中尖晶石结构的 MnFe$_2$O$_4$(111)晶面的晶格参数相一致。所以该方法合成得到的 G6-PAMAM-MnFe$_2$O$_4$纳米结构是球状的尖晶石结构的 MnFe$_2$O$_4$纳米粒子，且其粒子具有窄的尺寸分布。

　　除此之外，对以第七代和第八代(G7、G8)聚酰胺-胺类树枝状聚合物为模板剂，且模板剂溶液浓度为 12.5 mmol/L 的条件下合成的 G7-PAMAM-MnFe$_2$O$_4$、G8-PAMAM-MnFe$_2$O$_4$纳米结构进行 TEM 测试，如图 4-6 所示。从图中可以看出以 G7 和 G8 聚酰胺-胺类树枝状聚合物为模板剂制备得到的纳米结构极易团

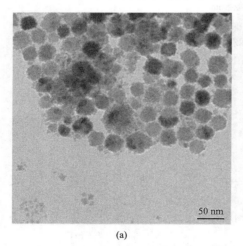

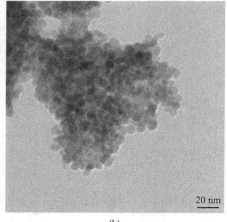

(a)　　　　　　　　　　　　　　　　　　(b)

图 4-6　G7-PAMAM-MnFe$_2$O$_4$纳米粒子(a) 和 G8-PAMAM-MnFe$_2$O$_4$
纳米粒子(b) 的 TEM 照片

聚，这可能是因为当树枝状聚合物的代数增大时，其分子也增大，导致得到的纳米粒子极易团聚。

另外我们还通过改变模板剂的浓度，即将配制的模板剂溶液的浓度分别改为 25 mmol/L 和 50 mmol/L，合成得到 G4-MnFe$_2$O$_4$、G5-MnFe$_2$O$_4$、G6-MnFe$_2$O$_4$、G7-MnFe$_2$O$_4$、G8-MnFe$_2$O$_4$ 纳米结构，测试表明，模板剂的浓度越大，所制备得到的纳米粒子的尺寸越小。

4.1.2　G4-MnFe$_2$O$_4$ 纳米粒子的磁性及其 MRI 应用

在本节研究中，以第四代树枝状聚合物为模板剂，且模板剂溶液浓度为 12.5 mmol/L 的条件下制备的 G4-PAMAM-MnFe$_2$O$_4$ 纳米结构为代表，对其水溶性、稳定性、表面配体结构以及磁性进行初步的研究，并对其在医学 MRI 方面的应用进行初步的探讨。

首先从图 4-7 可以看出，以苯环为核的聚酰胺-胺类树枝状聚合物的第四代产品(G4)作为模板剂所制备的超顺磁性 MnFe$_2$O$_4$ 纳米粒子是水溶性的，且不溶于环己烷。即使将该纳米材料通过超声分散于环己烷和水中，静置后还会分层，纳米粒子会重新分散在水中而不会分散在环己烷中。另外，从图中还可以看出溶于水中的 MnFe$_2$O$_4$ 纳米粒子在磁体吸附的情况下向磁体的方向靠拢，说明了该方法合成得到的纳米粒子具有磁性。

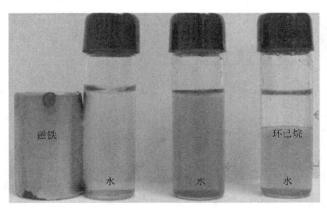

图 4-7　G4-PAMAM-MnFe$_2$O$_4$ 的水溶性照片及其被磁体吸附的照片

为了证明纳米粒子与树枝状化合物之间的配位作用以及树枝状化合物已有效地修饰在 MnFe$_2$O$_4$ 纳米粒子表面上，对 G4-PAMAM-MnFe$_2$O$_4$ 纳米结构进行了红外吸收光谱测试(FTIR，图 4-8)。从图中可以看出，在 2919 cm^{-1} 处为 CH$_2$ 的伸缩振动吸收峰，1466 cm^{-1} 为 (CH$_2$) 的变角伸缩振动吸收峰，在 3409 cm^{-1} 处为仲酰胺(—CO—NH)中 ν(N—H) 吸收峰，1560 cm^{-1} 为仲酰胺的酰胺 II 吸收带，

1629 cm^{-1} 为仲酰胺的羰基 C＝O 伸缩振动，这些都是树枝状化合物的特征吸收峰，561 cm^{-1} 处的吸收峰为 ν(Mn—O) 和 ν(Fe—O)。

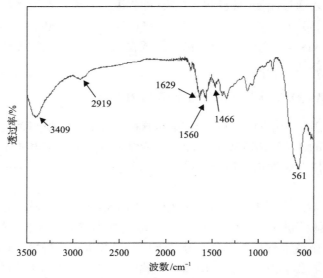

图 4-8　G4-PAMAM-MnFe$_2$O$_4$ 纳米结构的红外吸收谱图（FTIR）

为了分析所得纳米结构的热稳定性，对 G4-PAMAM-MnFe$_2$O$_4$ 进行了热重分析测试，得到的 TG-DTA 曲线如图 4-9 所示。从图中可以看出在升温中有 4 个过程，第一步在温度到达 190℃前是失重的，应该为水蒸气失重，第二步为 190～353℃的

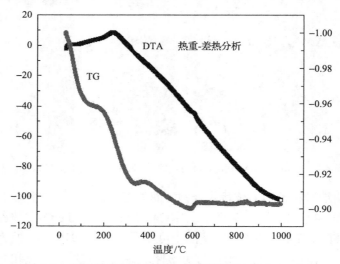

图 4-9　G4-PAMAM-MnFe$_2$O$_4$ 纳米结构的 TG-DTA 曲线

明显失重，应该是粒子中的有机物燃烧的过程，对应 DTA 曲线中 242℃左右的放热峰。第三步为 353～598℃失重。然后在 598～628℃明显增重，这一过程，随着温度的升高，表面的 Mn 可能被氧化成了 Mn_3O_4，对应 DTA 曲线中 600℃左右的一小的放热峰，628℃以后无变化。

　　为了研究该方法制备得到的纳米粒子的磁性，利用超导量子干涉磁强计 (superconducting quantum interference device, SQUID)在 300 K 下改变磁场强度进行测试，得到样品的磁滞曲线，如图 4-10 所示，从图中可看出得到的 G4-PAMAM-$MnFe_2O_4$ 纳米粒子是超顺磁性的，且其磁感应强度达到 25 emu/g，比聚集态 $MnFe_2O_4$ 的理论值(120.8 emu/g)小，也比一些文献中报道的 $MnFe_2O_4$ 纳米材料的弛豫率小[15]。$MnFe_2O_4$ 纳米粒子饱和弛豫率的降低主要是因为该纳米粒子尺寸的降低以及其表面的保护剂——树枝状聚合物的包覆作用[16]。

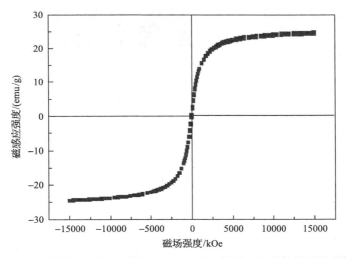

图 4-10　G4 树枝状聚合物包覆的 $MnFe_2O_4$ 纳米粒子在室温条件下的磁滞回线

　　为了证明以树枝状化合物为模板剂制备得到的 PAMAM-$MnFe_2O_4$ 纳米结构用于 T_2 磁共振成像造影剂的效果，在 0.5 T 的磁场强度下测试了一系列不同浓度的 PAMAM-$MnFe_2O_4$ 纳米材料水溶液的横向弛豫时间(T_2 值)，并将 $1/T_2$ 相对于 Fe^{3+} 浓度拟合，所得直线的斜率，即为该纳米材料的横向弛豫率 r_2(每毫摩尔铁离子的横向弛豫率)。另外，同样在 0.5 T 的磁场强度下利用自旋回波序列扫描得到各个浓度的 PAMAM-$MnFe_2O_4$ 纳米材料水溶液的 T_2 加权磁共振图像，通过比较图像的明暗程度，可以定性了解该纳米材料的造影效果。如图 4-11(a)所示，为 PAMAM-$MnFe_2O_4$ 纳米结构的 T_2 加权成像图，从图中可以看出，随着铁离子浓度逐渐增大，T_2 加权成像信号强度明显增大，图像明显变暗，这表明 $MnFe_2O_4$ 纳米粒子具有很好的造影效果，能够用作 T_2 加权的磁共振成像造影剂。如图 4-11(b)

所示，为 $1/T_2$ 相对于 Fe^{3+} 浓度拟合得到的直线，从图中可看出，$1/T_2$ 和 Fe^{3+} 浓度呈很好的直线关系，可以用下面的公式表示：

$$1/T_2 = 1/T_2^0 + r_2 \cdot [Fe]$$

式中，T_2 表示 PAMAM-MnFe$_2$O$_4$ 纳米粒子的横向弛豫时间；T_2^0 表示纯水的横向弛豫时间；[Fe]表示 PAMAM-MnFe$_2$O$_4$ 纳米粒子溶液中的 Fe 浓度；r_2 表示横向弛豫率，r_2 的大小能够表征 MnFe$_2$O$_4$ 纳米粒子作为 T_2 磁共振成像造影剂的有效性。经计算可知，PAMAM-MnFe$_2$O$_4$ 纳米粒子的 r_2 值为 316.36 L/(mmol·s)。表明由于具有小的尺寸和大的 r_2 值，PAMAM-MnFe$_2$O$_4$ 纳米粒子是一种优良的 T_2 磁共振成像造影剂。

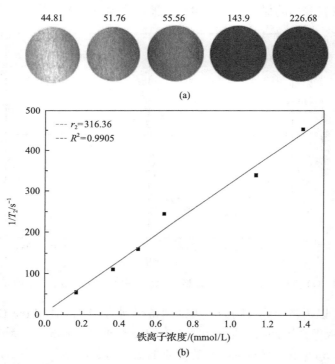

图 4-11　相对于不同浓度的 G4-PAMAM-MnFe$_2$O$_4$ 纳米材料水溶液的 T_2 加权成像图(a)、r_2 弛豫率；磁性纳米粒子 G4-PAMAM-MnFe$_2$O$_4$ 的 $1/T_2$ 值相对于 Fe^{3+} 浓度拟合的直线(b)

4.1.3　小结

本节是以 Mn(acac)$_2$ 和 Fe(acac)$_3$ 为前驱体，以各个代数的具有苯环核的聚酰胺-胺类树枝状聚合物(PAMAM)为模板剂，在高沸点的四甘醇溶剂中高温热解合成得到水溶性的单分散 PAMAM-MnFe$_2$O$_4$ 纳米材料,并对所合成的一些具有代表性的产品进行一系列的表征。我们首先对以第四代、第五代和第六代(G4、G5、G6)聚酰胺-胺类树枝状聚合物为模板剂,且模板剂溶液浓度为 12.5 mmol/L 合成的 MnFe$_2$O$_4$ 纳米结构进行 TEM 和 XRD 光谱测试,表明该方法制备的产品是单分散的、水溶性的、具有高结晶度尖晶石结构的 MnFe$_2$O$_4$ 纳米材料。另外,还对其他代数以及在不同原料配比的条件下得到的 MnFe$_2$O$_4$ 纳米结构进行了 TEM 测试,并分别讨论了树枝状化合物的代数以及树枝状化合物与金属前驱体的摩尔比对纳米粒子的尺寸和形貌的影响。然后我们还以第四代树枝状聚合物为模板剂,且模板剂溶液浓度为 12.5 mmol/L 制备的 G4-MnFe$_2$O$_4$ 纳米结构为代表,对其水溶性、稳定性、表面配体结构和磁性进行了初步的研究。我们还对其在医学 MRI 方面的应用进行初步的探讨,测试了一系列不同浓度的 PAMAM-MnFe$_2$O$_4$ 纳米材料水溶液的横向弛豫时间(T_2 值),并将 $1/T_2$ 相对于 Fe^{3+} 浓度拟合直线得到其横向弛豫率 r_2(每毫摩尔铁离子的横向弛豫率);同样在 0.5 T 的磁场强度下扫描得到各个浓度的 PAMAM-MnFe$_2$O$_4$ 纳米材料水溶液的 T_2 加权磁共振图像,通过比较图像的明暗程度,可以定性了解该纳米材料的造影效果。由于其具有大的 r_2 值,且 T_2 加权成像也表明 PAMAM-MnFe$_2$O$_4$ 纳米粒子可以用于 T_2 磁共振成像造影剂。这为我们进一步改进 MnFe$_2$O$_4$ 纳米粒子的合成方法及表面性能奠定了基础。

4.2　水溶性的超顺磁 TEG-MnFe$_2$O$_4$ 的合成、表征及其在 MRI 上的应用

在各种成像技术中,由于 MRI 具有非侵入性和高空间分辨率的多维断层能力,已成为目前最有效的活体成像技术[17-25]。但是在生物组织之间的对比效果比较模糊[26]。为了增加对比效果并获得丰富信息的图像,在诊断过程中使用造影剂很有必要。有效的磁共振成像造影剂必须能有效地增大水质子的纵向弛豫时间即能够在局部产生亮的对比图像,或者是增加横向弛豫时间即产生暗的对比图像。

相对于传统的顺磁性的含 Gd 配合物造影剂而言,超顺磁性纳米粒子是新出现的造影剂,它具有更好的磁学性能和较长的弛豫时间,是新型的适用于 MRI 的磁性纳米探针。由于磁性氧化铁纳米粒子在 1986 年就已经被报道为一种具有肝靶向功能的造影剂[27],所以在过去的二十年里,引起了人们的广泛关注。随后,人们又研究出各种纳米磁共振造影剂,包括能够改善对比效果的新型磁性纳米粒子以及表面功能化的具有生物兼容性、靶向性和多功能性的磁性纳米粒子[28-30]。比如 Cheon 等报道利用一种非侵入性的方法合成出具有很高磁化率的氧化铁纳米粒子,并系统地阐明了该纳米粒子的磁性特征,以及由其尺寸和形貌影响的 MRI 信

号的对比增强效果，证明了得到的氧化铁纳米粒子适用于高灵敏的生物靶向分子探针。Shi 及其课题组成员也已经合成一种树枝状化合物修饰的氧化铁纳米粒子，该纳米粒子能用于癌细胞以及活体磁共振成像[31-33]。

　　研究已经证明超顺磁性尖晶石结构的铁酸锰纳米粒子具有很高的磁化率和很大的弛豫率，是一种潜在的可用于 MRI 造影剂的磁性材料。Weller 及其课题组成员已经研究得出铁酸锰的弛豫率不仅取决于它的纳米核尺寸还和纳米壳的种类有关。由于纳米粒子已经成功地用于造影剂，目前的研究主要致力于探索各种合成水溶性的、无毒性的和生物兼容性的功能纳米粒子的方法。目前，合成高质量的 $MnFe_2O_4$ 纳米粒子最常用的是高温热解的合成方法[34]，但是这种方法得到的大部分纳米粒子由于其表面包覆着疏水的配体，仅仅溶于非极性溶剂中，这就极大地限制了其在生物医学领域中的应用。为了解决这一问题，人们又研制出许多不同的可以将其转变为水溶性的方法，比如 Weller 及其课题组成员在乙醚中合成得到铁酸锰纳米粒子，然后用了三种不同的方法将其转化为水溶性的，即通过配体交换的方法得到水溶性聚合物壳、嵌入两亲性聚合物壳和被脂质体包覆进大的胶束中的方法形成水溶性的铁酸锰纳米粒子。结果表明磁性纳米粒子的弛豫率不仅和纳米核的尺寸有关还和其壳的类型有关[35]。最近，Ai 及其课题组成员选用两亲性的双嵌段聚合物用于封装锰掺杂的超顺磁性氧化铁纳米晶，形成团簇的纳米复合结构[36]。一般来说，利用聚合物的包裹能够减小纳米粒子的团聚，以及促进磁性纳米粒子的稳定性，且已经在各种临床磁共振成像方面得到广泛应用，但是，聚合物壳层的存在也很大地增加了纳米粒子的尺寸，这就限制了其在生物组织中的分布、渗透和代谢[37]。因此，人们开始研究用小分子包覆磁性纳米粒子，希望能得到总尺寸较小的磁性纳米粒子。迄今为止，很少有文献报道合成这种无大分子聚合物包裹的 $MnFe_2O_4$ 纳米粒子，也很少有研究证明无聚合物包裹的 $MnFe_2O_4$ 纳米粒子在磁共振成像方面的应用。目前，Bahadur 等已经成功地制备得到月桂酸包覆的铁酸盐（Fe_3O_4，$MnFe_2O_4$ 和 $CoFe_2O_4$）磁流体，并证明了其在癌症高温热疗方面的应用能力[38]。

　　本小节利用高温热解的方法，设计出一种简单的合成路线，主要是利用极性高沸点溶剂四甘醇，高温热解铁和锰的前驱体，通过一步反应直接合成水溶性的超顺磁性 $MnFe_2O_4$ 纳米粒子[39, 40]，如图 4-12 所示。四甘醇的主要作用是作为高温反应介质中控制纳米粒子生长的稳定试剂，并防止纳米粒子的团聚。通过利用一系列的光谱和电子显微镜表征纳米粒子的形貌、结构和磁性。并通过 MTT 分析证明纳米粒子的生物兼容性。为了进一步研究其应用，我们还测试了 $MnFe_2O_4$ 纳米粒子的细胞吞噬情况及其在 KM 小鼠中的生物分布状况。

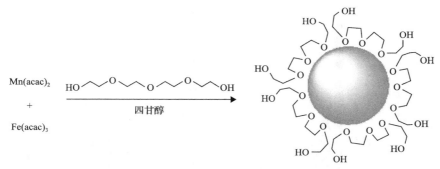

图 4-12 水溶性的 $MnFe_2O_4$ 纳米粒子的形成过程示意图

4.2.1 $MnFe_2O_4$ 纳米粒子的合成和表征

$MnFe_2O_4$ 纳米粒子是以 $Mn(acac)_2$ 和 $Fe(acac)_3$ 为前驱体，在高沸点的四甘醇 (TEG) 溶剂中高温热解合成的，其合成路线如图 4-12 所示。合成得到的纳米粒子很容易通过离心分离得到，利用 ICP-AES 测试得到的数据表明，$MnFe_2O_4$ 纳米粒子中 Mn/Fe 摩尔比与前驱体原料中的 Mn/Fe 摩尔比一致。如图 4-13(a) 所示的 TEM 照片表明，该方法合成得到的 $MnFe_2O_4$ 纳米粒子是平均尺寸大约为 7 nm 的球形粒子，且如图 4-13(c) 所示纳米粒子具有很窄的尺寸分布。另外，从图 4-13 (b) 所示的高分辨的 TEM 照片可以看出，该纳米粒子具有很高的结晶度，且相邻晶格条纹之间的间距是 0.256 nm，与尖晶石结构的 $MnFe_2O_4$(311) 晶面的晶格参数一致。如图 4-13(d) 所示样品的 XRD 谱图证明了尖晶石结构的 $MnFe_2O_4$ 纳米粒子的形成，合成样品的所有衍射峰都与 $MnFe_2O_4$ 尖晶石结构的衍射数据 (JCPDS 10-0319) 一致，衍射峰的峰宽清晰地表明材料的纳米晶特性，根据

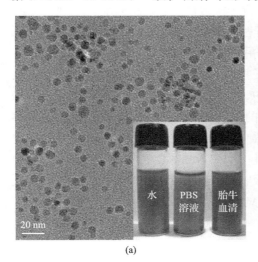

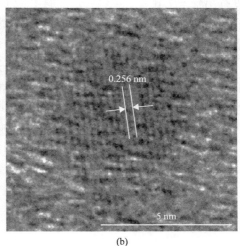

(a)   (b)

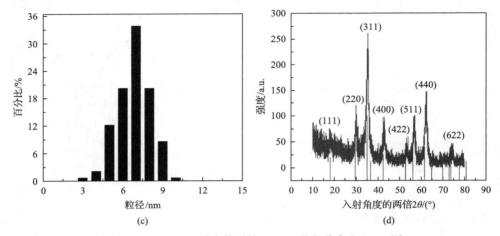

图 4-13　MnFe$_2$O$_4$ 纳米粒子的 TEM、粒径分布和 XRD 图

(a) MnFe$_2$O$_4$ 纳米粒子的透射电子显微镜 TEM 照片；(b) MnFe$_2$O$_4$ 纳米粒子的高分辨透射电子显微镜照片
HR-TEM；(c) MnFe$_2$O$_4$ 纳米粒子的尺寸分布图；(d) MnFe$_2$O$_4$ 纳米粒子的 XRD 图谱
插图：400 mg/mL 的 MnFe$_2$O$_4$ 纳米粒子溶解在水溶液中、PBS 溶液中、FBS 溶液中的照片

晶面(220)，(311)和(440)的衍射峰峰宽数据，利用谢乐公式可以计算得出合成的 MnFe$_2$O$_4$ 纳米粒子的尺寸大约为 6 nm，与 TEM 照片得到的数据基本一致。从图 4-13(a)中插图可看出，合成得到的 MnFe$_2$O$_4$ 纳米粒子在室温的条件下，能够在水、PBS 溶液及胎牛血清中稳定存在至少一个月。

　　为了进一步研究合成得到的 TEG 包覆的 MnFe$_2$O$_4$ 纳米粒子的表面性能，对 TEG 和 TEG 包覆的 MnFe$_2$O$_4$ 纳米粒子(TEG-MnFe$_2$O$_4$)进行了红外吸收光谱(FTIR)的测试(图 4-14)。从图中可以看出，TEG 和 TEG-MnFe$_2$O$_4$ 谱图中，在 3400 cm^{-1} 处都出现一个宽峰，该峰可以归属于 TEG 分子中的 O—H 伸缩振动峰，~2900 cm^{-1} 和~2800 cm^{-1} 处出现的峰可以分别归属为 TEG 分子中的亚甲基(—CH$_2$)的不对称伸缩振动(nas)和对称伸缩振动(ns)。另外，图中曲线(b)中，在 1147 cm^{-1}，1116 cm^{-1} 和 1062 cm^{-1} 处出现 TEG 分子中 C—O—C 的特征吸收峰[40]，但是在 TEG-MnFe$_2$O$_4$ 的 FTIR 光谱[曲线(a)]中，仅在 1060 cm^{-1} 处出现一个峰，该峰是由 1067 cm^{-1} 处(自由态 TEG 分子中的三键 C—O—C 的特征吸收峰)的位移得到的，表明纳米粒子和 TEG 之间很强的配位作用导致了 TEG 分子中的三键 C—O—C 的特征吸收峰发生了红移[41]。且在 TEG-MnFe$_2$O$_4$ 的 FTIR 光谱[曲线(a)]中，在 566 cm^{-1} 处出现金属氧键的特征吸收峰。综上所述，TEG 和 TEG-MnFe$_2$O$_4$ 的红外吸收光谱(FTIR)证明了 TEG 对 MnFe$_2$O$_4$ 纳米粒子的稳定作用。

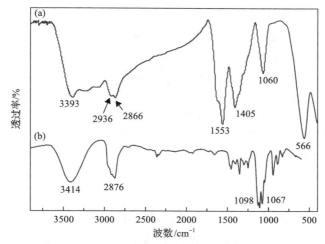

图 4-14　TEG 包覆的 $MnFe_2O_4$ 纳米粒子(a)和纯的 TEG 分子(b)的红外光谱图

4.2.2　$MnFe_2O_4$ 纳米粒子的磁性及横向弛豫率

为研究 $MnFe_2O_4$ 纳米粒子的磁性，利用超导量子干涉磁强计(super-conducting quantum interference device，SQUID)在 300 K 时改变磁场强度进行测试，得到样品的磁滞曲线，如图 4-15 所示。从图中可看出得到的 $MnFe_2O_4$ 纳米粒子是超顺磁性的，其最大磁感应强度(饱和磁化率)达到 39 emu/g，比聚集态的 $MnFe_2O_4$ 的理论值(120.8 emu/g)小，比一些文献中报道的 $MnFe_2O_4$ 的弛豫率小。$MnFe_2O_4$ 纳米粒子最大磁感应强度(饱和磁化率)的降低主要是因为纳米粒子尺寸的减小以及其

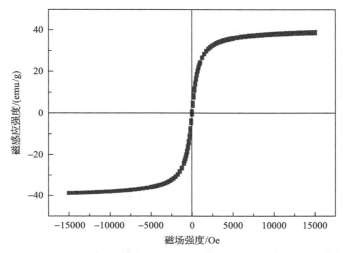

图 4-15　TEG 包覆的 $MnFe_2O_4$ 纳米粒子在室温条件下的磁滞回线

表面的保护剂 TEG 分子[16]。

　　为了研究 TEG-MnFe$_2$O$_4$ 纳米材料在 T$_2$ 磁共振成像造影剂方面的负对比增强作用(MRI)对信号降低的效果，将 TEG-MnFe$_2$O$_4$ 纳米材料的水溶液分别进行了 T$_2$ 弛豫时间和 T$_2$ 加权成像的测试。在 0.5 T 的磁场强度下利用自旋回波序列获得的 MnFe$_2$O$_4$ 纳米粒子的横向弛豫时间(T_2)，可以用来计算横向弛豫率(r_2)(每毫摩尔铁离子的横向弛豫率，图 4-16)。如图 4-16(a)所示，随着铁离子的浓度逐渐增大，T$_2$ 加权的成像信号强度明显增大，这表明 MnFe$_2$O$_4$ 纳米粒子能够用作 T$_2$ 磁共振成像造影剂。如图 4-16(b)所示，1/T_2 和 Fe 浓度呈直线关系，可以用下面的公式表示：

$$1/T_2 = 1/T_2^0 + r_2 \cdot [\mathrm{Fe}]$$

式中，T_2 表示 MnFe$_2$O$_4$ 纳米粒子的横向弛豫时间；T_2^0 表示纯水的横向弛豫时间；[Fe]表示 MnFe$_2$O$_4$ 纳米粒子溶液中的 Fe 浓度；r_2 表示横向弛豫率，r_2 的大小能够表征 MnFe$_2$O$_4$ 纳米粒子作为 T$_2$ 磁共振成像造影剂的有效性，经计算可知 MnFe$_2$O$_4$ 纳米粒子的 r_2 值为 189.3 L/(mmol·s)。表明由于具有小的尺寸和大的 r_2 值，TEG-MnFe$_2$O$_4$ 纳米粒子是一种优良的 T$_2$ 磁共振成像造影剂。

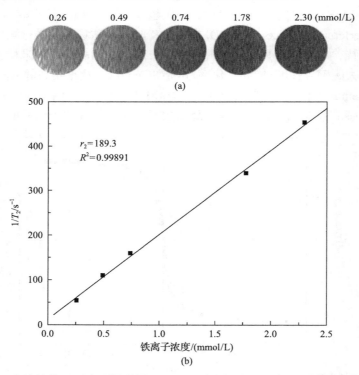

图 4-16　水溶性的 TEG 包覆的磁性 MnFe$_2$O$_4$ 纳米粒子的 T$_2$ 加权磁共振成像图(a)、
1/T_2 相对于 Fe^{3+} 浓度拟合的直线(b)

4.2.3　细胞毒性分析

在将纳米粒子应用于细胞或动物活体之前，对其进行毒性测试是很关键的一个环节，利用 MTT 的方法计算在不同浓度 $MnFe_2O_4$ 纳米粒子的 PBS 溶液中孵育 12 h 的 HeLa 细胞的存活率（图 4-17）。从图中可看出，纳米粒子的浓度在 200 mg/mL 以下时，HeLa 细胞存活率的下降不是很明显，当纳米粒子浓度为 200 mg/mL 时，HeLa 细胞的存活率大概是 80%，与 Bahadur 等报道的月桂酸包覆的 $MnFe_2O_4$ 纳米粒子的细胞存活率值一致。因此，合成的 $MnFe_2O_4$ 纳米粒子具有很好的生物兼容性，且当 $MnFe_2O_4$ 纳米粒子的浓度在 200 mg/mL 以下时，对于典型的细胞系来说毒性很小。

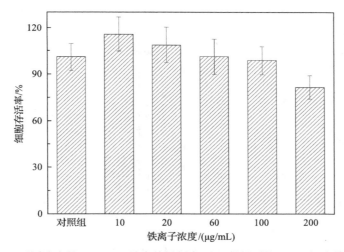

图 4-17　不同浓度的 $MnFe_2O_4$ 纳米粒子孵育 12 h 后得到的 HeLa 细胞的存活率

4.2.4　细胞内磁共振成像研究

为了进一步确认 $MnFe_2O_4$ 纳米粒子作为 MRI 造影剂的医学诊断效果，对被 150 mg/mL 的 $MnFe_2O_4$ 纳米粒子孵育过不同时间（1h、3h、6h、12h）的 HeLa 细胞溶液，进行了细胞内磁共振成像信号强度的测定。如图 4-18（a）所示，在 0.5 T 的磁场强度下，经 $MnFe_2O_4$ 纳米粒子孵育 6 h 的 HeLa 细胞液的 T_2 加权成像和未经处理的 HeLa 细胞液具有明显的对比，即磁共振成像信号强度减弱，图像变暗。另外，未经处理的 HeLa 细胞液的 T_2 弛豫时间为 1275.7 ms，但是经 $MnFe_2O_4$ 纳米粒子孵育 1 h 和 6 h 的 HeLa 细胞溶液的 T_2 弛豫时间分别为 474.4 ms 和 107.6 ms，明显地降低。如图 4-18（b）所示，$MnFe_2O_4$ 纳米粒子孵育 6 h 后的 HeLa 细胞溶液的 r_2 值为 38.1 L/(mmol·s)，比原来的 $MnFe_2O_4$ 纳米粒子水溶液的 r_2 值［189.3 L/(mmol·s)］明显降低。如图 4-18（c）所示，经 $MnFe_2O_4$ 纳米粒子孵育

1 h 后的 HeLa 细胞液吞噬的铁是 29.7 pg/cell，当孵育时间延长到 3 h 和 6 h 时，细胞吞噬铁的量分别增加到 33.3 pg/cell 和 48.9 pg/cell，而当孵育时间为 9 h 时，细胞吞噬铁的量降到 36.2 pg/cell。这些结果表明，用于孵育细胞一定时间的 $MnFe_2O_4$ 纳米粒子能够进一步用于医学磁共振成像造影剂。

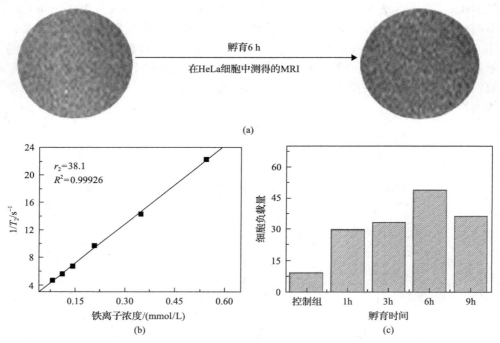

图 4-18　$MnFe_2O_4$ 纳米粒子的细胞成像

(a) 未经处理的 HeLa 细胞的(左)和经孵育过 6 h 之后的 HeLa 细胞的 T_2 加权成像图；(b) 不同时间下，HeLa 细胞吞噬 Fe 的量；(c) $1/T_2$ 相对于 Fe^{3+}(细胞中)浓度的拟合

4.2.5　动物体内磁共振成像研究

为了进一步研究 $MnFe_2O_4$ 纳米粒子作为 MRI 造影剂在活体医学诊断方面的应用，对得到的 $MnFe_2O_4$ 纳米粒子进行了动物体内磁共振成像的研究。一般情况下，一旦磁性纳米粒子通过静脉注射到动物体内，都会在肝中积累[42]，所以磁性纳米粒子可以用于肝的磁共振成像造影剂和肝的疾病诊断。首先作为对照，我们将没有注射 $MnFe_2O_4$ 纳米粒子的大约 30 g 的 KM 小鼠麻醉后，进行 T_2 加权的磁共振成像扫描；然后将 $MnFe_2O_4$ 纳米粒子通过尾部静脉注射到该小鼠体内，4 h 后，对其进行 T_2 加权的磁共振成像扫描，如图 4-19 所示，图 4-19(a) 为未注射 $MnFe_2O_4$ 纳米粒子的对照小鼠肝部的 T_2 磁共振成像图，图 4-19(b) 为通过尾部静脉注射 $MnFe_2O_4$ 纳米粒子 4 h 后的小鼠肝部的 T_2 加权磁共振成像图，通过对比

图 4-19(a)和图 4-19(b)可知,尾部静脉注射 MnFe$_2$O$_4$ 纳米粒子的小鼠肝部的 T$_2$-MRI 图,相对于对照小鼠肝部的图像而言,明显地变暗(图中箭头标注),这表明我们合成的 MnFe$_2$O$_4$ 纳米粒子能够用作优良的 T$_2$ 加权磁共振成像造影剂。

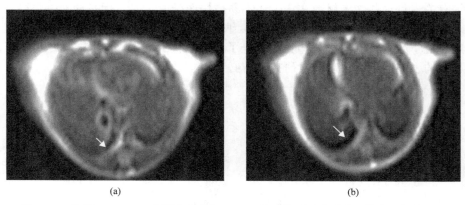

(a)　　　　　　　　　　　　　　(b)

图 4-19　注射 4.6 mg/kg 小鼠体重的 MnFe$_2$O$_4$ 纳米粒子后的小鼠肝部的 T$_2$-MRI 图
(a)未注射过纳米粒子的;(b)通过尾部静脉

　　为了进一步确认 MnFe$_2$O$_4$ 纳米粒子在小鼠肝部的累积情况,我们将尾部静脉注射 MnFe$_2$O$_4$ 纳米粒子 4 h 后小鼠的各个组织器官,包括心、肝、肺、脾、肾取出,并用普鲁士蓝染色,然后进行组织切片测试,通过分析组织切片变蓝的程度可以分析出纳米粒子在各个器官中的累积状况。如彩图 6 所示。图中左边部分分别为对照小鼠的心、肝、脾、肺、肾各个器官的组织切片测试图,右边分别为注射 MnFe$_2$O$_4$ 纳米粒子 4 h 后小鼠的心、肝、脾、肺、肾各个器官的组织切片测试图,图中蓝色(黑色箭头标注)表明 MnFe$_2$O$_4$ 纳米粒子在小鼠肝部的累积比较多,在其他器官也有少量的累积,但是相对而言,MnFe$_2$O$_4$ 纳米粒子在肝中的累积更明显。另外,经纳米粒子处理过的小鼠在生理特征上没有出现异常,且其各器官组织也并没有检测到任何病变。

4.2.6　MnFe$_2$O$_4$ 纳米粒子在 KM 小鼠体内各器官的生物分布研究

　　在整个动物试验阶段,通过尾部静脉注射 MnFe$_2$O$_4$ 纳米粒子后,所有 KM 小鼠的行为和生理特征都比较正常,这表明 MnFe$_2$O$_4$ 纳米粒子在动物活体内并没有毒性。为了获得不同组织器官对纳米粒子吞噬的剂量,我们将通过尾部静脉注射 MnFe$_2$O$_4$ 纳米粒子的 KM 小鼠,分别在 2 h、4 h 和 8 h 后,利用 ICP-AES 测试其器官组织中 Fe 的浓度,如图 4-20 所示。表 4-1 为每组试验小鼠对应的时间和其各个组织器官的平均质量。小鼠肝部和肾对 MnFe$_2$O$_4$ 纳米粒子的吞噬导致了血液的快速清除,试验数据表明,在注射 4 h 后,小鼠肝部和肾吞噬 Fe 的量达到最大,分别为 0.51 mg Fe/kg 器官质量和 0.55 mg Fe/kg 器官质量。在注射 4h 后,相对比较大的吞噬量是在肺中，大概是 0.33 mg/kg 肺的质量。一般来说，大多数的磁性纳米材料一旦通过静脉注射到动物体内，都会在网状内皮系统（RES）如肾、肝和肺中累积，这与这些磁性纳米材料的尺寸大小、表面电荷以及表面包覆的材料性能等有关，且这些纳米材料在肾中还不易被快速排泄[43, 44]。但是通过一系列的研究表明，我们合成得到的 $TEG-MnFe_2O_4$ 纳米粒子能够很快地被肾排泄，从而避免了纳米粒子的肾毒性。另外，为了完全了解纳米粒子的生物分布，对纳米粒子进行长期的、详细的药代动力学研究很有必要。

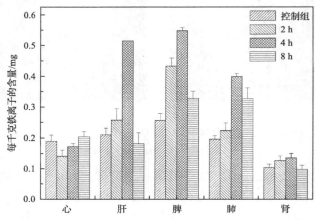

图 4-20 分别在 2 h、4 h 和 8 h 后，通过尾部静脉注射过 $MnFe_2O_4$ 纳米粒子的 KM 小鼠各个器官组织中 Fe 的浓度

表 4-1 器官样品的质量（空白小鼠和注射样品 2 h 的小鼠数量：$n = 6$；注射样品 4 h 和 8 h 的小鼠数量 $n = 3$）

组织	动物组	平均器官质量/g
心	对照组	(0.16 ± 0.03)
	2 h	(0.15 ± 0.01)
	4 h	(0.14 ± 0.01)
	8 h	(0.14 ± 0.01)
肝	对照组	(1.28 ± 0.18)
	2 h	(1.32 ± 0.06)
	4 h	(1.15 ± 0.08)
	8 h	(1.18 ± 0.10)
脾	对照组	(0.12 ± 0.02)
	2 h	(0.13 ± 0.02)
	4 h	(0.12 ± 0.01)
	8 h	(0.10 ± 0.01)

续表

组织	动物组	平均器官质量/g
肺	对照组	(0.20±0.03)
	2 h	(0.23±0.02)
	4 h	(0.20±0.02)
	8 h	(0.20±0.03)
肾	对照组	(0.38±0.04)
	2 h	(0.37±0.04)
	4 h	(0.33±0.02)
	8 h	(0.34±0.01)

4.2.7　小结

总而言之，单分散的 $MnFe_2O_4$ 纳米粒子是以四甘醇 TEG 为溶剂的条件下，通过高温热解铁与锰的前驱体一步合成得到的。所合成的 TEG-$MnFe_2O_4$ 纳米粒子是水溶性的、稳定的，且在 200 mg/mL 以下的浓度范围内有生物兼容性。另外，TEG-$MnFe_2O_4$ 纳米粒子水溶液相对于 Fe 浓度表现出很高的 T_2 弛豫率 [189.3 L/(mmol·s)]，细胞 MR 成像研究表明了 TEG-$MnFe_2O_4$ 纳米粒子在一定的时间内能够被 HeLa 细胞吞噬，即该纳米粒子适用于细胞磁共振成像研究。活体 T_2 加权磁共振成像研究表明通过静脉注射 4 h 后的小鼠肝部的 MR 信号明显地降低，说明 TEG-$MnFe_2O_4$ 纳米粒子在作为 MRI 造影剂方面具有广泛的应用潜能。另外，动物体内生物分布试验以及组织分布试验都证明了 TEG-$MnFe_2O_4$ 纳米粒子能够在小鼠的肝部快速地累积，且能够在小鼠肾部快速地被排泄。如果通过功能性生物分子的进一步表面修饰，TEG-$MnFe_2O_4$ 纳米粒子将能更好地用于医学磁共振成像[45]。

参 考 文 献

[1] Pankhurst Q A, Connolly J, Jones S K, et al. Applications of magnetic nanoparticles in biomedicine[J]. Journal of Physics D: Applied Physics, 2003, 36: R167-R181.

[2] Stéphane M, Sébastien V, Fabien G, et al. Magnetic nanoparticle design for medical diagnosis and therapy[J]. Journal of Materials Chemistry, 2004, 14: 2161-2175.

[3] Randy D P, Sara P, Margriet J B, et al. Silane ligand exchange to make hydrophobic superparamagnetic nanoparticles water-dispersible. Chemistry of Materials, 2007, 19: 1821-1831.

[4] Lai J, Kurikka O, Ulman A, et al. One-step synthesis of core(Cr)/shell(γ-Fe₂O₃) nanoparticles[J]. Journal of the American Chemical Society, 2005, 127: 5730-5731.

[5] Huh Y M, Jun Y W, Song H T, et al. *In vivo* magnetic resonance detection of cancer by using multifunctional magnetic nanocrystals[J]. Journal of the American Chemical Society, 2005, 127: 12387-12391.

[6] Laurent S, Forge D, Port M, et al. Magnetic iron oxide nanoparticles: Synthesis, stabilization, vectorization, physicochemical characterizations, and biological applications[J]. Chemical Reviews, 2008, 108: 2064-2110.

[7] Sahoo Y, Pizem H, Fried T, et al. Alkyl phosphonate/phosphate coating on magnetite nanoparticles: A comparison with fatty acids[J]. Langmuir, 2001, 17: 7907-7911.

[8] Zhang H, Hu N. Conductive effect of gold nanoparticles encapsulated inside polyamidoamine (PAMAM) dendrimers on electrochemistry of myoglobin (Mb) in {PAMAM-Au/Mb}$_n$ layer-by-layer films[J]. Journal of Physcial Chemistry B[J], 2007, 111: 10583-10590.

[9] Donald A. T, Adel M N, William A. G. Starburst dendrimers: Molecular-level control of size, shape, surface, chemistry, topology, and flexibility from atoms to macroscopic matter[J]. Angewandte Chemie International Edition, 1990, 29: 138-175.

[10] Marc R K, Michael G W, Sue M , et al. Synthesis characterization of Pt dendrimer-encapsulated nanoparticles: Effect of the template on nanoparticle formation[J]. Chemistry of Materials, 2008, 20: 5218-5228.

[11] Sarah L S, Ryan D R, David W W. Versatile biomimetic dendrimer templates used in the formation of TiO$_2$ and GeO$_2$[J]. Dalton Transactions, 2008, 29: 3857-3865.

[12] Carlmark A, Hawker C, Hult A, et al. New methodologies in the construction of dendritic materials[J]. Chemical Society Reviews, 2009, 38: 352-362.

[13] Peng X, Pan Q, Rempel G L. Bimetallic dendrimer- encapsulated nanoparticles as catalysts: A review of the research advances[J]. Chemical Society Reviews, 2008, 37: 1619-1628.

[14] Lesniak W, Bielinska A U, Sun K, et al. Silver/dendrimer nano-composites as biomarkers: Fabrication, characterization, *in vitro* toxicity, and intracellular detection[J]. Nano Letters, 2005, 5: 2123.

[15] Josephson L, Lewis J, Jacobs P, et al. The effects of iron oxides on proton relaxivity[J]. Magnnetic Resonance Imaging, 1988, 6: 647-653.

[16] Bao N, Shen L, Wang Y, et al. Facile thermolysis route to monodisperse ferrite nanocrystals[J]. Journal of the American Chemical Society, 2007, 129: 12374-12375.

[17] Park J Y, Baek M J, Choi E S, et al. Paramagnetic ultrasmall gadolinium oxide nanoparticles as advanced T$_1$ MRI contrast agent: Account for large longitudinal relaxivity, optimal particle diameter, and *in vivo* T$_1$ MR images[J]. ACS Nano, 2009, 3: 3663-3669.

[18] Lu A H, Salabas E L, Schüth F. Magnetic nanoparticles: Synthesis, protection, functionalization, and application[J]. Angewandte Chemie International Edition, 2007, 46: 1222-1244.

[19] Jun Y W, Seo J W, Cheon J W. Nanoscaling laws of magnetic nanoparticles and their applicabilities in biomedical sciences[J]. Accounts of Chemical Research, 2008, 41: 179-189.

[20] Jun Y W, Huh Y M, Choi J S, et al. Nanoscale size effect of magnetic nanocrystals and their utilization for cancer diagnosis via magnetic resonance imaging[J]. Journal of the American Chemical Society, 2005, 127: 5732-5733.

[21] Kang H W, Josephson L, Petrovsky A, et al. Magnetic resonance imaging of inducible E-selectin expression in human endothelial cell culture[J]. Bioconjugate Chemistry, 2002, 13: 122-127.

[22] Cheon J W, Lee J H. Synergistically integrated nanoparticles as multi-modal probes for nanobiotechnology[J]. Accounts of Chemical Research, 2008, 41: 1630-1640.

[23] Mark A B, Richard C S. MRI: Basic Principles and Applications. New York: Wiley-Liss, 2003.

[24] Hu F Q, Wei L, Zhou Z, et al. Preparation of biocompatible magnetite nanocrystals for *in vivo* magnetic resonance detection of cancer[J]. Advanced Materials, 2006, 18: 2553-2556.

[25] Kohler N, Fryxell G E, Zhang M Q. A bifunctional poly(ethylene glycol) silane immobilized on metallic oxide-based nanoparticles for conjugation with cell targeting agents[J]. Journal of the American Chemical Society, 2004, 126: 7206-7211.

[26] Rodriguez L M, Lubag A J, Malloy C R, et al. Responsive MRI agents for sensing metabolism *in vivo*[J]. Accounts of Chemical Research, 2009, 42: 948-957.

[27] Dias M H, Lauterbur P C. Ferromagnetic particles as contrast agents for magnetic resonance imaging of liver and spleen[J]. Magnetic Resonance in Medicine, 1986, 3: 328-330.

[28] Kim J, Piao Y, Hyeon T. Multifunctional nanostructured materials for multimodal imaging, and simultaneous imaging and therapy[J]. Chemical Society Reviews, 2009, 38: 372-390.

[29] Na H B, Song I C, Hyeon T. Inorganic nanoparticles for MRI contrast agents[J]. Advanced Materials, 2009, 21: 2133-2148.

[30] Xie J, Chen K, Lee H Y, et al. Ultrasmall c(RGDyK)-coated Fe_3O_4 nanoparticles and their specific targeting to integrin alphaVbeta3-Rich tumor cells[J]. Journal of the American Chemical Society, 2008, 130: 7542-7543.

[31] Shi X Y, Thomas T P, Myc L A, et al. Synthesis, characterization, and intracellular uptake of carboxyl-terminated poly(amidoamine) dendrimer-stabilized iron oxide nanoparticles[J]. Physical Chemistry Chemical Physics, 2007, 9: 5712-5720.

[32] Shi X Y, Wang S H, Swanson S D, et al. Dendrimer-functionalized shell-crosslinked iron oxide nanoparticles for *in vivo* magnetic resonance imaging of tumors[J]. Advanced Materials, 2008, 20: 1671-1678.

[33] Wang S H, Shi X Y, Antwerp M V, et al. Dendrimer- functionalized iron oxide nanoparticles for specific targeting and imaging of cancer cells[J]. Advanced Functional Materials., 2007, 17: 3043-3050.

[34] Zeng H, Rice P M, Wang S X, et al. Shape-controlled synthesis and shape induced texture of $MnFe_2O_4$ nanoparticles[J]. Journal of the American Chemical Society, 2004, 126: 11458-11459.

[35] Tromsdorf U I, Bigall N C, Kaul M G, et al. Size and surface effects on the MRI relaxivity of manganese ferrite nanoparticle contrast agents[J]. Nano Letters, 2007, 7: 2422-2427.

[36] Lu J, Ma S L, SunJ Y, et al. Manganese ferrite nanoparticle micellar nanocomposites as MRI contrast agent for liver imaging[J]. Biomaterials, 2009, 30: 2919-2928.

[37] Cheng F Y, Su C H, Yang Y S, et al. Characterization of aqueous dispersions of Fe_3O_4 nanoparticles and their biomedical applications[J]. Biomaterials, 2005, 26: 729-738.

[38] Pradhan P, Giri J, Samanta G, et al. Comparative evaluation of heating ability and biocompatibility of different ferrite-based magnetic fluids for hyperthermia application[J]. Journal of Biomedical Materials Research Part B-Applied Biomaterials, 2006, 81B: 12-22.

[39] Feldmann C, Jungk H O. Polyol-mediated preparation of nanoscale oxide particles[J]. Angewandte Chemie International Edition, 2001, 40: 359-362.

[40] Wan J, Cai W, Meng X X, et al. Monodisperse water-soluble magnetite nanoparticles prepared by polyol process for high-performance magnetic resonance imaging[J]. Chemical Communication, 2007, 47: 5004-5006.

[41] Xiong H M, Zhao X, Chen J S. New polymer-inorganic nanocomposites: PEO-ZnO and PEO-ZnO-LiClO4 films[J]. Journal of Physical Chemistry, 2001, 105: 10169-10174.

[42] Andreas F T, Dagmar S, Kaufner L, et al. Maghemite nanoparticles protectively coated with poly(ethylene imine) and poly(ethylene oxide)-block-poly(glutamic acid) [J]. Langmuir, 2006, 22: 2351-2357.

[43] Faraj A A, Cieslar K, Lacroix G, et al. *In vivo* imaging of carbon nanotube biodistribution using magnetic resonance imaging[J]. Nano Letters, 2009, 9: 1023-1027.

[44] Yang Z, Lu W, et al. Influence of anchoring ligands and particle size on the colloidal stability and *in vivo* biodistribution of polyethylene glycol-coated gold nanoparticles in tumor-xenografted mice[J]. Biomaterials, 2009, 30: 1928-1936.

[45] 张翠侠. 部分超顺磁纳米粒子（Co、$MnFe_2O_4$）的合成、表征及其在 MRI 上的应用[D]. 上海: 上海师范大学, 2010.

第5章 Fe@Fe₃O₄造影剂

近红外光热治疗技术已经成为近几年来一种新兴的癌症治疗手段。对于暴露在外侧的肿瘤区域应用近红外光进行照射治疗，可以在产生最小副作用的同时获得最大的治疗效果。并且光热治疗技术是一种重要的微创治疗技术，该技术的特点是利用光热转换试剂将激光的光能转换为热能，从而达到以高温杀死肿瘤细胞的目的。其显著特点有准确定位、可以有效杀死病变细胞或组织，而在众多的光热疗技术中，近红外热疗技术因其较小的机体伤害性而备受关注。目前，研究比较多的近红外光热转换试剂主要分为四种，第一种为贵金属纳米材料，如金、钯不同形貌的纳米材料等[1]，但是金、钯纳米结构具有很多内在的缺陷，而且其中最为典型的高效贵金属纳米光热试剂就是尺寸≥50nm 的纳米金棒光热试剂。然而，它的大尺寸、不确定的毒性以及光热稳定性差这些缺点限制了纳米金棒光热试剂在体内的生物应用研究。第二种为碳材料，如我们熟知的碳纳米管、还原氧化石墨烯、氧化石墨烯等，然而碳纳米材料的吸光系数较低，并且制备功能化条件较为复杂，因此不适于作为产业化的纳米光热试剂。第三种为有机化合物，如聚苯胺等，而对于这些有机化合物光热试剂，其明显的缺点为抗光漂能力差，长时间易光降解。第四种为硫属铜基纳米材料、金属基光热材料等，其中比较典型的即为钨纳米材料，虽然钨纳米材料用作光热试剂，也有较好的升温效果，但是其较大的毒性限制了它在生物体内的应用[2]。因此，基于发展多功能的纳米光热试剂应用于临床癌症治疗的目的，从长远上来看，需要寻求一种低毒性、小尺寸、易于官能化、光热稳定性好以及具有高光热转换效率的纳米光热试剂，以便可以达到在临床癌症治疗上的迫切需求。Fe@Fe₃O₄磁性纳米粒子，因其独特的光学性质，较理想的近红外吸收性能以及高温快速离子传导性能等，具有广泛的用途。由于其内核层 0 价态铁与外壳层 3 价态铁能带间的电子跃迁，使其在近红外区域有较好的吸收，因此可以作为一种较理想的光热转换材料。而可选择性的靶向和成像能力可以进一步地提高光热疗效和减小对机体治疗本身的副作用，因而将多功能磁性纳米造影剂转换为靶向光热成像试剂，是肿瘤治疗这一领域中最具挑战性的课题之一。铁的高饱和磁化率和良好的生物相容性，使得 Fe@Fe₃O₄核壳纳米颗粒已经应用于核磁共振成像、磁生物传感器等。

5.1　核壳结构 Fe@Fe₃O₄纳米粒子的合成及其在核磁共振成像与磁靶向光热治疗中的研究

本节设计合成了一种将近红外光热治疗(PPT)与定位、成像三重功能一体化的光热试剂，并选用了聚乙二醇将其功能化，得到了一种低毒性、高生物相容性、高光热转换效率的纳米光热试剂(Fe@Fe₃O₄，图 5-1)，并对其结构、化学性质进行各项表征和分析；对其在细胞内和动物体内的靶向光热效能进行检测；对其在动物体内肿瘤光热治疗进行周期性的评价。首先，利用高温热解的方法合成出分散在正己烷中的油溶性纳米粒子(Fe@Fe₃O₄)；然后利用连接了聚乙二醇单羧酸的盐酸多巴胺进行表面修饰，使其具有很好的稳定性和生物相容性，同时又因为它拥有的高饱和磁化率，使其对肿瘤细胞又有了磁靶向的效果。综上所述，我们得到的纳米材料 Fe@Fe₃O₄@PEG 具有光热治疗、核磁成像、磁靶向定位的潜力，从而达到了为肿瘤进行靶向光热检测治疗的目的。

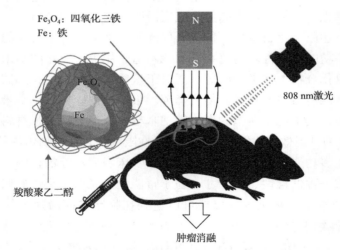

图 5-1　磁靶向光热治疗试剂 Fe@Fe₃O₄结构及应用示意图

5.1.1　油溶性和水溶性 Fe@Fe₃O₄纳米粒子的合成与修饰

首先，利用 X 射线粉末衍射仪对制得的油溶性 Fe@Fe₃O₄纳米粒子进行成分和晶型的分析。从 XRD 图谱(图 5-2)中可以清楚地看出，合成的纳米粒子是由铁和四氧化三铁组成的混合物。其中铁为体心立方晶格，与 JCPDS 06-0696 的铁相对应；而四氧化三铁也为晶态，与 JCPDS 19-0629 的四氧化三铁相对应。通过 TEM

（图 5-3）表征制得的 Fe@Fe₃O₄ 油溶性纳米粒子的尺寸、形貌和分散性。从图中可以看到，Fe@Fe₃O₄ 油溶性纳米粒子表现出较好的分散性，而且粒径较均一，平均粒径为 14 nm 左右，纳米粒子为核壳结构，充分说明了铁核外层部分被成功氧化为四氧化三铁。油溶性 Fe@Fe₃O₄ 纳米粒子的铁核尺寸为 (9.52 ± 0.91) nm，同时通过 XRD 谱图，将铁的 110 晶面的半峰宽代入到谢乐公式中，计算得到铁核的粒径为 8.87 nm，与 TEM 图中得到铁的粒径十分吻合。

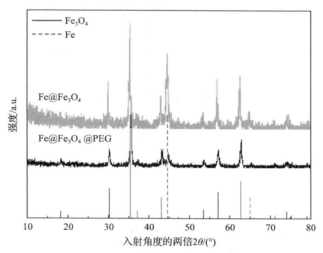

图 5-2　Fe@Fe₃O₄ 和 Fe@Fe₃O₄@PEG 纳米粒子 XRD 图

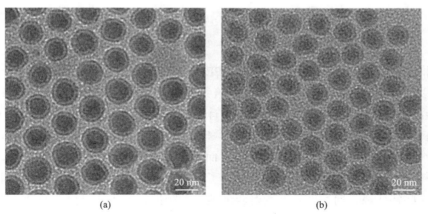

图 5-3　Fe@Fe₃O₄ 和 Fe@Fe₃O₄@PEG 纳米粒子的 TEM 图

　　为了让制得的 Fe@Fe₃O₄ 纳米粒子可以应用于生物体内，采用 PEG 修饰油溶性的 Fe@Fe₃O₄ 纳米粒子，使其改性为 Fe@Fe₃O₄@PEG 水溶性纳米粒子。采用 X 射线粉末衍射仪对制得的 Fe@Fe₃O₄@PEG 纳米粒子进行成分和晶型的分析，可以发现 Fe@Fe$_3$O$_4$@PEG 纳米粒子在 XRD 图谱(图 5-2)上也可以清楚地看到铁峰和四氧化三铁峰，只是铁峰相对于四氧化三铁峰的强度要弱些，说明在改性修饰的过程中，油溶性纳米粒子被部分氧化。TEM 表征改性后的 Fe@Fe$_3$O$_4$@PEG 纳米粒子的尺寸、形貌和分散性。从图(图 5-3、图 5-4)中可以看到，Fe@Fe$_3$O$_4$@PEG 纳米粒子仍然表现出了良好的分散性，而且粒径均一，平均粒径为 14 nm 左右，但是相较于油溶性纳米粒子的 TEM 图，纳米粒子仍然为核壳结构，但是 PEG 修饰后的水溶性 Fe@Fe$_3$O$_4$@PEG 纳米粒子铁核的粒径减小，铁核尺寸仅为(7.68±0.53)nm，四氧化三铁壳层的厚度增加，充分说明了改性修饰后的纳米粒子确实存在部分氧化的问题，但是幅度不大；同时继续通过 XRD 谱图，将铁的 110 晶面的半峰宽代入到谢乐公式中，计算的 PEG 修饰后的水溶性 Fe@Fe$_3$O$_4$@PEG 纳米粒子铁核的粒径为 7.49 nm，与 TEM 图中得到铁核的粒径相吻合。

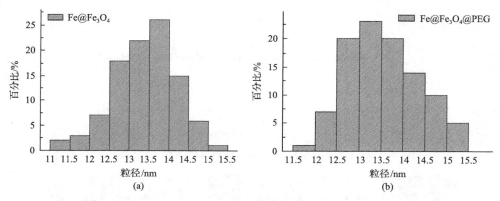

图 5-4　Fe@Fe$_3$O$_4$ 和 Fe@Fe$_3$O$_4$@PEG 纳米粒子铁核粒径分布图

将改性修饰 PEG 后的 Fe@Fe$_3$O$_4$@PEG 纳米粒子分散在水、PBS 溶液、生理盐水以及混合有 10%胎牛血清的 1640 培养基中，可以看到 Fe@Fe$_3$O$_4$@PEG 纳米粒子在各种分散液中均是澄清透明，没有聚沉，说明 Fe@Fe$_3$O$_4$@PEG 纳米粒子具有良好的分散性。通过动力学光散射测试，可以看到 Fe@Fe$_3$O$_4$@PEG 纳米粒子在水中的平均水合半径约为 104 nm，而且在一段时间内变化值不是很大，说明该材料具有较好的胶体稳定性。同时为了确认油溶性纳米粒子和水溶性纳米粒子上的一些特征峰，通过红外谱图对两种纳米粒子进行了表征。由对两种纳米粒子的红外谱图(图 5-5)分析可知，PEG 修饰后的 Fe@Fe$_3$O$_4$@PEG 纳米粒子较油溶性 Fe@Fe$_3$O$_4$纳米粒子在 1111 cm^{-1}处有明显的聚乙二醇的 C—C 特征峰，说明 PEG 修饰成功。

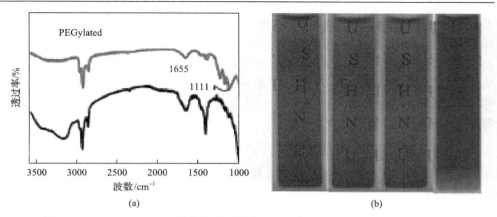

图 5-5　Fe@Fe₃O₄@PEG 纳米粒子红外谱图(a)及在不同溶液中的分散情况(b)

5.1.2　水溶性 Fe@Fe₃O₄@PEG 纳米粒子的磁性与弛豫

由 XRD 可知组成纳米粒子的铁和四氧化三铁均为晶态，推测它应该有较大的饱和磁化率以及 r_2 值。通过磁滞曲线测试(图 5-6)，可以看出 Fe@Fe₃O₄ 纳米粒子的最大磁感应强度(饱和磁化率)为 120 emu/g，Fe@Fe₃O₄@PEG 纳米粒子的最大磁感应强度(饱和磁化率)为 80 emu/g。

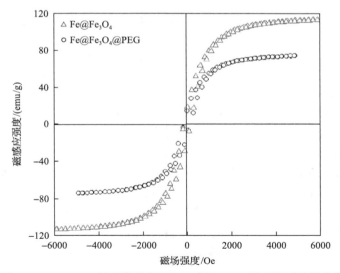

图 5-6　Fe@Fe₃O₄ 纳米粒子和 Fe@Fe₃O₄@PEG 纳米粒子磁滞曲线

将 Fe@Fe₃O₄@PEG 纳米粒子分别在 0.5 T 和 3.0 T 的磁场强度下进行 T_2 磁共振成像和横向弛豫率 r_2 值的测定(图 5-7)，从而来评估其造影的性能和效果。在两种磁场条件下，随着铁离子浓度的增加，材料在水溶液中的 T_2 成像呈现逐渐变暗的趋势。通过 3.0 T 条件下的成像信号对比图也可看到，随着铁离子浓度的增大，T_2 成像信号逐渐增强。由此证明，Fe@Fe$_3$O$_4$@PEG 纳米粒子具有作为 T_2 磁成像造影剂的潜力。而对 Fe@Fe$_3$O$_4$@PEG 材料横向弛豫率的测定可知，在 3.0 T 磁场强度下测试得到的 r_2 值为 156 L/(mmol·s)，0.5 T 磁场强度下的 r_2 值为 164.39 L/(mmol·s)，表明了材料的磁共振性能较好，适合作 T_2 成像造影剂。而这些都为 Fe@Fe$_3$O$_4$@PEG 材料的磁靶向定位应用提供了基础。

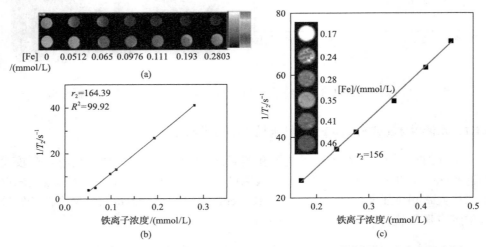

图 5-7   Fe@Fe$_3$O$_4$@PEG 纳米粒子 0.5 T 和 3 T 磁场下的 T_2 成像及 T_2 弛豫率拟合图

5.1.3   水溶性 Fe@Fe$_3$O$_4$@PEG 纳米粒子的光热性质研究

将修饰后的 Fe@Fe$_3$O$_4$@PEG 纳米粒子在水溶液进行一系列的光热基本性质测试，发现它具有很好的光热性能。首先，选取了几个不同浓度的 Fe@Fe$_3$O$_4$@PEG 纳米粒子的水溶液，测试它们的紫外吸收光谱(图 5-8)，可以清楚地看到随着纳米粒子浓度的增加，其紫外吸收越来越强；接着测试几个不同浓度的 Fe@Fe$_3$O$_4$@PEG 纳米粒子水溶液在 808 nm 激光器以 0.31 W/cm^2 的功率密度照射 500 s 的温度升高值，发现随着纳米粒子浓度按 0、50 μg/mL、100 μg/mL、150 μg/mL、200 μg/mL 的值变化，升高的温度值也依次变化为 3.1℃、11.6℃、14.1℃、15.7℃、18.1℃ (图 5-9)，说明随着溶液中纳米粒子浓度的增加，光热效果也逐渐增加；最后固定 Fe@Fe$_3$O$_4$@PEG 纳米粒子水溶液的浓度为 200 μg/mL，然后再用 808 nm 激光器分别以 0.05 W/cm^2、0.08 W/cm^2、0.17 W/cm^2、0.25 W/cm^2、0.28 W/cm^2、0.31 W/cm^2、0.38 W/cm^2 的激光功率密度照射 500 s，观察其温度升高值，此时会发现，随着激光功率密度从 0.08 W/cm^2 逐渐升高到 0.38 W/cm^2，其温度升高值分别为 3.7℃、7.4℃、10.7℃、14.1℃、18.1℃ (图 5-10)，由此可知，随着激光功率密度的增加，纳米粒子水溶液的光热效果也逐渐增加。

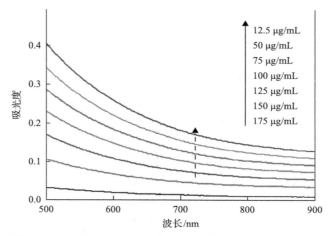

图 5-8　不同浓度 Fe@Fe₃O₄@PEG 纳米粒子的紫外吸收图谱

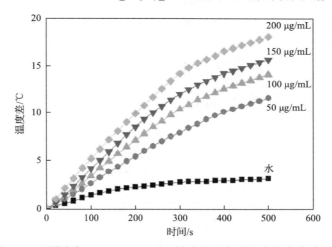

图 5-9　不同浓度 Fe@Fe₃O₄@PEG 纳米粒子在溶液中的光热升温图

　　而对于 Fe@Fe₃O₄@PEG 纳米粒子的这种光热效果，虽然认为是因为在 Fe@Fe₃O₄ 纳米材料中同时含有 0 价态、+2 价态和+3 价态的铁，且这种光热效应是因为不同价态的铁电子之间的跃迁造成的，但是为了排除光热效果的产生只是与外层 Fe₃O₄ 有关，而与铁核的存在无关，用一个实验进行了验证：制取了相同粒径的 Fe₃O₄ 纳米粒子，并在紫外吸光光度计上测试了相同浓度（100 μg/mL、150 μg/mL）的 Fe@Fe₃O₄@PEG 纳米粒子和 Fe₃O₄@PEG 纳米粒子的紫外吸收光谱（图 5-11）以及在光热测试仪上测试了它们的光热效果（图 5-12）。实验结果表明，Fe₃O₄ 确实可以产生光热效果，但是单纯的 Fe₃O₄ 纳米粒子相较于 Fe@Fe₃O₄ 纳米粒子，产生的主要光热效果还是铁核的贡献。

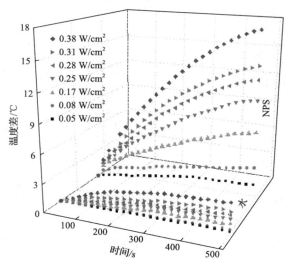

图 5-10　200 μg/mL Fe@Fe₃O₄@PEG 粒子以不同功率密度照射的光热升温图

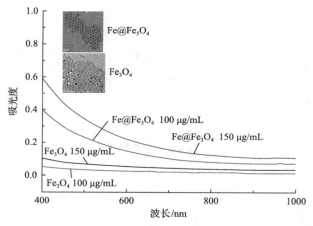

图 5-11　100 μg/mL、150 μg/mL Fe₃O₄@PEG 和 Fe@Fe₃O₄@PEG 紫外吸收图谱

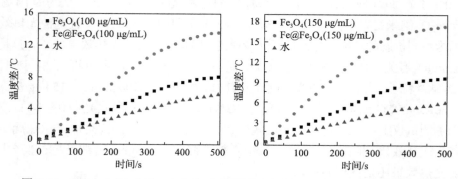

图 5-12　100 μg/mL、150 μg/mL Fe₃O₄@PEG、Fe@Fe₃O₄@PEG 光热升温比较图

　　用光热转换效率来表征一种光热剂的光热效果。光热转换效率的计算公式为：$\eta = (h\,A\,\Delta T_{max} - Q_{Dis}) / I(1-10^{-A_\lambda})$，其中，$hA = mc/k$，$m$ 为水的质量，c 为水的比热容，k 以时间（s）为纵坐标，$-\ln\theta$（$\theta =$ 温度变化值/温度最大变化值）为横坐标经过 Origin 作图拟合出的曲线的斜率值，即为 η；Q_{Dis} 为水的吸收热量变化值，即：$Q_{Dis} = cm\Delta T_{水}$；I 为光强，$A\lambda$ 为 808 nm 处的吸光度值。因而选取某个浓度的金纳米棒水溶液和 Fe@Fe₃O₄@PEG 水溶液对其进行光热转换效率的测试。金纳米棒：$hA = mc/k = 4.2 \times 1.5/316.55 = 0.0199$，$\eta = hA(T_{max}-T_{surr})-Q_{Dis}/I(1-10^{-A_{808}}) = (0.0199 \times 34 - 4.2 \times 1.5 \times 3.2 \times 10^{-3}) \times 1000/7.502 \times (1-10^{-0.913}) \times 1000 = 24.39\%$；Fe@Fe₃O₄@PEG 纳米粒子：$hA = mc/k = 4.2 \times 1.5/262.46 = 0.024$，$\eta = hA(T_{max}-T_{surr})-Q_{Dis}/I(1-10^{-A_{808}}) = (0.024 \times 20.4 - 4.2 \times 1.5 \times 3.2 \times 10^{-3}) \times 1000/7.502 \times (1-10^{-0.16}) \times 1000 = 20.3\%$。

　　通过以上的实验测得了 Fe@Fe₃O₄@PEG 纳米粒子有很好的光热效能以及相对较高的光热转换效率，但是对于一种光热试剂来说，并不单单是拥有好的光热效能就可以作为一种有潜力的光热剂，它同时更要具有良好的光热稳定性，可以经得起反复的激光照射而不改变其结构或成分，这样的光热试剂才可能更好地应用于体内肿瘤的光热治疗，才具有临床应用的实际意义。为此，我们用 808 nm 的激光器反复照射 Fe@Fe₃O₄@PEG 纳米粒子，都是在照射 10 min 后自然冷却到室温然后继续照射，反复进行 5 次，绘制出纳米粒子的温度随时间变化图，并且同时测试了纳米粒子在光照前后紫外吸收的变化图和透射电子显微镜图，我们可以发现：在经过 5 次反复照射冷却的过程，Fe@Fe₃O₄@PEG 纳米粒子的光热效能并没有发生什么明显的改变，说明了其光热效能很稳定；同时这一点在光照前后的紫外吸收光谱上也有体现，其吸光度值在光照前后没有明显的改变；而通过 TEM 图发现，光照前后的纳米粒子也并没有在形状、分散性上发生明显的改变。因此，可以认为 Fe@Fe₃O₄@PEG 纳米粒子具有良好的光热稳定性。而目前，应用最广泛的纳米光热试剂为金纳米棒。而金纳米棒光热试剂具有的最大优势就是其较大的光热转换效率（可达 25% 左右），但是金纳米棒也有一些局限性，比如价钱昂贵，未知的生物体毒性以及光热不稳定性，这些都限制了金纳米棒作为光热试剂的实际应用。因此，将制得的 Fe@Fe₃O₄@PEG 纳米材料作为一种新的光热材料与金纳米棒进行一系列的对比（图 5-13～图 5-16）。在光热稳定性上，金纳米棒在照射后极易发生形变。通过 TEM 图我们可以看出金纳米棒在激光照射前后形状和分散性上发生了明显的改变；通过光热可逆性绘制图上可以看出随着照射次数的增加，金纳米棒的光热效果也逐步减小，同时在紫外吸收光谱上也有反映：光照前后金纳米棒的紫外吸收光谱发生了明显的改变。这些实验事实都充分说明了金纳米棒的光热稳定性能比较差。而相对于金纳米棒，制得的 Fe@Fe₃O₄@PEG 具有更好的光热稳定性。

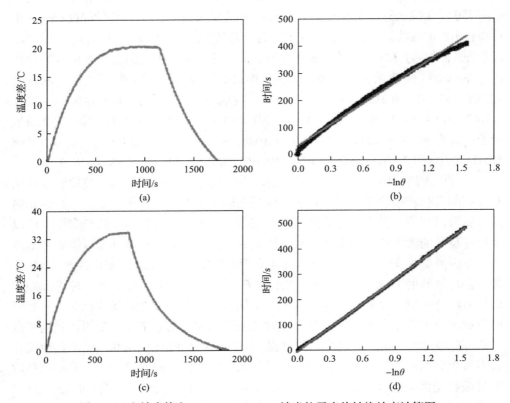

图 5-13　金纳米棒和 Fe@Fe$_3$O$_4$@PEG 纳米粒子光热转换效率计算图

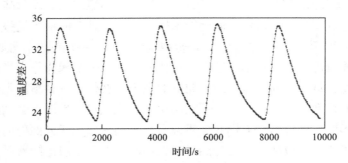

图 5-14　Fe@Fe$_3$O$_4$@PEG 纳米粒子的光热回复性图

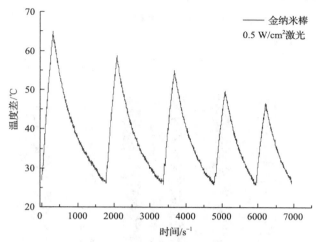

图 5-15　金纳米棒光热回复性图

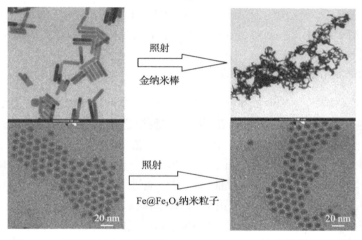

图 5-16　光照前后金纳米棒和 Fe@Fe₃O₄@PEG 纳米粒子 TEM 图

　　由以上的实验结果可知，与金纳米棒相比，Fe@Fe₃O₄@PEG 纳米粒子有相差不大的光热转换效率以及更为优异的光热稳定性，因此更适于作光热试剂。

5.1.4　细胞毒性实验

　　为了能够进一步对材料进行生物实验，采用了 MTT 法对我们制得的光热试剂 Fe@Fe₃O₄@PEG 纳米粒子的材料毒性进行了简单的测试(图 5-17)。首先，利用不同浓度铁离子的材料对 HeLa 细胞在 37℃条件下分别孵育 12 h 和 24 h。通过 Fe 离子的 ICP 测试可知，最大浓度的材料其铁离子浓度为 200 µg/mL，通过该实验我们可以发现，24 h 内，所有的细胞存活率均达到了 90%以上。MTT 法测试细胞毒性实验说明，当 Fe@Fe$_3$O$_4$@PEG 纳米粒子的铁离子浓度小于 200 μg/mL 时，该光热材料的生物相容性良好。

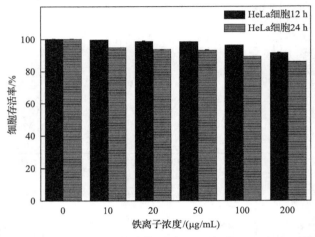

图 5-17　Fe@Fe$_3$O$_4$@PEG 纳米粒子对 HeLa 细胞 12 h 和 24 h 毒性图

5.1.5　动物体材料毒性实验

为了验证材料本身在动物体内对动物的毒性，在裸鼠体内进行了为期 30 天的材料毒性实验。将 20 只小鼠平均分成两组，实验组进行尾静脉注射 Fe@Fe$_3$O$_4$@PEG 纳米粒子，注射剂量为 1.46 g/kg；对比组进行尾静脉注射生理盐水。30 天后，将所有小鼠全部处死，取出小鼠心、肝、脾、肺、肾，对其组织切片进行 HE 染色，观察组织是否发生病变；同时取小鼠血液，对血液进行一系列的指标分析（图 5-18）。而以上这些，在实验数据中均属于正常范围，说明 1.46 g/kg 剂量的 Fe@Fe$_3$O$_4$@PEG 纳米粒子在 30 天的时间内不会对动物体造成直接的毒性。

5.1.6　细胞光热实验

为了验证 Fe@Fe$_3$O$_4$@PEG 纳米粒子在细胞中的光热毒性，接下来进行了一系列的细胞光热实验。首先设计了四组对比实验：第一组为完全空白的细胞实验；第二组将 50 μg/mL 的纳米材料加入细胞中，但是不采用 808 nm 激光器照射；第三组不加纳米材料，但是用 808 nm 的激光器照射 10 min；第四组加入 50 μg/mL 纳米材料到细胞中，并用 808 nm 的激光器照射 10 min。将经过这些处理的细胞分别用激光共聚焦 AM-PI 双染色和台盼蓝染色法进行活细胞和死细胞的区分（图 5-19），发现单纯的材料或单纯的激光给细胞造成的毒性均很小，只有材料和激光共同作用于细胞，才会产生较大的光热毒性，因此 Fe@Fe$_3$O$_4$@PEG 纳米粒子在细胞层次上具有优异的光热效能。

心、肝、脾、肺、肾HE染色

	心	肝	脾	肺	肾
空白					
实验					

	对照组	实验组
ALT/(U/L)	(25.37±2.92)	(27.12±3.09)
ALP/(U/L)	(163.41±12.18)	(166.02±11.73)
AST/(U/L)	(104.66±21.66)	(97.1±10.66)
BUN/(mmol/L)	(10.66±2.23)	(12.15±2.37)
ALB/GLB	(0.54±0.07)	(0.71±0.22)
WBC/(10^9/L)	(4.1±0.89)	(3.52±0.98)
RBC/(10^{12}/L)	(6.32±0.78)	(5.07±0.94)
PLT/(10^9/L)	(636±86.9)	(657.42±57.61)
MCV(fl)	(46.81±3.16)	(42.52±5.44)
MCH/(pg/cell)	(16.94±2.19)	(16.09±3.31)
MCHC/(g/L)	(315.12±12.55)	(303.81±11.77)
UA/URIC/(μmol/L)	(158.49±9.96)	(150.4±12.36)
CREA/(μmol/L)	(37.89±3.81)	(34.4±4.26)
HGB/(g/L)	(106.47±11.37)	(92.78±14.76)
HCT/%	(29.39±6.04)	(35.1±5.28)

图 5-18　小鼠心、肝、脾、肺、肾 HE 染色切片和血液生化分析

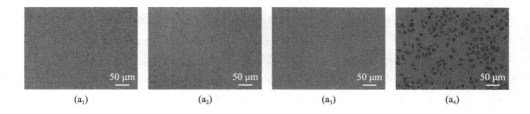

　　(a₁)　　　　　　　　(a₂)　　　　　　　　(a₃)　　　　　　　　(a₄)

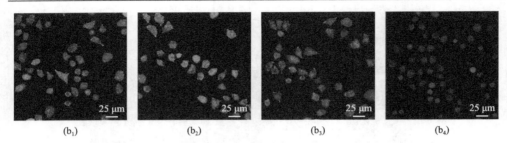

图 5-19　台盼蓝染色细胞光热实验和激光共聚焦 AM-PI 双染色细胞光热实验

接着用 MTT 实验和细胞流式实验两种方法来评价 Fe@Fe₃O₄@PEG 纳米粒子在不同浓度下用不同功率密度的 808 nm 激光器照射 10 min，细胞的存活情况以及凋亡情况(图 5-20)。通过这些实验，基本上也可以发现，随着纳米粒子浓度的增加以及激光照射功率密度的增加都可以提高 Fe@Fe₃O₄@PEG 纳米粒子在细胞中的光热效果。

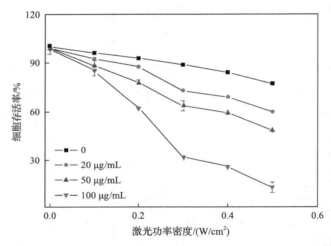

图 5-20　不同浓度 Fe@Fe₃O₄@PEG 以不同功率密度激光照射细胞光热毒性变化

为了探索 Fe@Fe₃O₄@PEG 纳米粒子作为光热试剂在细胞中的作用机理，采用了流式细胞仪对以 0.31 W/cm^2、0.19 W/cm^2 高低两个激光功率密度照射后、加入各个浓度纳米粒子的细胞凋亡情况进行研究(图 5-21)，我们发现对于高功率密度照射的细胞，主要是以晚期凋亡为主，而对于低功率密度照射的细胞，主要是以早期凋亡为主。其中，对于 0.31 W/cm^2 的高激光功率密度照射：细胞中分别加入了 0、20 μg/mL、50 μg/mL、100 μg/mL 的纳米粒子，其细胞存活率分别为 86.3%、72.1%、48.9%、30.0%；而对于 0.19 W/cm^2 的低功率密度照射：在细胞中分别加入了 0、20 μg/mL、50 μg/mL、100 μg/mL 的纳米粒子，其细胞存活率分别为 91%、82%、70%、47%。而且所得细胞存活率的数据也基本上和 MTT 法得到的数据相一致。

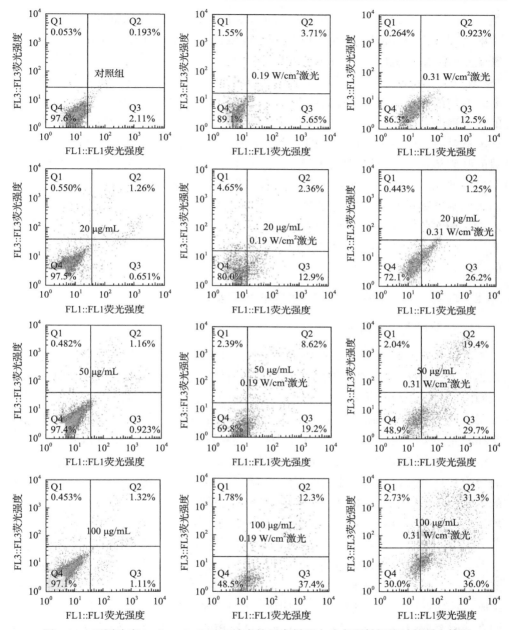

图 5-21　不同浓度 Fe@Fe₃O₄@PEG 纳米粒子高低两个功率照射细胞时的凋亡情况

5.1.7　动物肿瘤光热治疗效果实验

将裸鼠右前肢部位接种 HeLa 肿瘤 (约 240 mm³), 分成两组, 一组为空白对照组；另一组为实验组，即将 Fe@Fe$_3$O$_4$@PEG 纳米粒子对该裸鼠进行肿瘤注射，注射的剂量为 30 mg/kg，然后用 808 nm 的激光照射器以 0.38 W/cm^2 的激光功率密度照射两组裸鼠的肿瘤 5 min，然后记录其肿瘤处温度升高值随时间的变化曲线（彩图 7）。首先，从光热成像照片中我们可以明显看到，对照组的裸鼠肿瘤处在激光照射前后温度基本上没有明显升高，而实验组的裸鼠肿瘤处的颜色由照射前的紫色逐渐变为橙色，而通过旁边颜色温度值温度条，我们可以读出紫色的温度条大概对应 30℃左右，而橙色的温度条大概对应 45℃左右，由此可知，实验组裸鼠的肿瘤相较于对照组裸鼠的肿瘤发生了明显的温度升高现象；接着，我们用时间温度测试仪记录下对照组和实验组裸鼠肿瘤处的时间温度变化图，从图中我们可以清楚地看到，在激光照射 5 min 里，对照组裸鼠肿瘤处的温度上升了 1℃左右，而实验组裸鼠肿瘤处的温度大约上升了 8℃左右。因此，这些实验充分说明 Fe@Fe$_3$O$_4$@PEG 纳米粒子作为一种光热剂在动物活体肿瘤的治疗上有显著的疗效。

5.1.8　Fe@Fe$_3$O$_4$@PEG 纳米粒子磁靶向效果实验

1. 细胞磁靶向光热实验

通过之前的实验确定 Fe@Fe$_3$O$_4$@PEG 纳米粒子在细胞层次上可以作为一种光热效果很好的光热试剂，但是为了达到同一材料定位-检测-治疗三种作用于一体，我们设计利用铁本身所具有的高磁性作为其靶向依据，即磁靶向作用（图 5-22），来实现该种纳米材料的磁靶向与光热作用于一体，并在细胞层次上通过台盼蓝染色实验和激光共聚焦 AM-PI 双染色实验来验证这种设想的可行性。该实验将细胞分为二组，第一组在细胞中加入 200 μg / mL 的纳米粒子，并在一边放置磁铁孵育 1 h，然后再用 0.31 W/cm^2 的功率密度照射细胞 10 min；第二组在细胞中加入 200 μg / mL 的纳米粒子，然后再用 0.31 W/cm^2 的功率密度照射细胞 10 min，随后将两组细胞均用台盼蓝染色实验和激光共聚焦 AM-PI 双染色的方法进行处理，在两组培养皿上分别取 3 点（a 点、b 点、c 点），即靠近磁铁的一点、远离磁铁的一点、之间的一点。没有放置在磁铁旁边的细胞组取与以上相对应的三点来观察三点处细胞状况。此时，可以很明显地看出：磁靶向细胞组中，靠近磁铁的一端基本上呈现死细胞；远离磁铁的一端基本上为活细胞；而中间的一点死细胞和活细胞掺杂出现；而在非磁靶向组中，由于光热剂 Fe@Fe$_3$O$_4$@PEG 纳米粒子良好的光热效果，以致于细胞基本上都被杀死（图 5-23）。由此可知，Fe@Fe$_3$O$_4$@PEG 纳米粒子在细胞层次上具有良好的磁靶向光热效果，为该纳米光热剂在动物体内的磁靶向肿瘤光热治疗又提供了有力的实验依据。

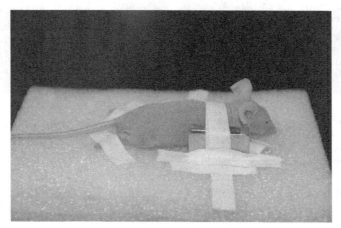

图 5-22　小鼠肿瘤磁靶向实验装置图

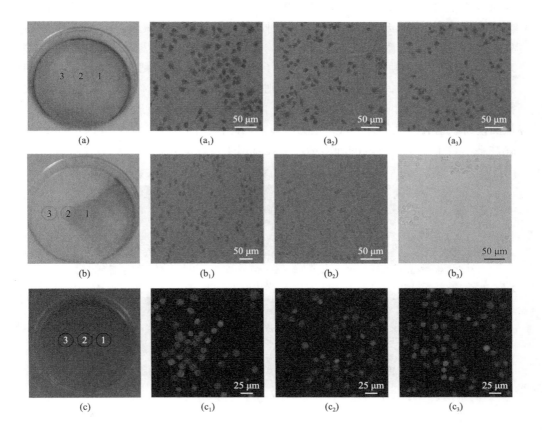

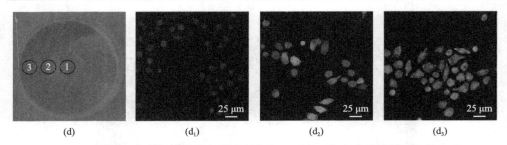

图 5-23　台盼蓝染色细胞光热和激光共聚焦 AM-PI 双染色细胞磁靶向光热实验

2. 活体磁靶向光热成像实验

为了证明 Fe@Fe₃O₄@PEG 纳米粒子在动物体内对肿瘤的磁靶向光热效能，将裸鼠分为 3 组（图 5-24、图 5-25），一组为只用 808 nm 激光器照射 10 min 的激光组，一组为尾静脉注射 Fe@Fe₃O₄@PEG 纳米粒子，剂量为 1.46 g/kg，不放置在磁铁旁 12 h，用 808 nm 激光器照射 10 min 的非磁靶向组；最后一组为通过尾静脉注射 Fe@Fe₃O₄@PEG 纳米粒子，剂量为 1.46 g/kg，将磁铁放置在裸鼠肿瘤处 12 h，用 808 nm 激光器照射 10 min 的磁靶向组。通过光热测试仪我们可以发现，激光组的裸鼠肿瘤在 10 min 上升了 1.5℃左右，非磁靶向组的裸鼠肿瘤在 10 min 上升了约 7℃，而磁靶向组的裸鼠肿瘤在 10 min 上升了约 12℃左右。这些数据充分说明了磁靶向组的小鼠肿瘤处富集了最多的 Fe@Fe₃O₄@PEG 磁性纳米粒子，从而使得该组肿瘤处的光热效果最为明显。因此，我们可以认为 Fe@Fe₃O₄@PEG 磁性纳米粒子在小鼠体内的肿瘤治疗上显现出了良好的磁靶向光热治疗效果。

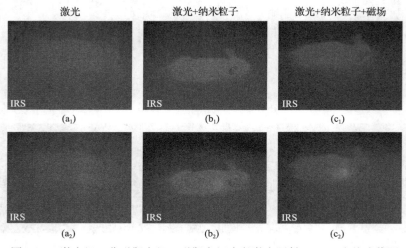

图 5-24　激光组、非磁靶向组、磁靶向组小鼠激光照射 10 min 光热成像图

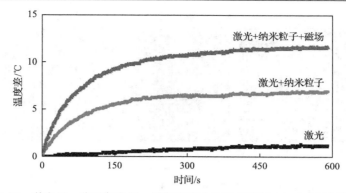

图 5-25　激光组、非磁靶向组、磁靶向组小鼠激光照射 10 min 光热升温图

5.1.9　活体磁靶向 MRI 效果实验

前面已用实验证明了 Fe@Fe₃O₄@PEG 纳米粒子在细胞层次上具有磁靶向的功能，但是此处仍然要用活体核磁成像（MRI）的实验来证明 Fe@Fe₃O₄@PEG 纳米粒子在动物活体层次上也具有明显的磁靶向功能。

首先，我们将裸鼠分为三组，一组为完全空白组，即不注射 Fe@Fe₃O₄@PEG 纳米粒子；一组为非磁靶向组，即通过尾静脉注射 Fe@Fe₃O₄@PEG 纳米粒子，剂量为 1.46 g/kg，不放置在磁铁旁 12 h；最后一组为磁靶向组，即通过尾静脉注射 Fe@Fe₃O₄@PEG 纳米粒子，剂量为 1.46 g/kg，将磁铁放置在裸鼠肿瘤处 12 h。

12 h 后，将三组裸鼠在 3T 的核磁成像仪上对其进行 T₂ 核磁共振成像（图 5-26）。从核磁共振成像中可以看出，在磁靶向组中，肿瘤处的信号变暗，而非磁靶向组肿瘤处的信号比磁靶向组的要亮，但比对照组的要暗，而对照组肿瘤处的信号是最亮的。我们接着根据核磁共振 T₂ 成像图，用 Origin 做出了裸鼠肿瘤处相对于周边皮肤组织的信号下降值，从这里可以得知：磁靶向组的信号下降值高达 50.94%，而非磁靶向组的信号下降值为 16.88%。这些结果充分说明了 Fe@Fe₃O₄@PEG 纳米粒子在动物体内有明显的磁靶向功能，同时也很好地说明了它也是一种 T₂ 造影效果明显的造影剂。为了能够从多方面印证 Fe@Fe₃O₄@PEG 纳米粒子在动物体内的磁靶向效果，我们同时应用了光热成像实验和动物肿瘤组织切片普鲁士蓝染色的实验来证明。在光热成像实验上，可以清楚地看到经过 808 nm 激光器 10 min 的照射，磁靶向组裸鼠肿瘤处的温度升高值最大，说明了磁靶向组裸鼠肿瘤处的 Fe@Fe₃O₄@PEG 纳米粒子积聚得最多。将实验后的三组小鼠处死，并将其肿瘤切片用普鲁士蓝染色，我们可以发现磁靶向组裸鼠肿瘤切片的蓝色区域最多，说明了铁含量也最多。因此，光热成像实验、核磁共振成像实验以及肿瘤切片普鲁士蓝染色实验都充分说明了动物体内 Fe@Fe₃O₄@PEG 纳米粒子有显著的磁靶向功能。

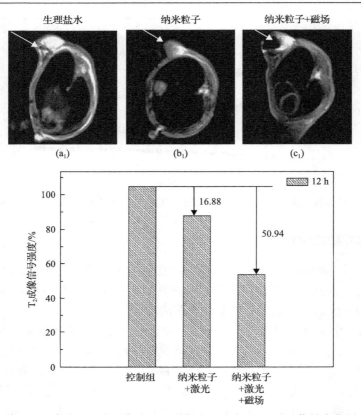

图 5-26　激光组、非磁靶向组、磁靶向组小鼠 MRI 图及信号变化图

5.1.10　小鼠肿瘤组织切片分析

将 3 组小鼠处死，并挖取肿瘤做成肿瘤切片，并对其进行 HE 染色和 TUNEL 染色(图 5-27)。通过 HE 染色，可以得知，在磁靶向组的染色切片上，其中肿瘤边缘未治疗到的地方，肿瘤细胞排列紊乱，大小形态差异、核大、核深染、核质比例增高、核分裂象、异型性，而大部分的区域为治疗见疗效的地方，此处肿瘤细胞坏死、结构破坏、胞核消失、胞质溶解、粉染嗜酸性减小、空腔形成、吞噬细胞碎片及大量红细胞，说明了是肿瘤治疗开始显现效果；在非磁靶向组的染色切片上，肿瘤也得到了治疗，但是效果没有靶向材料激光组的好；而激光组的染色切片上，均为正常的肿瘤组织。而 TUNEL 染色观察的是阳性细胞率，阳性细胞率越大，说明凋亡的细胞越多，则光热的疗效就越好。磁靶向组的阳性细胞率为 50%，非磁靶向组的阳性细胞率为 23%，而激光组的阳性细胞率仅为 12%。以上的实验数据充分说明了 Fe@Fe$_3$O$_4$@PEG 纳米粒子在动物体内可以作为一种效果显著的磁靶向光热剂。

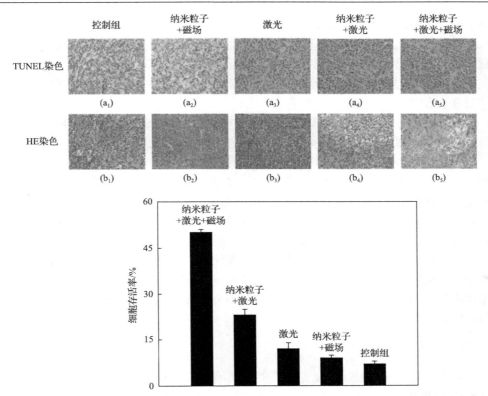

图 5-27　小鼠肿瘤组织切片 HE 染色和 TUNEL 染色及 TUNEL 染色阳性细胞分数

　　为了证明 Fe@Fe$_3$O$_4$@PEG 纳米粒子在动物体内的磁靶向效果，将小鼠肿瘤切片进行普鲁士蓝染色(图 5-28)，可以从切片染色中发现：磁靶向组的肿瘤切片上富集了最多的 Fe 元素，空白对照组肿瘤切片上富集 Fe 元素的量最少。由此说明 Fe@Fe$_3$O$_4$@PEG 纳米粒子在动物体内磁靶向的效果显著。

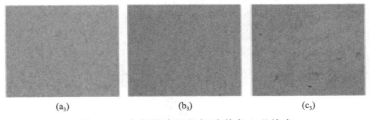

图 5-28　小鼠肿瘤组织切片普鲁士蓝染色

5.1.11　活体肿瘤磁靶向光热治疗实验

　　在以上的实验中通过了一系列的表征可以证明 Fe@Fe$_3$O$_4$@PEG 纳米粒子在

动物体内肿瘤治疗的磁靶向光热实验中有疗效，但是为了能够进一步探讨 Fe@Fe₃O₄@PEG 纳米粒子在实际应用中的意义，对裸鼠肿瘤进行了为期 15 天的磁靶向光热治疗。将裸鼠分为了 5 组（每组 5 只，以便计算误差），分别为完全空白组、材料空白组、激光空白组、非磁靶向组和磁靶向组，其中材料空白组、非磁靶向组和磁靶向组一次性尾静脉注射 Fe@Fe₃O₄@PEG 纳米粒子，剂量为 1.46 g/kg；激光空白组、非磁靶向组和磁靶向组每两天用 808 nm 激光器照射 5 min，且每天量取小鼠治疗及肿瘤体积，并对其进行拍照（彩图 8）。

　　由拍摄的周期治疗照片中，我们可以看出：在 15 d 的治疗时间内，磁靶向组的小鼠肿瘤基本上在治疗第 3 d 消失并在 15 d 后没有复发；非磁靶向组的小鼠肿瘤增长速度较慢；而完全空白组、材料空白组、激光空白组的小鼠肿瘤明显增长迅速。同时每天都会给小鼠称重并且量取肿瘤的体积，等 15 d 治疗周期结束后，将所有小鼠都处死，并挖取肿瘤拍摄照片。通过小鼠体重变化图（图 5-29），我们可以发现治疗期间小鼠的体重没有明显的变化；通过肿瘤体积变化图，我们可以发现，磁靶向组的小鼠在治疗期间肿瘤消失，非磁靶向组的小鼠在治疗期间肿瘤体积增长缓慢，而完全空白组、材料空白组、激光空白组的小鼠肿瘤体积在治疗期间增长迅速。

5.1.12　小结

　　合成的 Fe@Fe₃O₄@PEG 纳米光热剂具有良好的形貌、溶解性及稳定性，当材料中的铁元素含量小于 200 μg/mL 时，对机体毒性低，生物相容性良好。Fe@Fe₃O₄@PEG 纳米光热剂具有 80 emu/g 的饱和磁化率和较高的横向弛豫率：在 3.0 T 磁场下，r_2 值为 156 L/(mmol·s)；在 0.5 T 磁场下，r_2 值为 164.39 L/(mmol·s)，这些为其磁靶向作用提供了可行性。Fe@Fe₃O₄@PEG 纳米光热剂在溶液体系和细胞体系中均具有良好的光热性能和光热稳定性，以及可达 20.3% 的光热转换

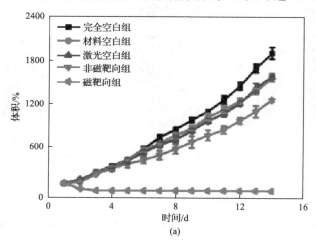

(a)

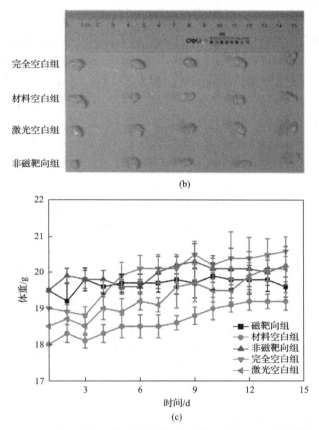

图 5-29　小鼠肿瘤磁靶向光热治疗周期小鼠体重变化图及肿瘤体积变化图

效率。Fe@Fe₃O₄@PEG 纳米光热剂在细胞和活体中均具有良好的磁靶向光热作用，在动物体内对肿瘤可以进行有效的磁靶向光热治疗，并且能够真正地做到定位-检测-治疗三项作用于一体，且在这个范围内并不会给动物体带来明显毒性[3]。

5.2　Fe@Fe₃O₄纳米粒子在凋亡靶向磁共振成像和光热治疗中的研究

细胞凋亡是胚胎发育中一种正常的生理过程，不正常的细胞凋亡会导致多种疾病，如关节炎、神经退行性疾病如老年痴呆症等[4,5]。通过细胞凋亡检测，可实现疾病早期诊断以及对疾病发展进行评价。目前，我们对肿瘤的治疗主要采用的方法还是化学治疗和放射治疗，为了个性化医疗，我们有必要对治疗过程追踪。治疗本身就是一个诱导癌细胞凋亡的过程，因而我们可以通过检测凋亡来判断治疗效率，为进一步的治疗提供依据。总之，凋亡检测具有非常重要的意义。在细胞发生凋亡的早期，其中一个显著的变化就是磷脂酰丝氨酸的外翻。Annexin V 膜联蛋白和带负电荷的磷脂酰丝氨酸具有非常高的亲和力，在检测中具有广泛的应用[6, 7]。受价格及技术限制，Annexin V 膜联蛋白不太适合于活体凋亡检测。研究发现了二甲基吡啶胺（DPA-Zn）小分子探针，其可用于模拟 Annexin V 膜联蛋白，且廉价易得，因而被设计用于监测细胞及活体的凋亡[7-12]。在众多分子成像手段中，MRI 作为一种无辐射非侵入型成像手段，对软组织具有较高的分辨率且成像迅速。相较荧光成像、PET 成像等[13-16]，用 MRI 来检测凋亡或者相关酶和蛋白是一种很好的策略[17-21]。Fe@Fe$_3$O$_4$ 纳米粒子作为一种理想的 MRI 造影剂，性质稳定且无毒，作为纳米粒子其较小的水合直径对肿瘤组织还具有被动靶向作用，可增加纳米粒子在活体肿瘤位置的富集。通过连接靶向基团，赋予纳米粒子主动靶向作用，可实现对肿瘤的精准定位。

在这节介绍一种具有凋亡靶向功能 DPA 修饰的 Fe@Fe$_3$O$_4$ 纳米粒子（Fe@Fe$_3$O$_4$-DPA-Zn）（彩图 9）。Fe@Fe$_3$O$_4$ 为经高温热解空气自然氧化法制得的纳米粒子，其具有高的饱和磁化强度以及理想的光热转换效率。通过磷脂自组装改性，使纳米粒子具有好的水溶性以及生物相容性。利用简便的 SPAAC 反应，将 DPA-Zn 接到纳米粒子表面，合成的纳米探针 Fe@Fe$_3$O$_4$-DPA-Zn 被用于活体肿瘤凋亡磁共振成像。在磁共振成像的指导下，利用 Fe@Fe$_3$O$_4$ 的光热性质实现高效的凋亡靶向治疗。

5.2.1 溶液中 SPAAC 反应确认[22]

SPAAC 反应（图 5-30）是生物正交反应的一种，反应不需要催化剂，在生理条件下就很容易进行。在此，选取氯仿和水两种溶剂来研究 SPAAC 反应。从 Avanti 购得的原料 DSPE-PEG$_{2000}$-DBCO 平均分子量为 3075.884。将反应物 N$_3$-DPA 和 DSPE-PEG$_{2000}$-DBCO 溶于氯仿后，在室温搅拌下发生 SPAAC 反应。从图 5-31（a）可知，得到的 M(DSPE-PEG$_{2000}$-DPA)=3344.02，m/z 在 3075 附近基本无信号，在 3344 附近信号较强。由此判断，在有机溶剂条件下原料 DSPE-PEG$_{2000}$-DBCO 基本反应完全，有目标产物 DSPE-PEG$_{2000}$-DPA 生成。M(DSPE-PEG$_{2000}$-DPA-Zn)= 3533.85，扣除两个 NO$_3^-$，为 3410.87。同样地，在水中发生 SPAAC 反应后，从图 5-31（b）可知，m/z 在 3075 附近无信号，在 3410 附近信号强，且与前期 M(DSPE-PEG$_{2000}$-DPA) 差值接近一个 Zn 的相对原子质量。由此判断，原料 DSPE-PEG$_{2000}$-DBCO 基本反应完全，从另一方面讲，N$_3$-DPA-Zn 参与了反应，生成目标产物 DSPE-PEG$_{2000}$-DPA-Zn，且反应产率较高。溶液中 SPAAC 反应的确认，为小分子 N$_3$-DPA-Zn 与 DBCO 反应成功接到纳米粒子表面提供了有力证据。

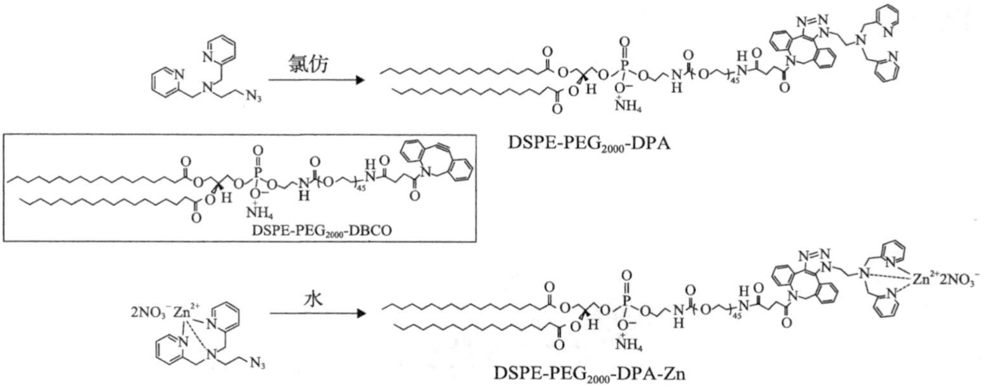

图 5-30　SPAAC 反应确认示意图

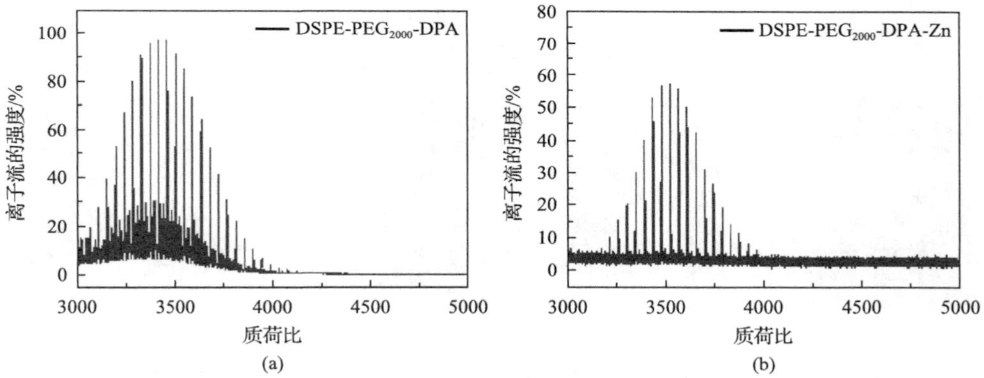

图 5-31　DSPE-PEG$_{2000}$-DPA (a) 和 DSPE-PEG$_{2000}$-DPA-Zn (b) 的 MALDI TOF MS

5.2.2　Fe@Fe₃O₄、Fe@Fe₃O₄PEG、Fe@Fe₃O₄-DPA-Zn 及 Fe@Fe₃O₄-FITC/DPA-Zn 的合成与表征

油溶性 Fe@Fe₃O₄ 纳米粒子，合成方法参考孙守恒教授课题组高温热解 Fe(CO)₅ 法，高温分解得到铁纳米晶，暴露空气自然氧化得到了具有核壳结构的 Fe@Fe₃O₄ 纳米粒子。从图 5-32 中 XRD 图谱与 JCPDS 标准卡片的对比发现，油溶性 Fe@Fe₃O₄ 纳米粒子与 Fe 相对应，也表明纳米粒子与文献晶型匹配。

从 TEM (图 5-33) 表征可以看出四种 Fe@Fe₃O₄ 纳米粒子均为核壳结构，结合 XRD 数据可知外层壳为 Fe₃O₄，内层核为 Fe。设计 Fe₃O₄ 壳层结构，主要目的是为了保护 Fe 核不被进一步氧化。根据课题组前期研究，核壳结构的 Fe@Fe₃O₄ 纳米粒子饱和磁化强度要高于 Fe₃O₄ 纳米粒子。从形貌上来看，四种纳米粒子分散性较好并且粒径均一，平均粒径为 12～13 nm。而且，经过 DSPE-PEG$_{2000}$、DSPE-PEG$_{2000}$-FITC 和 DSPE-PEG$_{2000}$-DBCO 的修饰，并未对 Fe@Fe₃O₄ 纳米粒子核壳结构造成影响，并进一步改善了其水溶性和分散性，为下一步实验创造了条件。

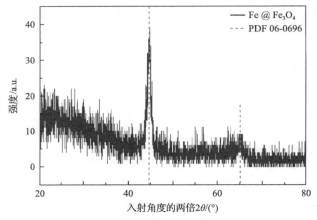

图 5-32　Fe@Fe$_3$O$_4$纳米粒子的 XRD 图谱

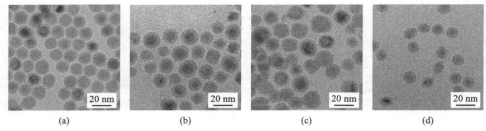

图 5-33　Fe@Fe$_3$O$_4$(a)、Fe@Fe$_3$O$_4$PEG(b)、Fe@Fe$_3$O$_4$-FITC/DPA-Zn(c)和
Fe@Fe$_3$O$_4$-DPA-Zn(d)的 TEM 图

经 DLS 测试(图 5-34)，可以得到 Fe@Fe$_3$O$_4$PEG、Fe@Fe$_3$O$_4$-FITC/DPA-Zn

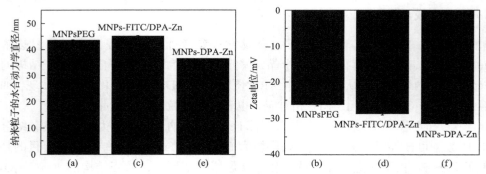

图 5-34　MNPsPEG(a)、MNPs-FITC/DPA-Zn(c)和 MNPs-DPA-Zn(e)纳米粒子的水合动力学
直径，三种纳米粒子水合直径对比图；MNPsPEG(b)、MNPs-FITC/DPA-Zn(d)和
MNPs-DPA-Zn(f)纳米粒子的 Zeta 电位，三种纳米粒子 Zeta 电位对比图
MNPs=Fe@Fe$_3$O$_4$

和 Fe@Fe₃O₄-DPA-Zn 纳米粒子的水合动力学直径分别为(43.3±0.4)nm、(45.0±0.3)nm 和(36.4±0.1)nm；Zeta 电位分别为(−26.1±0.4)mV、(−28.6±0.4)mV 和(−31.4±0.2)mV。三种纳米粒子的水合动力学直径均为 40 nm 左右，且均带负电，更有利于在活体成像和治疗中的应用。

为了利用光学的手段研究纳米粒子的凋亡靶向作用，将 FITC 荧光基团修饰到 Fe@Fe₃O₄-DPA-Zn 纳米粒子表面获得了具有荧光的 Fe@Fe₃O₄-FITC/DPA-Zn 纳米粒子。通过吸收光谱和荧光发射图谱(图 5-35)，我们可以看出，Fe@Fe₃O₄-FITC/DPA-Zn 纳米粒子最大吸收位于 481.04 nm 左右，以 481 nm 为激发波长，荧光发射波长为 515 nm，表现为 FITC 的特征发射。这些实验结果说明荧光基团 FITC 成功地修饰到纳米粒子表面，为下一步通过流式细胞仪和激光共聚焦的研究提供了基础。

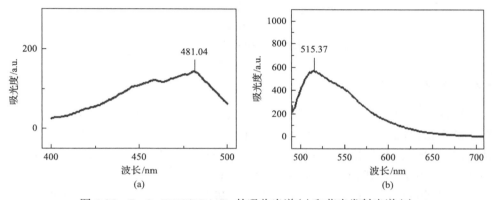

图 5-35　Fe₃O₄-FITC/DPA-Zn 的吸收光谱(a)和荧光发射光谱(b)

5.2.3　纳米粒子溶液稳定性分析

由于进一步活体实验的需要，对 Fe@Fe₃O₄-DPA-Zn 纳米粒子在水、氯化钠和 DMEM 培养基(10%胎牛血清)培养液中进行长达半月的粒径追踪(图 5-36)，研究纳米粒子的溶液稳定性。从图 5-36 中可以看出，纳米粒子在 DMEM 培养基(+10%胎牛血清)的水合动力学直径最小，为 30~40 nm。第一周水合直径基本不变，之后由于培养液中菌类等微生物使得纳米粒子发生团聚，使水合直径增大。纳米粒子在二次水中水合直径基本不变，处于 40 nm 附近，非常稳定，有利于纳米粒子的长时间保存。纳米粒子在氯化钠中水合直径基本不变，处于 50 nm 附近，氯化钠渗透压与人体血液渗透压相同，表明纳米粒子在模拟生理条件下稳定，可满足后续活体实验的需要。从不同条件下纳米粒子的照片来看，纳米粒子本身溶液为黑色，未遮挡背后的"SHNU"标识，且无沉淀或絮状物生成。这也可以说明纳米粒子粒径较小，在不同条件下都是均匀分布的，具有较好的分散性和生物相容性，可用于后续的活体实验。

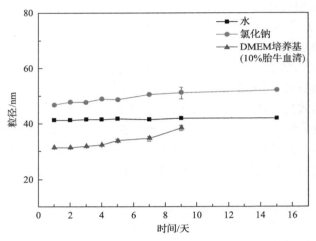

图 5-36　Fe@Fe$_3$O$_4$-DPA-Zn 纳米粒子在不同条件下的稳定性

5.2.4　细胞毒性实验

　　溶液层次的纳米粒子展现了很好的性质，但要应用于活体，还要先研究纳米粒子的生物毒性，只有无毒的纳米材料才有希望应用于临床上。利用 MTT 的方法，我们考察了实验用到 Fe@Fe$_3$O$_4$PEG、Fe@Fe$_3$O$_4$-FITC/DPA-Zn 对 4T1 细胞的体外毒性。由于 Fe@Fe$_3$O$_4$-DPA-Zn 纳米粒子还要用于进一步活体成像以及光热治疗，所以我们同时做了 4T1 和 HUVEC 两种细胞的体外毒性实验。一方面考察纳米粒子对肿瘤细胞的毒性，另一方面是纳米粒子对生物体内正常组织细胞的毒性。如图 5-37，即使浓度达到最大的 200 μg/mL，细胞存活率均在 90%以上，其他浓度也均未检测到纳米材料对细胞的明显毒性。由上述数据我们可以得出结论，Fe@Fe$_3$O$_4$PEG 和 Fe@Fe$_3$O$_4$-FITC/DPA-Zn 纳米粒子对于 4T1 细胞几乎无毒性，

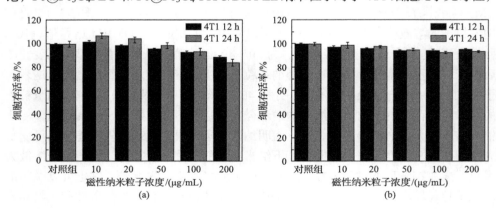

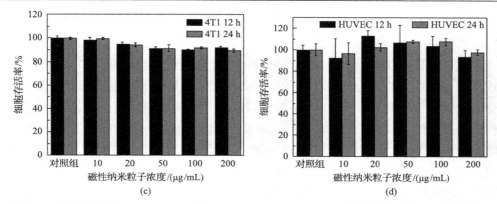

图 5-37　不同浓度的 Fe@Fe₃O₄PEG（a）、Fe@Fe₃O₄-FITC/DPA-Zn（b）纳米粒子对 4T1 的毒性，不同浓度的 Fe@Fe₃O₄-DPA-Zn 纳米粒子对 4T1（c）和 HUVEC（d）细胞的毒性

对体外细胞实验不会产生明显的干扰。Fe@Fe₃O₄-DPA-Zn 纳米粒子对肿瘤细胞和生物体正常细胞毒性均较低，适合后续活体实验的开展。

5.2.5　Fe@Fe₃O₄-DPA-Zn 纳米粒子细胞层次凋亡靶向研究

1. Fe@Fe₃O₄-DPA-Zn 纳米粒子对喜树碱诱导细胞凋亡的靶向研究

喜树碱是一种从喜树中提取的植物抗癌药物，已被人工成功合成。喜树碱药物对肠胃道癌等有比较好的疗效。在这里，喜树碱将作为一种凋亡诱导剂使用。喜树碱本身水溶性不好，首先将喜树碱溶解于 DMSO 中配成母液[23]。选取不同浓度的 CPT 溶液，对 4T1 细胞孵育 12 h 或 24 h，然后采用 MTT 法检测细胞的存活率。从图 5-38 可以看出，在 CPT 浓度为 32 μg/mL，孵育时间为 24 h，细胞凋

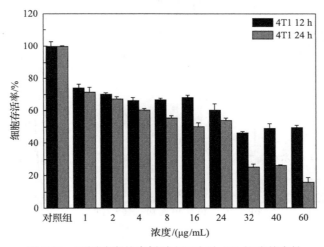

图 5-38　不同浓度的喜树碱（CPT）对 4T1 细胞的毒性

亡程度趋于平衡，达到较低水平（具体数值为 25.3%）。因此，后续实验选取这一孵育条件进行凋亡靶向的研究。

　　流式细胞术（flow cytometry），简称 FCM。该技术可以对液流中单列的细胞或单个的生物微粒逐个进行快速的定量分析以及分选。通过流式细胞仪来研究带有荧光的 Fe@Fe$_3$O$_4$-FITC/DPA-Zn 纳米粒子对 4T1 细胞孵育不同时间的荧光标记率来筛选最佳孵育时间。基于课题组对水溶性 Fe@Fe$_3$O$_4$PEG 的研究，筛选的实验范围为 0.5～4 h。由图 5-39 可知，从峰形来看，相比未经处理的 4T1 细胞，经 Fe@Fe$_3$O$_4$-FITC/DPA-Zn 纳米粒子孵育后主峰旁边出现小的凸起峰，而且孵育时间越长越明显，表明 4T1 细胞被荧光纳米粒子标记。孵育时间从 0.5 h 延长到 4 h，荧光标记率从 3.43%增长到 13.1%。随着孵育时间的增长，荧光标记率越来越大，但增幅不是很明显。当孵育时间为 2 h 时，荧光标记率达到 7.9%，完全可以满足我们下一步实验的需要。我们选取孵育时间为 2 h，既有一定的荧光标记率满足实验需要，又使细胞实验可以较为迅速地开展。从荧光标记率的数值来看，4T1 细胞仅靠内吞作用对纳米材料的摄取还是非常有限，因而有必要开发靶向材料，通过靶向作用加大细胞对纳米粒子的摄取量。因此，利用 Fe@Fe$_3$O$_4$-FITC/DPA-Zn 纳米粒子，来开展细胞凋亡靶向的研究。

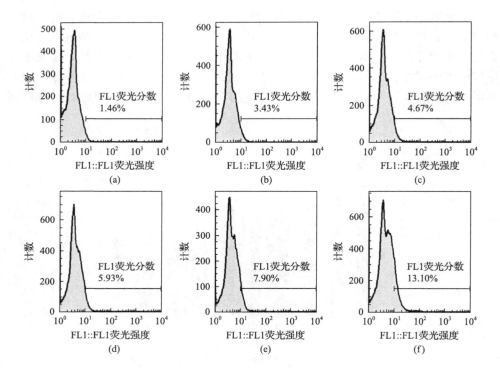

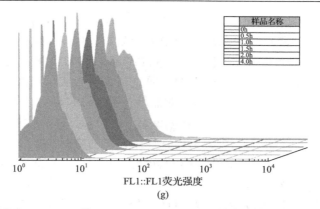

图 5-39 选取浓度为 100 μg/mL 的 Fe@Fe₃O₄-FITC/DPA-Zn 纳米粒子对 4T1 细胞孵育不同的时间

(a)~(f)分别为 0 h、0.5 h、1 h、1.5 h、2 h、4 h;(g)为纳米粒子孵育不同时间 FL1 通路合成图

采用流式细胞仪确认细胞凋亡模型的建立。在 CPT 浓度为 32 μg/mL,孵育时间为 24 h 下,通过 Annexin-FITC/PI 凋亡试剂盒对经 CPT 诱导的细胞凋亡模型 A 进行双染色。如图 5-40,从凋亡双染色的十字图来看,活细胞占比为 71.6%,早期凋亡细胞占比为 14.7%,晚期凋亡细胞占比为 10.3%,死亡细胞占比为 3.2%。

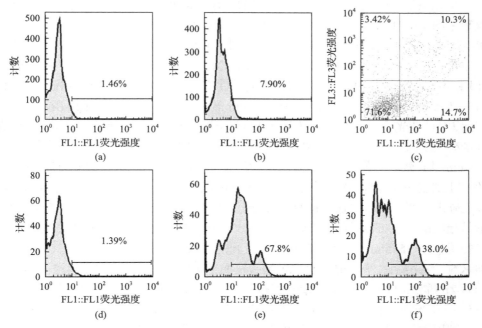

图 5-40 正常组(a)、模型对照组(b)、凋亡组(d)、实验组(e)和封闭组(f)的荧光标记曲线图,通过 Annexin-FITC/PI 双染色评价细胞凋亡模型 A 的凋亡比率(c)

由于 DPA-Zn 和磷脂酰丝氨酸具有特异性结合能力，Fe@Fe₃O₄-FITC/DPA-Zn 纳米粒子可以实现早期凋亡和晚期凋亡细胞的检测。早期凋亡细胞和晚期凋亡细胞比例的加和为 25%，可以采用该模型来研究 Fe@Fe₃O₄-FITC/DPA-Zn 纳米粒子的凋亡靶向作用。正常组为模型对照组的参照，凋亡组为实验组和封闭组的参照。图 5-40(b)、(e)和(f)分别对应了模型对照组、实验组和封闭组荧光标记曲线图。Fe@Fe₃O₄-FITC/DPA-Zn 纳米粒子(100 μg/mL)孵育 2 h 后，模型对照组为 7.9%，荧光产生主要由于健康 4T1 细胞的内吞作用；封闭组利用小分子 DPA-Zn 先封闭外翻的磷脂酰丝氨酸靶点，然后用 Fe@Fe₃O₄-FITC/DPA-Zn 纳米粒子孵育，数值为 38%，高于模型对照组，可能是由于小分子 DPA-Zn 封闭不完全，还有少部分磷脂酰丝氨酸外翻，在 Fe@Fe₃O₄-FITC/DPA-Zn 纳米粒子内吞的过程中仍然存在一定程度的凋亡作用，还可以结合 Fe@Fe₃O₄-FITC/DPA-Zn 纳米粒子，使荧光标记率变大；实验组荧光标记率为 67.8%，要远远高于模型对照组和封闭组，充分说明 Fe@Fe₃O₄-FITC/DPA-Zn 纳米粒子有很好的凋亡靶向作用。实验组和封闭组的峰形呈现多峰状，可能是由于细胞摄取纳米材料的量增多导致细胞形态发生变化。

2. Fe@Fe₃O₄-DPA-Zn 纳米粒子对 DOX 诱导细胞凋亡的靶向研究

激光扫描共聚焦显微镜(CLSM)以激光作扫描光源，并通过计算机对测试对象数字图像处理，最终输出为需要的图片，其特点是对样品断层扫描以及成像，可实现无损伤观察、分析细胞的结构。由于 DOX 本身具有荧光，采用 DOX 诱导细胞凋亡，可以更加直观地观测到 Fe@Fe₃O₄-FITC/DPA-Zn 纳米粒子的凋亡靶向作用。实验中，根据 FITC 和 DOX 的光谱性质，选取 488 nm 为激发光源，收集 515～535 nm 处 FITC 荧光以及 575～595 nm 处 DOX 荧光。如彩图 10 所示，对比三组 FITC 荧光强度，不难看出实验组的荧光强度远远大于封闭组，封闭组的荧光强度略大于凋亡组。凋亡组即凋亡模型 B(经 DOX 凋亡诱导的 4T1 细胞)，其在 515～535 nm 具有微弱的荧光，表明 DOX 本身会产生背景荧光，所以我们没有选取健康的 4T1 细胞一起进行比较。分析 575～595 nm 图像，我们可以看出三个分组的红色荧光强度相当，表示细胞内吞 DOX 的剂量相当，也即 DOX 对 515～535 nm 的贡献是相同的，故可以排除 DOX 对 515～535 nm 的干扰。在同样的 DOX 条件下，实验组 515～535 nm 荧光强度最强，荧光的贡献来源于 Fe@Fe₃O₄-FITC/DPA-Zn 纳米粒子，纳米粒子对凋亡的 4T1 细胞发挥了凋亡靶向作用。封闭组经过小分子 DPA-Zn 孵育，封闭了裸露的磷脂酰丝氨酸，纳米粒子不能与它结合，因而对 515～535 nm 荧光强度贡献甚微，所以与凋亡组相差不大。

利用软件定量分析后，我们可以更为直观地进行比较(图 5-41)。凋亡组荧光强度比为 0.30，封闭组荧光强度比为 0.42，实验组荧光强度比为 0.94。无论从图像定性判断还是数值定量分析，都说明 Fe@Fe₃O₄-FITC/DPA-Zn 纳米粒子具有较好凋亡靶向作用。

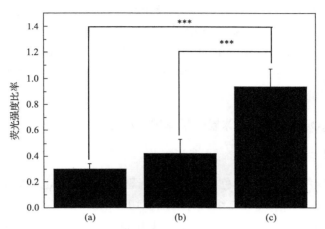

图 5-41　通过 Image J 软件对图 5-44 荧光强度比值（FITC/DOX）进行定量分析
(a)，(b)和(c)组分别对应凋亡组、封闭组和实验组，***$P<0.001$，$n=7$

核磁共振分辨率高、穿透深度大，无疑是一种非常好的凋亡检测手段。Fe@
Fe₃O₄纳米粒子具有较高的饱和磁化强度，可以作为 T_2 核磁共振成像造影剂，使
T_2 缩短。磁性纳米粒子的浓度与 T_2 数值存在负相关性，磁性纳米粒子的浓度越
大，T_2 值越小。T_2 造影剂通过干扰外部局部磁环境，使相邻氢质子在弛豫过程中
很快产生相互作用，减弱信号，从而使图像变暗。通过磁共振信号的变化，可以
直接获取纳米粒子在细胞中的富集量信息。从图 5-42 可以看出，模型对照组、实
验组和封闭组的 $\Delta T_2/T_2$ 值分别为 71.4%、88.4%和 75.7%。相对直接材料孵育的模
型对照组和经 DOX 诱导的封闭组，实验组 $\Delta T_2/T_2$ 值的变化最大，且封闭组与直

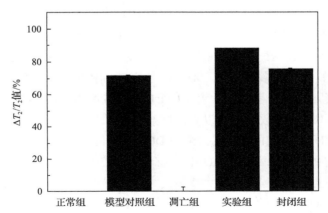

图 5-42　正常组、模型对照组、凋亡组、实验组和封闭组的 $\Delta T_2/T_2$ 值

接材料孵育组相近，说明 Fe@Fe$_3$O$_4$-DPA-Zn 具有凋亡靶向作用，提高了 MRI 的 T$_2$ 成像效果。通过细胞核磁共振实验和激光共聚焦实验，均说明了合成的纳米粒子在细胞层次有很好的凋亡靶向作用。

对于喜树碱和 DOX 诱导的两种细胞凋亡模型，分别通过流式细胞术、细胞核磁共振实验和激光共聚焦实验三种手段，均说明了我们合成的纳米粒子在细胞层次有很好的凋亡靶向作用。

5.2.6　Fe@Fe$_3$O$_4$-DPA-Zn 纳米粒子活体层次凋亡靶向研究

1. 肿瘤凋亡模型的确认

三组肿瘤组织切片 HE 染色相比较，从病理学角度看，正常组切片没有出现明显变化，DOX-1 组和 DOX-2 组的肿瘤组织切片中出现了较多细胞缺失和细胞坏死的现象，定性说明经 DOX 凋亡诱导 4T1 肿瘤凋亡程度变大。TUNEL 染色图片中清晰可见经苏木精染色的蓝色细胞核，随 DOX 诱导凋亡程度加大，视野内被染成棕色的阳性细胞增多（彩图 11）。由彩图 11(c)，对 TUNEL 染色进行统计分析，正常、DOX-1 和 DOX-2 组的凋亡指数分别为 23.4%、33.7% 和 39.6%，对于正常生长的 4T1 肿瘤而言也是存在凋亡现象的。整体来看，凋亡指数在数值上为明显的梯度变化，即说明肿瘤凋亡模型的成功建立，为后续活体实验提供了平台。

2. 活体 ICP-MS 实验

为了监测肿瘤部位纳米粒子的确切聚集量，对正常、DOX-1 和 DOX-2 组三组肿瘤模型分别尾静脉注射了不带凋亡靶向的 Fe@Fe$_3$O$_4$PEG 和带凋亡靶向的 Fe@Fe$_3$O$_4$-DPA-Zn 两种纳米粒子，注射后 3 h 或 10 h 将小鼠处死，肿瘤离体硝化测试肿瘤部位的含铁量。从图 5-43 可见，3 h 和 10 h 趋势基本相同，因而重点分析 3 h 这一时间点。经肿瘤凋亡模型的确认实验可知，随 DOX 注射次数的增多，肿瘤凋亡程度呈现梯度变大。对于 Fe@Fe$_3$O$_4$PEG 纳米粒子，不具有凋亡靶向单元，因而肿瘤凋亡程度对其摄取量影响不大，%ID/g 均在 70% 附近。对于 Fe@Fe$_3$O$_4$-DPA-Zn 纳米粒子，随肿瘤凋亡程度的增大，Fe@Fe$_3$O$_4$-DPA-Zn 纳米粒子的靶向性越来越明显，通过 ICP-MS 数值也可以看出肿瘤部位铁含量越来越大，ID%/g 从正常组的 75.7% 到 DOX-1 组的 90.9%，再到 DOX-2 组的 104.8%，呈现凋亡放大的趋势。对比同一肿瘤模型，Fe@Fe$_3$O$_4$-DPA-Zn 纳米粒子与 Fe@Fe$_3$O$_4$PEG 纳米粒子摄取量的差值也随凋亡程度的增大逐渐变大，从正常组的 12.3% 到 DOX-1 组的 21.6%，再到 DOX-2 组的 24.8%。总之，随凋亡程度增大，Fe@Fe$_3$O$_4$-DPA-Zn 纳米粒子凋亡作用越明显，表现为纳米粒子在肿瘤部位富集更迅速，富集的量更大。

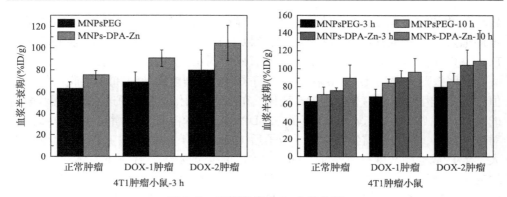

图 5-43　不同肿瘤中 Fe 含量分析

对正常、DOX-1 和 DOX-2 组三组肿瘤模型经尾静脉注射 Fe@Fe₃O₄PEG 和 Fe@Fe₃O₄-DPA-Zn 3 h(a)后，肿瘤
部位 Fe 含量 ICP 定量分析；(b)分别尾静脉注射两种纳米粒子后 3 h 和 10 h 的肿瘤部位 Fe 含量对比图
MNPs=Fe@Fe₃O₄

3. 活体 MRI 实验[24]

为了更直观研究肿瘤部位 Fe@Fe₃O₄-DPA-Zn 纳米粒子的富集情况，利用磁共振成像的手段对肿瘤部位进行成像。对正常、DOX-1 和 DOX-2 组三组肿瘤模型分别尾静脉注射 Fe@Fe₃O₄-DPA-Zn 纳米粒子，并对肿瘤部位进行成像追踪。从图 5-44 可见，正常组图片灰度基本没有变化，DOX-1 组图片在 10 h 时明显变暗，DOX-2 组图片在 3 h 时即开始变暗。通过磁共振成像，利用 Fe@Fe₃O₄-DPA-Zn 纳米粒子的凋亡靶向作用，可实现对肿瘤凋亡模型快速成像，对于凋亡程度较小的肿瘤模型成像需要的时间更长或者基本没有造影效果。虽然肿瘤组织本身具有 EPR 效应，对

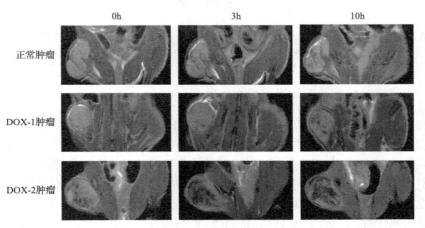

图 5-44　正常、DOX-1 和 DOX-2 组三组肿瘤模型经尾静脉注射 Fe@Fe₃O₄-DPA-Zn
纳米粒子肿瘤部位的不同时间 MRI 图
加圈位置为肿瘤

较小尺寸的纳米粒子有截留作用，但相比较靶向作用而言，需要较长的时间，也即通过凋亡靶向作用大大提高了纳米粒子的富集效率。从成像的效果来看，Fe@Fe₃O₄-DPA-Zn 纳米粒子是一种非常有效的凋亡靶向磁共振探针。

利用核磁共振的 T_2 map 程序，我们采集了肿瘤模型肿瘤和肌肉部位的 T_2 数值，鉴于肌肉组织的 T_2 值基本没有变化，在这里被用作参照，通过比较肿瘤和肌肉的 T_2 数值比(T/M)来定量分析 Fe@Fe₃O₄-DPA-Zn 纳米粒子的富集情况。如图 5-45，对于正常组，从注射前到注射纳米粒子后 10 h，T/M 的值均在 1.4 附近，变化不大，与 T_2 成像图灰度一致。对于 DOX-1 组，注射纳米粒子后 10 h T/M 比值最小，约为 1.0。对于 DOX-2 组，注射纳米粒子后 3h 和 10 h T/M 比值接近，约为 0.7，即 3 h 已达到了较理想的成像效果。总之，Fe@Fe₃O₄-DPA-Zn 纳米粒子在肿瘤部位的磁共振成像效果代表着肿瘤的凋亡程度，是一种有效的新型非侵入凋亡靶向纳米探针。

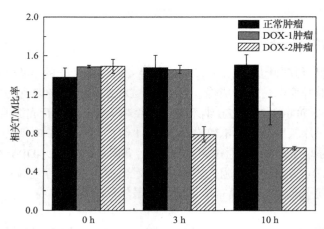

图 5-45　利用 7.0T 磁共振成像仪 T_2 map 对正常、DOX-1 和 DOX-2 组三组肿瘤模型
肿瘤和肌肉部位的 T_2 数值比(T/M)分析

5.2.7　活体光热治疗及肿瘤组织切片分析

从活体磁共振成像的效果看，Fe@Fe₃O₄-DPA-Zn 纳米粒子对于 DOX-2 肿瘤模型可以在较短的时间较大程度地富集。Fe@Fe₃O₄-DPA-Zn 纳米粒子设计的目的就是靶向肿瘤凋亡模型，DOX-2 肿瘤模型最适合于凋亡靶向光热治疗而被选择。为了说明凋亡靶向光热治疗的高效性，选择单次纳米粒子注射单次激光照射的方法进行治疗，且在治疗后一天即对小鼠进行处死、取肿瘤以及切片分析(图 5-46)。从治疗小鼠的照片看，Fe@Fe₃O₄-DPA-Zn-3h 组和 Fe@Fe₃O₄-DPA-Zn-10h 组相对于其他三组，肿瘤颜色较黑，从某方面可以说明材料的富集量大。对比五组肿瘤组织切片 HE 染色，从病理学角度看，生理盐水、Fe@Fe₃O₄PEG-3h、Fe@Fe₃O₄PEG-10h

三组切片未出现明显区别，但是 DOX-1 组和 DOX-2 组的肿瘤组织切片中明显出现了较多的细胞缺失和细胞坏死的现象，定性说明注射 Fe@Fe₃O₄-DPA-Zn 纳米粒子，通过凋亡靶向作用发挥了较好的光热治疗作用。从 TUNEL 染色图片看，DOX-1 组和 DOX-2 组视野内被染成棕色的阳性细胞也高于其他三组。图 5-46（d）是对 TUNEL 染色进行定量统计，生理盐水、Fe@Fe₃O₄PEG-3h、Fe@Fe₃O₄PEG-10h、Fe@Fe₃O₄-DPA-Zn-3h 和 Fe@Fe₃O₄-DPA-Zn-10h 组的凋亡指数分别为 27.0%、33.2%、29.7%、51.1%和 56.1%。在 DOX 诱导的肿瘤凋亡模型的基础上，Fe@Fe₃O₄-DPA-Zn 发挥很好的凋亡靶向作用，在肿瘤处大量富集。接着在较低剂量的激光（0.5W/cm²）照射下，肿瘤处的 Fe@Fe₃O₄ 纳米粒子展现优良的光热转换作用，发挥了凋亡靶向光热治疗作用。

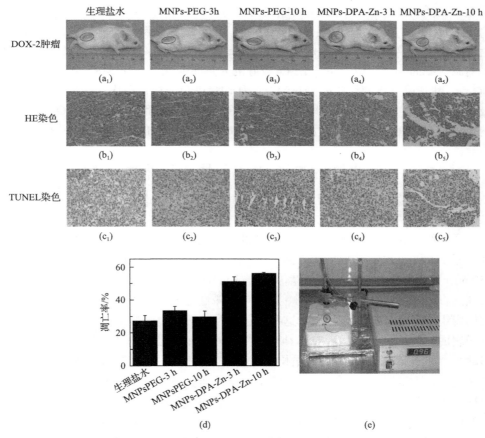

图 5-46　生理盐水、Fe@Fe₃O₄PEG-3h、Fe@Fe₃O₄PEG-10h、Fe@Fe₃O₄-DPA-Zn-3h 和 Fe@Fe₃O₄-DPA-Zn-10h 组的小鼠照片（a）、HE 组织切片（b）、TUNEL 组织切片（c）、TUNEL 组织切片定量分析（d）以及光热治疗的装置图（e）
MNPs=Fe@Fe₃O₄

5.2.8 小结

主要合成了一种具有凋亡靶向功能的 Fe@Fe$_3$O$_4$-DPA-Zn 纳米粒子，可用于活体肿瘤凋亡 MRI 以及高效的凋亡靶向光热治疗。合成的 Fe@Fe$_3$O$_4$水合直径小于 50 nm，在水溶液中性质稳定、分散性好。通过细胞实验说明了 Fe@Fe$_3$O$_4$-DPA-Zn 纳米粒子具有较低的细胞毒性。通过流式细胞实验、激光共聚焦细胞实验和磁共振细胞实验，均说明了纳米探针 Fe@Fe$_3$O$_4$-DPA-Zn 的凋亡靶向作用。利用纳米探针 Fe@Fe$_3$O$_4$-DPA-Zn 较好的凋亡靶向作用，通过肿瘤部位活体磁共振成像说明 Fe@Fe$_3$O$_4$-DPA-Zn 纳米粒子在凋亡肿瘤中具有较好的凋亡靶向作用。将纳米粒子经尾静脉注入正常、DOX-1 和 DOX-2 组三组肿瘤模型，对于正常肿瘤组，未见明显 T$_2$信号出现。对于 DOX-1 肿瘤组，在 10 h 时 T$_2$信号明显。对于 DOX-2 肿瘤组，在 3 h 时即开始有较明显的 T$_2$信号。从 T$_2$造影成像梯度效果看，随肿瘤凋亡程度增大 T$_2$信号呈现放大趋势。鉴于 Fe@Fe$_3$O$_4$-DPA-Zn 纳米粒子在凋亡肿瘤中的凋亡靶向作用，以及 Fe@Fe$_3$O$_4$较好的光热转换能力，在 MRI 引导下，利用 DOX-2 肿瘤鼠进行凋亡靶向光热治疗。从切片染色分析，单次注射经过 808 nm 激光(0.5W/cm^2, 10 min)照射即表现出较好的治疗效果，都说明 Fe@Fe$_3$O$_4$-DPA-Zn 纳米粒子在 MRI 凋亡成像以及凋亡靶向治疗方面有着广阔的应用前景[25]。

5.3　PEG 修饰的 Fe@Fe$_3$Ge$_2$核壳纳米粒子的制备及其在 MRI/光热/光动力学治疗中的研究

磁性纳米粒子在生物医学中表现出很大的发展潜力。首先，磁性纳米粒子尺寸可控，通过合成方法可以得到一些尺寸比细胞(10～100 μm)、病毒(20～450 nm)、蛋白质(5～50 nm)、遗传因子(2 nm 宽，10～100 nm 长)小的，从几纳米到几百纳米的磁性纳米粒子[26]。这意味着磁性纳米粒子可以进入生物体内与生物体内组织发生反应，实际上，这些粒子通常与一些生物试剂反应，包裹在纳米粒子表面。其次，这些纳米粒子具有磁性，遵循库仑定律，受外部磁场的影响而移动[27, 28]。外部磁场可以穿透人体组织进而控制体内磁性纳米粒子的移动而到达靶向区域，用这种方法可以在磁性纳米粒子外面负载药物如抗癌药物，运送到人们选择的区域如肿瘤组织[29]。另外，磁性纳米粒子在生物医学中可以作为 MR 成像的造影剂、磁热治疗剂和光热试剂等。磁性纳米粒子独特的物理性质使其在生物医学领域有许多潜在性的应用。磁性纳米粒子由于优良的磁性和光热性质，在生物医学领域受到广泛的关注。通过高温热解法成功获得了 Fe@Fe$_3$Ge$_2$核壳纳米粒子，经过磷脂(DSPE-PEG$_{2000}$)改性后，得到水合粒径为 50 nm 左右的 Fe@Fe$_3$Ge$_2$PEG 纳米粒子(图 5-47)。该纳米粒子既具有优良的磁性又具有光热和光动力学性质，可以在活体中对肿瘤实现 MR 成像引导的光热/光动力学治疗。

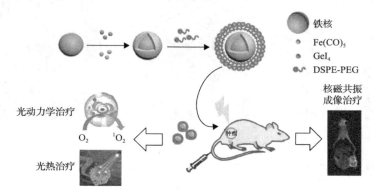

图 5-47　Fe@Fe₃Ge₂PEG 纳米粒子制备及应用示意图

5.3.1　油溶性 Fe@Fe₃Ge₂ 纳米粒子的制备与表征

参考经典的合成体心立方铁纳米粒子的方法，在油胺、油酸体系中通过高温热解法合成出具有晶型结构的 Fe 核，在此基础上加入 GeI₄ 和 Fe(CO)₅，再缓慢升温到 260℃时，在 Fe 核外面形成一定厚度的壳层结构，最终形成具有明显核壳结构的纳米粒子[30-33][图 5-48(c)]，其粒径为(11±0.9)nm，粒径均一，分散性很好。从图 5-48(a)纳米粒子的 XRD 图谱中可以看出，合成的油溶性核壳纳米粒子与 JCPDS 85-1410 的 Fe 和 JCPDS 65-5547 的 Fe₃.₂Ge₂ 相对应，因此该纳米粒子为 Fe@Fe₃Ge₂。Fe@Fe₃Ge₂ 的高分辨电子显微镜[图 5-48(d)]和外壳的选区电子衍射[图 5-48(e)]显示外壳具有一定的晶型结构，其(102/110)晶面的晶格条纹 a=2.1 Å，与 PDF 卡片相一致。如图 5-48(b)所示，纳米粒子的饱和磁化强度 M_s=53.3 emu/g；矫顽力 M_r=5.02 Oe，这是由于这种新型核壳纳米粒子具有很大晶型结构的 Fe 核。因此，该纳米粒子可以用于 MR 成像。

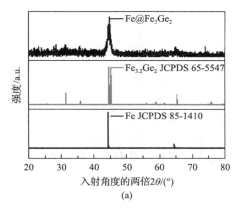

(a)

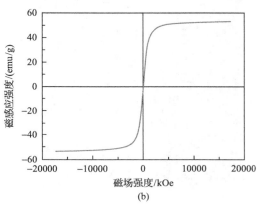

(b)

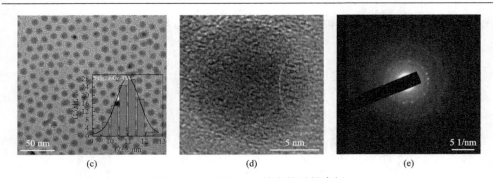

(c)   (d)   (e)

图 5-48　Fe@Fe₃Ge₂ 纳米粒子的表征

(a)Fe@Fe₃Ge₂ 的 XRD 图谱；(b)油溶性 Fe@Fe₃Ge₂ 的磁滞回线；(c)油溶性 Fe@Fe₃Ge₂ 的 TEM 图；
(d)Fe@Fe₃Ge₂ 的高分辨电镜图；(e)Fe@Fe₃Ge₂ 的选区电子衍射

5.3.2　水溶性 Fe@Fe₃Ge₂PEG 的制备与表征

油溶性 Fe@Fe₃Ge₂ 纳米粒子需要经过生物相容性好的基团改性才能用于生物体，因此，选取生物相容性好、毒性低的磷脂(DSPE-PEG)修饰 Fe@Fe₃Ge₂ 纳米粒子。将 Fe@Fe₃Ge₂ 纳米粒子和 DSPE-PEG 分别溶于 3 mL 氯仿，待充分溶解后将 DSPE-PEG 逐滴加入 Fe@Fe₃Ge₂ 纳米粒子的茄形瓶中，放入摇床，振荡 12 h 后通过旋转蒸发仪蒸发去除氯仿，然后分散在二次水中[34]，Fe@Fe₃Ge₂ 纳米粒子外表裸露出的配体和 DSPE-PEG 通过疏水相互作用，形成分散性很好，粒径均一的水溶性 Fe@Fe₃Ge₂PEG[图 5-49(a),(b)]，其粒径为(15.35±1.25)nm。通过纳米粒度分析仪测试[图 5-49(c),(d)]，Fe@Fe₃Ge₂PEG 分散在二次水的水合粒径为 (44.4±0.1)nm，Zeta 电位为(−28.8±0.5)mV。该水溶性纳米粒子的 Zeta 电位为负，能在物体内稳定存在，并且具有很小的水合粒径，很容易被生物体代谢而不会对组织器官造成损害。

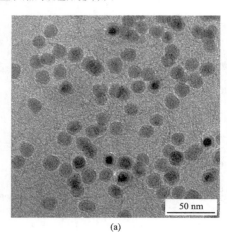

(a)

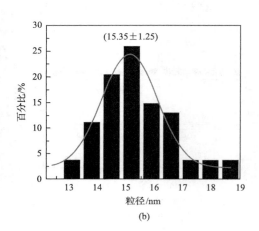

(b)

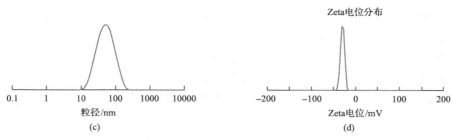

图 5-49　Fe@Fe₃Ge₂PEG 的表征

(a)磷脂 PEG 修饰过的 MNPsPEG 的 TEM；(b)MNPsPEG 的粒径统计；
(c)MNPsPEG 的水合粒径；(d)MNPsPEG 的 Zeta 电位
MNPs=Fe@Fe₃Ge₂

5.3.3　Fe@Fe₃Ge₂PEG 的稳定性探究

为了探究 Fe@Fe₃Ge₂PEG 的稳定性，对其进行了分散稳定性和光照稳定性的研究。图 5-50(a) 为 Fe@Fe₃Ge₂PEG 分别分散在二次水和 90%DMEM+10%血清中(NPs)的粒径追踪，经过 8 天的粒径追踪，Fe@Fe₃Ge₂PEG 在二次水和 90%DMEM+10%血清中粒径基本不变，说明 Fe@Fe₃Ge₂PEG 在模拟生物体环境内有很好的分散稳定性。图 5-50(b) 为 Fe@Fe₃Ge₂PEG 在 808 nm 激光下照射 15 min 前后的紫外吸收谱图，光照前后 Fe@Fe₃Ge₂PEG 的紫外吸收几乎无变化，说明了 Fe@Fe₃Ge₂PEG 在 808 nm 激光光照下非常稳定，为在细胞、活体层次的实验提供了理论基础。

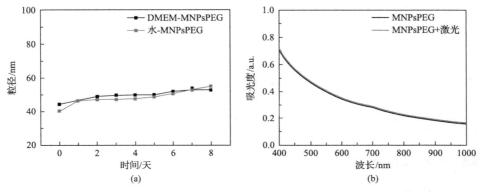

图 5-50　MNPsPEG 的粒径追踪(a) 及 MNPsPEG 的光照前后紫外吸收谱图(b)
MNPs=Fe@Fe₃Ge₂

5.3.4　Fe@Fe₃Ge₂PEG 的溶液 MRI 实验

为了评价 Fe@Fe₃Ge₂PEG 作为 T₂ 造影剂的效果和性能，在场强为 0.5 T 的低场核磁共振成像分析仪中测试 Fe@Fe₃Ge₂PEG 溶液的弛豫时间和成像效果。如图 5-51(a)，测试不同浓度梯度的 Fe@Fe₃Ge₂PEG 溶液的 T_2 值，然后将一系列浓度梯度的 Fe@Fe₃Ge₂PEG 通过 ICP 硝化，计算出浓度[35]。将 $1/T_2$ 作为纵坐标，Fe@Fe₃Ge₂PEG 作为横坐标，用 Origin 作图，线性拟合得出弛豫率为 135.8 L/(mmol·s)。然后对不同浓度梯度的 Fe@Fe₃Ge₂PEG 溶液做 T_2 加权成像[36,37]，如图 5-51(b)所示，说明 Fe@Fe₃Ge₂PEG 适合做 T_2 造影剂，可以用于生物体体内 MR 成像。

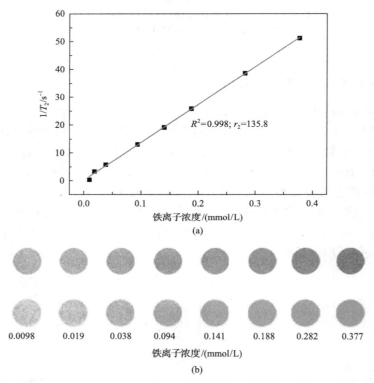

图 5-51　Fe@Fe₃Ge₂PEG 的 T₂ 弛豫率(a)和不同浓度下的 MRI(b)

5.3.5　Fe@Fe₃Ge₂PEG 的光热性质

为了探究 Fe@Fe₃Ge₂PEG 的光热效果，对 Fe@Fe₃Ge₂PEG 进行了一系列的光热性质测试。图 5-52(a)分别对不同浓度(0 μg/mL、50 μg/mL、100 μg/mL、200 μg/mL、300 μg/mL)的 Fe@Fe₃Ge₂PEG 水溶液进行 808 nm 激光光照，功率密度为 1.27 W/cm²，黑色点线是水的升温曲线，相对于水的升温曲线，浓度在 50~300 μg/mL 的 Fe@Fe₃Ge₂PEG 水溶液升温效果都很好，浓度在 200 μg/mL 以上的 Fe@Fe₃Ge₂PEG 溶液可以升高 10℃以上。图 5-52(b)是 Fe@Fe₃Ge₂PEG 的循环

升温曲线，在经过 8 个循环升温过程中，其升温效果保持良好，Fe@Fe₃Ge₂PEG 具有良好的光热稳定性。图 5-52(c) 和图 5-52(d) 是计算 Fe@Fe₃Ge₂PEG 的光热转换效率，根据文献中的计算公式：

$$\eta = \frac{hA\Delta T_{\max} - Q_{\mathrm{Dis}}}{I\left(1 - 10^{-A_{808}}\right)} \tag{5-1}$$

式中，η 是光热转换效率；h 是传热系数；A 是容器的表面积；$\Delta T_{\max}$ 是 Fe@Fe₃Ge₂PEG 溶液升高的最高温度与环境温度的差；Q_{Dis} 是溶剂部分光照下吸收的能量；I 为功率密度；A_{808} 是 Fe@Fe₃Ge₂PEG 溶液在 808 nm 处的吸光度[38]。

式(5-1)中只有 hA 是通过图 5-52(d) 的降温曲线拟合的$-\ln\theta$ 计算出来的，计算的光热转换效率 $\eta=20.9\%$，这表明了 Fe@Fe₃Ge₂PEG 在生物体内将会有较好的光热治疗效果。

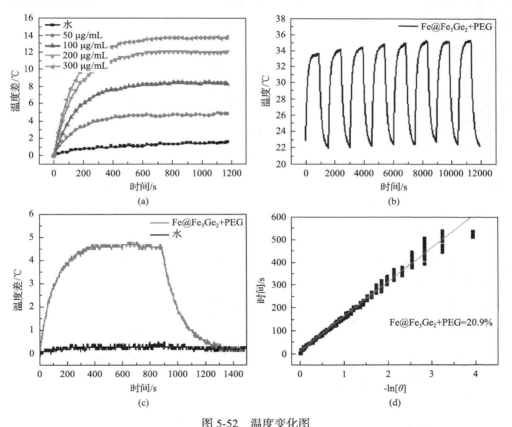

图 5-52　温度变化图

(a) 不同浓度下在 808 nm 激光照射下 Fe@Fe₃Ge₂PEG 的升温曲线；(b) Fe@Fe₃Ge₂PEG 的循环升温曲线；
(c) Fe@Fe₃Ge₂PEG 升温降温曲线；(d) 降温曲线拟合的$-\ln\theta$ 与时间图

5.3.6　Fe@Fe₃Ge₂PEG 的单线态氧产生能力的研究

为了研究 Fe@Fe₃Ge₂PEG 的光动力学性质，设计了 Fe@Fe₃Ge₂PEG 在四种不同波长(660 nm、730 nm、808 nm、980 nm)的激光照射下的光动力学实验，每种波长设置三个组实验：(a)纯 ABDA 对照组；(b)NaN₃ 抑制组；(c)实验组。实验采用 ABDA 为指示剂，ABDA 是一种单线态氧($^1O_2$)检测剂，能与 $^1O_2$ 反应产生内氧化物，使 ABDA 的荧光活性降低。NaN₃ 是一种抑制剂，能捕获 $^1O_2$，从而阻止 ABDA 与 $^1O_2$ 反应，使 ABDA 的荧光强度不变。

1. 不同激光光照对 Fe@Fe₃Ge₂PEG 光动力学性质的影响

Fe@Fe₃Ge₂PEG 在 660 nm 激光照射下的光动力学效果如图 5-53 所示，实验组中，Fe@Fe₃Ge₂PEG 在 660 nm 激光(功率密度 1.27 W/cm²)下照射 30 min，ABDA 的荧光强度减弱 15%。这说明 Fe@Fe₃Ge₂PEG 在 660 nm 激光照射下光动力学效果很小。

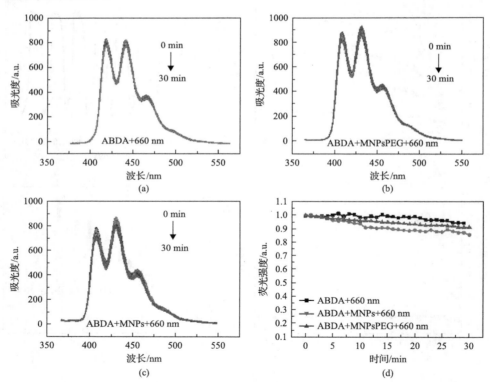

图 5-53　Fe@Fe₃Ge₂PEG 在 660 nm 激光照射下的光动力学性质

(a)ABDA 对照组；(b)NaN₃ 抑制组；(c)实验组；(d)在 426 nm 处 ABDA 在 30 min 内的荧光强度

MNPs=Fe@Fe₃Ge₂

　　图 5-54 是 Fe@Fe₃Ge₂PEG 在 730 nm 激光照射下的光动力学效果，激光功率密度为 1.27 W/cm²。从图 5-54(a)可以看出纯 ABDA 对照组中，ABDA 的荧光强度没有减弱，而实验组中 ABDA 的荧光强度减弱了 32.5%[图 5-54(c)]，说明了实验组 ABDA 荧光强度减弱是由于 Fe@Fe₃Ge₂PEG 在 730 nm 激光照射下，产生了 ${}^1O_2$，从而使 ABDA 的荧光活性消失。抑制组中加入饱和 NaN₃，产生的 ${}^1O_2$ 被 NaN₃ 捕获，所以 ABDA 的荧光强度不会减弱[图 5-54(b)]。由此可知 Fe@Fe₃Ge₂PEG 在 730 nm 激光光照下有一定的光动力学效果。

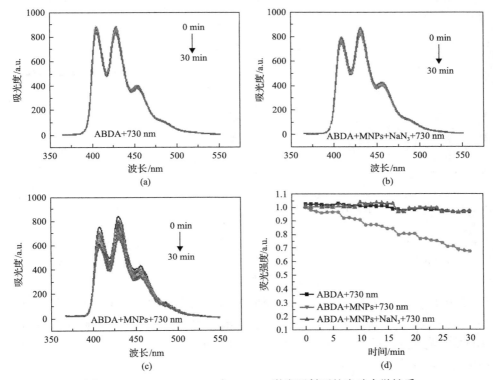

图 5-54　Fe@Fe₃Ge₂PEG 在 730 nm 激光照射下的光动力学性质
(a) ABDA 对照组；(b) NaN₃ 抑制组；(c) 实验组；(d) 波长在 426 nm 处 ABDA 在 30 min 内的荧光强度
MNPs=Fe@Fe₃Ge₂

　　图 5-55 是 Fe@Fe₃Ge₂PEG 在 808 nm 激光照射下的光动力学效果，激光功率密度为 1.27 W/cm²。从图 5-55(a)可以看出纯 ABDA 对照组中，ABDA 的荧光强度没有减弱，而实验组中 ABDA 的荧光强度在 30 min 减弱了 52%[图 5-55(c)]，说明实验组 ABDA 荧光强度减弱是由于 Fe@Fe₃Ge₂PEG 在 808 nm 激光照射下，产生了 ${}^1O_2$，从而使 ABDA 的荧光活性消失。抑制组中加入饱和 NaN₃，产生的 ${}^1O_2$ 被 NaN₃ 捕获，所以 ABDA 的荧光强度不会减弱[图 5-55(b)]。由此可知 Fe@Fe₃Ge₂PEG 在 808 nm 激光光照下有一定的光动力学效果。

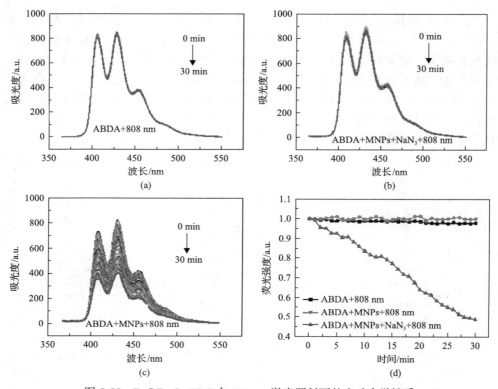

图 5-55　Fe@Fe₃Ge₂PEG 在 808 nm 激光照射下的光动力学性质

(a) ABDA 对照组；(b) NaN₃ 抑制组；(c) 实验组；(d) 426 nm 处 ABDA 在 30 min 内的荧光强度

MNPs=Fe@Fe₃Ge₂

Fe@Fe₃Ge₂PEG 在 980 nm 激光照射下的光动力学效果如图 5-56 所示，实验组中，Fe@Fe₃Ge₂PEG 在 980 nm 激光（功率密度 1.27 W/cm^2）下照射 30 min，ABDA 的荧光强度减弱 6%［图 5-56(c)］。这说明 Fe@Fe₃Ge₂PEG 在 980 nm 激光照射下光动力学效果很小。

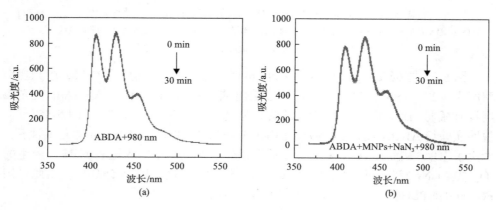

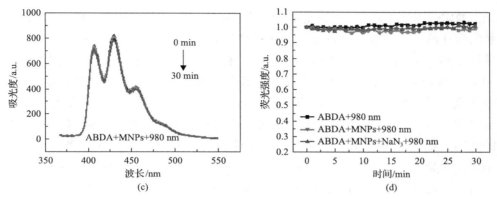

图 5-56　Fe@Fe₃Ge₂PEG 在 980 nm 激光照射下的光动力学性质

(a) ABDA 对照组；(b) NaN₃ 抑制组；(c) 实验组；(d) 426 nm 处 ABDA 在 30 min 内的荧光强度

MNPs=Fe@Fe₃Ge₂

　　Fe@Fe₃Ge₂PEG 在近红外激光光照下产生单线态氧，其机理可能是 Fe@Fe₃Ge₂ PEG 在近红外激光光照下，Fe@Fe₃Ge₂ 的局域表面等离子体共振(LSPR)带隙大于单线态的能量带隙[39]。因此，通过 Fe@Fe₃Ge₂ 局域表面等离子体共振介导的能量转移促使三线态氧形成单线态氧。Fe@Fe₃Ge₂PEG 在四种不同波长(660 nm、730 nm、808 nm、980 nm)的激光照射下的光动力学实验中，从图 5-57 可以看出近红外光为 808 nm 激光光照，Fe@Fe₃Ge₂PEG 的光动力学效果最好。由此可知，在后续的实验中，将采用 808 nm 激光进行实验。

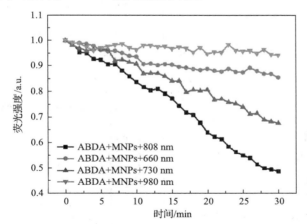

图 5-57　Fe@Fe₃Ge₂PEG 在四种波长的激光光动力学性质对比

MNPs=Fe@Fe₃Ge₂

2. Fe@Fe₃Ge₂PEG 在 808 nm 光照下产生了 ¹O₂

为了验证 Fe@Fe₃Ge₂PEG 在 808 nm 激光照射下产生的是 ¹O₂，我们分别对光动力学实验中可能会出现的活性氧进行了排除[40]。NaN₃ 是一种对 $^1O_2$ 的抑制剂；甘露醇（mannite）是对氢氧自由基（OH·）的抑制剂；超氧化物歧化酶（SOD）是 O_2^- 的抑制剂。从图 5-58（b）中可以看出加入了甘露醇抑制剂，Fe@Fe₃Ge₂PEG 在 808 nm 激光照射下，ABDA 的荧光强度还是会减弱，与实验组 ABDA 的荧光减弱程度一致[图 5-58（d）]，说明了 Fe@Fe₃Ge₂PEG 在 808 nm 激光照射下的光动力学实验无 OH· 的产生。图 5-58（c）中 Fe@Fe₃Ge₂PEG 在 808 nm 激光照射下的光动力学实验加入了超氧化物歧化酶抑制剂，ABDA 的荧光强度与实验组 ABDA 的荧光减弱程度一致[图 5-58（d）]，说明了 Fe@Fe₃Ge₂PEG 在 808 nm 激光照射下的光动力学实验也无 O_2^- 的产生。图 5-58（a）是 Fe@Fe₃Ge₂PEG 在 808 nm 激光照射下的光动力学实验中对 $^1O_2$ 的抑制实验，ABDA 的荧光强度没有减弱，无 $^1O_2$ 与 ABDA 发生内氧化反应从而使 ABDA 的活性消失，这是由于 NaN₃ 捕获了 $^1O_2$。由此可知，Fe@Fe₃Ge₂PEG 在 808 nm 激光照射下的光动力学实验产生的是 $^1O_2$。

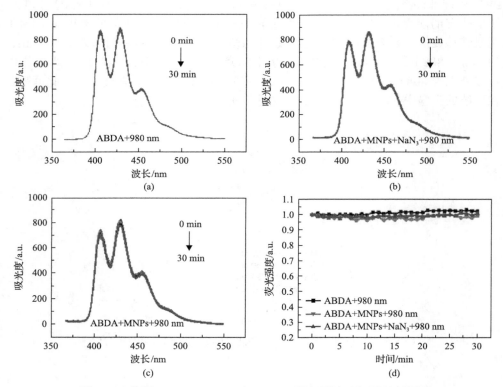

图 5-58　检测 Fe@Fe₃Ge₂PEG 在 808 nm 激光照射下产生的活性氧
(a) NaN₃ 抑制组；(b) OH· 抑制组；(c) O_2^- 抑制组；(d) 比较三种抑制剂的效果
MNPs=Fe@Fe₃Ge₂

3. 不同气氛条件对 Fe@Fe₃Ge₂PEG 光动力学性质的影响

Fe@Fe₃Ge₂PEG 的光动力学实验的反应体系是在水溶液中完成的，水溶液中的氧是基态氧分子，是三线态氧分子。当三线态氧分子获得足够能量跃迁到激发态，变成激发态氧分子，也叫单线态氧分子。为了进一步确定 Fe@Fe₃Ge₂PEG 在 808 nm 激光照射下产生了单线态氧分子，我们分别向反应体系通入 1 h 的空气、N_2 和 O_2[41]。这样我们就可以控制实验体系中的 O_2 浓度，通入 O_2 的反应体系含氧量最大如图 5-59（c），Fe@Fe₃Ge₂PEG 在 808 nm 激光照射下 ABDA 的荧光强度减弱了 65.1%，三线态氧分子转换为单线态氧分子的量最多。其次是通入空气的反应体系如图 5-59（a），Fe@Fe₃Ge₂PEG 在 808 nm 激光照射下 ABDA 的荧光强度减弱了 52.1%。最后是通入 N_2 的反应体系如图 5-59（b），Fe@Fe₃Ge₂PEG 在 808 nm 激光照射下 ABDA 的荧光强度减弱了 12.7%，由于通入了大量的 N_2 进入反应体系中，使原来体系中的含氧量减少，取而代之的是 N_2，所以由三线态氧分子转换成单线态氧分子的量也就很少了。这进一步说明了 Fe@Fe₃Ge₂PEG 在 808 nm 激光照射下产生的是 $^1O_2$。

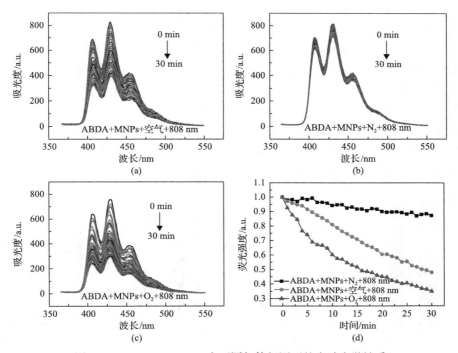

图 5-59　Fe@Fe₃Ge₂PEG 在不同气体氛围下的光动力学性质

(a)在空气氛围下的光动力学性质；(b)在 N_2 氛围下的光动力学性质；(c)在 O_2 氛围下的光动力学性质；
(d)Fe@Fe₃Ge₂PEG 在三种气体氛围下的光动力学性质比较

MNPs=Fe@Fe₃Ge₂

5.3.7　细胞光热/光动力学治疗

Fe@Fe₃Ge₂PEG 在 808nm 激光照射下具有很好的光热性质和光动力学性质。为了研究 Fe@Fe₃Ge₂PEG 在生物体内的光热/光动力学治疗效果，我们首先设计了细胞光热/光动力学治疗实验，检测出细胞的存活率，从而评价 Fe@Fe₃Ge₂PEG 的治疗效果。根据我们之前测试 Fe@Fe₃Ge₂PEG 的光热/光动力学性质，可以判断 Fe@Fe₃Ge₂PEG 在细胞治疗实验中 808 nm 激光照射下，光热效果和光动力学效果都对细胞死亡率有贡献。然而，在 980 nm 激光照射下，只有光热效果对细胞死亡率有贡献。

理论上，在细胞治疗过程中，当环境温度很低时，近红外激光照射下，光热效果对细胞死亡率的贡献很小，而光动力学效果不会随温度降低而变小。因此，我们设计的细胞治疗实验是在不同的环境温度（37℃和 4℃）和不同激光波长（黑暗、808 nm 和 980 nm）照射下检测细胞的存活率。然后我们根据不同对照组的细胞存活率分别计算出光热作用和光动力学作用对细胞死亡的贡献。

1. 细胞光热/光动力学的治疗效果

我们将 Fe@Fe₃Ge₂PEG 配置成 6 个浓度（0 μg/mL、20 μg/mL、50 μg/mL、100 μg/mL、150 μg/mL、200 μg/mL）孵育细胞。设置两个温度组（37℃和 4℃），即细胞光热/光动力学实验分别在 37℃和 4℃下完成。在 37℃和 4℃下使用不同的激光波长（黑暗、808 nm 和 980 nm）照射 Fe@Fe₃Ge₂PEG 配置成不同浓度孵育的细胞。光照结束后，用酶标仪检测细胞的存活率[39]。从图 5-60（a）可以看出在黑暗环境下，Fe@Fe₃Ge₂PEG 孵育的细胞没有出现很大的细胞死亡率。然而，在用 808 nm 和 980 nm 激光照射的实验组出现了很大的死亡率，808 nm 激光照射的细

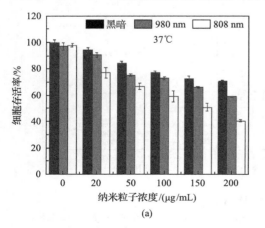
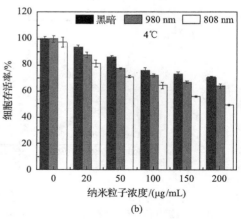

(a)　　　　　　　　　　　　　(b)

图 5-60　细胞经过 Fe@Fe₃Ge₂PEG 孵育后，在 808 nm 激光照射下的存活率
(a)在 37℃激光光照下细胞存活率；(b)在 4℃激光光照下细胞存活率

胞死亡率是 980 nm 激光照射细胞死亡率的 1.46 倍(60% *vs.* 41%, Fe@Fe₃Ge₂PEG 浓度为 200 μg/mL 时的死亡率)。当实验环境温度降到 4℃时, 808 nm 激光照射下, 细胞死亡率由 60%降到 50%; 980 nm 激光照射下细胞死亡率降低了 13%。在 4℃ 时, 808 nm 和 980 nm 激光光照下, 环境温度由 37℃降低到 4℃消除了一部分光 热效果[图 5-60(b)], 细胞死亡率明显降低了很多。这表明不同波长的激光照射 下, 细胞死亡的途径不一样, Fe@Fe₃Ge₂PEG 在 808 nm 激光照射下既有光热效 果又有光动力学效果, 而在 980 nm 激光照射下只有光热效果。因此, 在 808 nm 激光照射下的细胞死亡率大于 980 nm 激光照射下的细胞死亡率。

2. 光热和光动力学作用对细胞死亡率的贡献

我们可以根据 Fe@Fe₃Ge₂PEG 在 808 nm 激光照射下有光热和光动力学效果, 而在 980 nm 激光照射下只有光热效果, 计算出 Fe@Fe₃Ge₂PEG 在 808 nm 激光照 射下光热和光动力学作用分别对细胞死亡率的贡献[39]。首先, 假定 Fe@Fe₃Ge₂PEG 在 980 nm 激光照射下是 100%的光热治疗效果(980 nm 激光照射不会产生 $^1O_2$), 而在 808 nm 激光照射下同时具备光热治疗效果和光动力学治疗效果。令 $d1$ 为 37℃时, 在 808 nm 激光照射下细胞死亡率; $d2$ 为 4℃时, 在 808 nm 激光照射下细胞死亡率。

$$d1\,(808\ \text{nm}, 37℃) = \text{PDT}\,(808\ \text{nm}, 37℃) + \text{PTT}\,(808\ \text{nm}, 37℃) \tag{5-2}$$

$$d2\,(808\ \text{nm}, 4℃) = \text{PDT}\,(808\ \text{nm}, 4℃) + \text{PTT}\,(808\ \text{nm}, 4℃) \tag{5-3}$$

同样, 令 $d3$ 和 $d4$ 分别为 980 nm 激光照射下 37℃和 4℃的细胞死亡率。

$$d3 = \text{PTT}\,(980\ \text{nm}, 37℃) \tag{5-4}$$

$$d4 = \text{PTT}\,(980\ \text{nm}, 4℃) \tag{5-5}$$

$d1$、$d2$、$d3$、$d4$ 都可以从细胞光热/光动力学治疗实验数据获得, 从图 5-65 的数 据可以得到 $d4/d3=0.57$, 这相当于环境温度从 37℃降到 4℃, 43%的光热治疗效 果被抑制。

$$\text{PTT}\,(980\ \text{nm}, 4℃)/\text{PTT}\,(980\ \text{nm}, 37℃)=d4/d3= 0.57 \tag{5-6}$$

将等式(5-6)代入等式(5-3), 可得到:

$$d2 = \text{PDT}\,(808\ \text{nm}, 4℃) + 0.57\,\text{PTT}\,(808\ \text{nm}, 4℃) \tag{5-7}$$

假设 808 nm 激光照射下主要是光动力学治疗效果, 光热治疗贡献很小, 令 x= PDT (808 nm, 37℃)。从图 5-61 中的实验数据可知, 在 808 nm 激光照射下环境温度为 4℃时细胞死亡率是 37℃时细胞死亡率的 0.88 倍。因此, 可知:

$$PDT（808 \text{ nm}, 4℃）= 0.880 × PDT（808 \text{ nm}, 37℃）= 0.88x \qquad (5\text{-}8)$$

现在等式(5-2)、(5-3)可以写成：

$$d1 = x + PTT（808 \text{ nm}, 37℃） \qquad (5\text{-}9)$$

$$d2 = 0.88x + [d4/d3] PTT（808 \text{ nm}, 4℃） \qquad (5\text{-}10)$$

令 $y = PTT（808 \text{ nm}, 37℃）$。$d1$、$d2$、$d3$ 和 $d4$ 都可以从实验数据得知，则

$$\begin{cases} d1 = x + PTT(808 \text{ nm}, 37℃) \\ d2 = 0.88x + 0.57y \end{cases}$$

从上面这个等式，我们可以计算出在细胞光热/光动力学治疗实验中，光热作用和光动力学作用分别对细胞死亡率的贡献(图 5-61)，从计算结果可以看出，细胞光热/光动力学治疗实验中光动力学的治疗效果大于光热治疗效果。

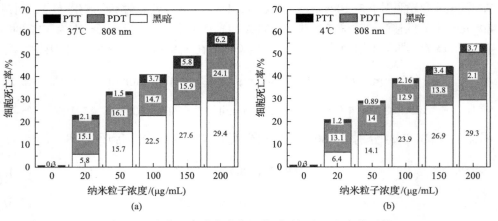

图 5-61　光热和光动力学作用分别对细胞死亡率的贡献

(a)环境温度为37℃下对细胞死亡率的贡献；(b)环境温度为4℃下对细胞死亡率的贡献

5.3.8　细胞光热治疗机理的探究

细胞光热/光动力学治疗过程中，光热效果会使细胞的温度升高，这时细胞会合成热休克蛋白(HSP 70)来保护自身[42-44]。通过细胞的这种调节机制，我们设计出用流式细胞仪检测细胞光热/光动力学治疗过程中是否会合成 HSP 70、合成多少 HSP 70，以此来验证我们在细胞治疗实验中光热的效果。Alexa Fluor.488 偶联的热休克蛋白抗体(Alexa Fluor.488@anti-HSP 70)会与细胞受到激光照射时合成出的 HSP 70 特异性结合，当这些细胞经过流式细胞仪时，会检测出流过细胞的荧光强度(图 5-62)，在 37℃时，808 nm 和 980 nm 激光照射时细胞分别表达出的 HSP

70 为 93.7%和 96.0%，而在黑暗环境下，HSP 70 的表达率为 1.78%；在 4℃时，相对于空白组，三种波长处理的细胞的热休克蛋白的表达率没有变化。在 37℃时，808 nm 和 980 nm 激光照射的光热效果使细胞很容易升温到合成热休克蛋白的温度，从而使细胞表达出 HSP 70；而在 4℃时，由于环境温度很低，808 nm 和 980 nm 激光光照很难使细胞温度上升到产生 HSP 70 的温度。也就是说，在 4℃时，光热治疗效果很差，很难杀死细胞。这说明了在细胞治疗实验中，808 nm 和 980 nm 激光都存在光热治疗效果的贡献。但是也说明了细胞合成了 HSP 70，使细胞产生了对热的耐受性，只有光热效果并不能达到预期的治疗效果，如果再加上光动力学治疗，那么光热和光动力学协同治疗能得到更好的治疗效果。

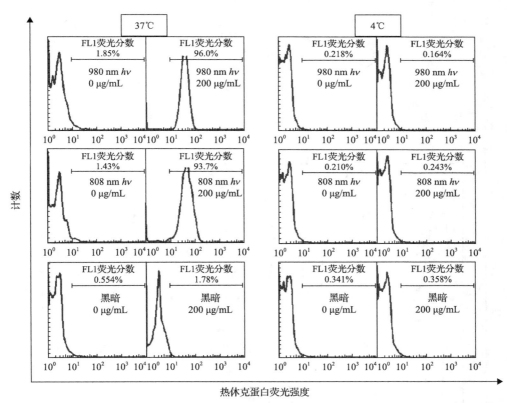

图 5-62　细胞经过 Fe@Fe₃Ge₂PEG 孵育后，在不同温度、不同激光光照下产生 HSP 70 的比较

5.3.9　细胞光动力学治疗机理的探究

为了验证细胞光热/光动力学治疗实验过程中，光动力学治疗是否起相当大的作用，我们通过单线态氧绿色荧光探针(SOSG)检测细胞治疗实验时 Fe@Fe₃Ge₂PEG 在激光光照下是否产生了单线态氧($^1O_2$)。SOSG 与 $^1O_2$ 反应前，其发光基团

上的电子可以在分子内转移，荧光会淬灭；当 SOSG 与 $^1O_2$ 反应后，形成内过氧化物，电子转移被阻止，我们就可以观察到很强的荧光，其反应机理[45, 46]如图 5-63 所示。从图 5-63（b）中，我们可以知道在 808 nm 激光光照下，Fe@Fe$_3$Ge$_2$PEG 孵育浓度为 100 μg/mL 时，SOSG 的荧光强度为 21.7%；孵育浓度为 200 μg/mL 时，SOSG 的荧光强度为 46.6%，随着 Fe@Fe$_3$Ge$_2$PEG 孵育浓度的增加，SOSG 的荧光强度越来越强，产生的 $^1O_2$ 也越来越多。然而在 980 nm 激光光照和黑暗环境下

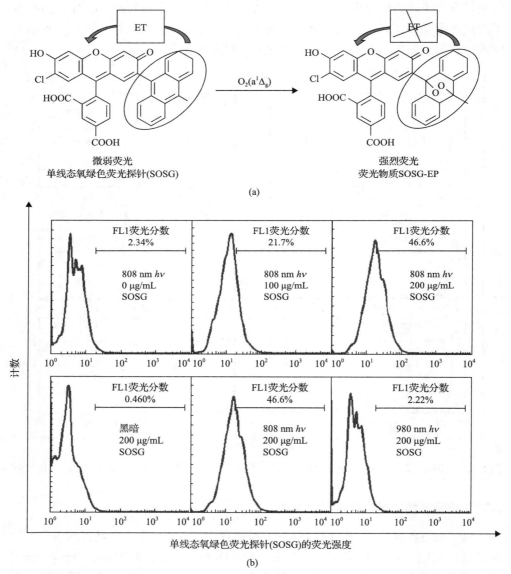

图 5-63　细胞经过不同浓度 Fe@Fe$_3$Ge$_2$PEG 孵育后，在不同激光光照下 SOSG 荧光强度的比较

几乎没有 $^1O_2$ 的产生，通过对比实验说明只有在 808 nm 激光照射下，才会产生 $^1O_2$。这也进一步表明在细胞光热/光动力学治疗实验中，光动力学治疗效果确实起到了非常重要的作用。

5.3.10　活体毒性实验

为了探究 Fe@Fe₃Ge₂PEG 在小鼠体内的毒性，我们取光热/光动力学治疗后的实验组和对照组小鼠进行毒性实验。图 5-64 是两组小鼠在治疗结束后的心、肝、脾、肺、肾的 HE 染色切片病理学分析，实验组和对照组小鼠的器官并没有发生明显的病变。结合小鼠 MR 成像所得到的信息，Fe@Fe₃Ge₂PEG 通过血液循环，经过 EPR 效应聚集在肿瘤部位，然而又很快地被代谢掉，这也说明了 Fe@Fe₃Ge₂PEG 在小鼠体内代谢很快，不会因为长时间的聚集对心、肝、脾、肺、肾等器官造成损害。

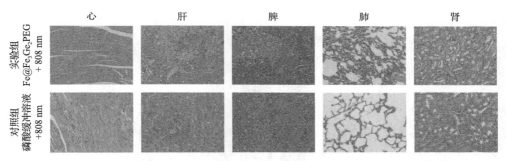

图 5-64　实验组和对照组小鼠治疗后的心、肝、脾、肺、肾 HE 染色切片病理学分析

实验组：4T1 肿瘤小鼠尾静脉注射 15 mg/kg 的 Fe@Fe₃Ge₂PEG 后 2 h 施加 808 nm 激光光照；

对照组：4T1 肿瘤尾静脉注射 200 μL PBS 后施加 808 nm 激光光照

5.3.11　小鼠 MR 成像

Fe@Fe₃Ge₂ 纳米粒子具有很高的饱和磁化强度 (Mr=53.3 emu/g)，并且在体外 MR 成像中表现出很好的 T_2 加权成像效果和很高的弛豫率 [r_2=135.8L/(mmol·s)]。为了实现 MR 成像引导的光热/光动力学治疗，我们首先通过 MR 成像来确定 Fe@Fe₃Ge₂PEG 经尾静脉注射后，肿瘤部分 Fe@Fe₃Ge₂PEG 富集量最大的时间点，在这个时间点施加激光光照可以达到最好的治疗效果[47]。因此，我们在治疗前首先需要对小鼠做 MR 成像实验 [图 5-65(a)]，设计了 0 h、2 h、3 h、5 h、8 h、24 h 这 6 个时间点来检测肿瘤区域的 T_2 加权成像效果。我们可以看到小鼠注射材料 2 h 和 3 h，肿瘤区域出现了很明显的黑色斑点，在小鼠注射材料 5 h 后黑色斑点消失。我们通过 Image-J 对图 5-65(a) 的图片进行处理，取不同时间点小鼠肿瘤区域的灰度比上肌肉组织的灰度作图，如图 5-65(b) 所示，我们在注射 Fe@Fe₃Ge₂PEG 之后 2 h 的相对信号强度为 60.8%，3 h 的相对信号强度为 53.4%，而小鼠注射前相对信号强度为 8.5%。小鼠注射 Fe@Fe$_3$Ge$_2$PEG 后 2 h，T$_2$ 成像信号达到最高值，在 5 h 后小鼠肿瘤区域的信号基本上与注射前一致，这些信息指导我们小鼠光热/光动力学的最佳治疗时间是注射材料 Fe@Fe$_3$Ge$_2$PEG 后 2 h。

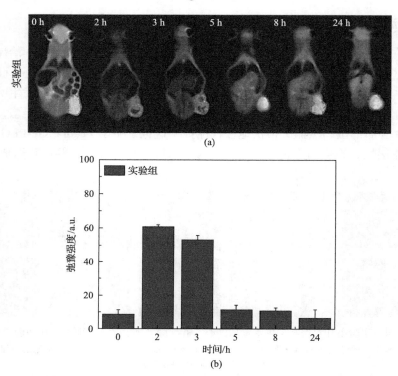

图 5-65　Fe@Fe$_3$Ge$_2$PEG 在 4T1 小鼠肿瘤模型中的 MR 成像

(a)注射材料 24 h 内不同时间点小鼠的肿瘤 MR 成像；(b)肿瘤部位的相对信号强度随时间的变化图

5.3.12　小鼠光热/光动力学治疗实验

　　在小鼠治疗实验前，已经对小鼠进行了 MR 成像实验，基于 MR 成像得到的信息，我们可知在给小鼠尾静脉注射材料后 2 h，Fe@Fe$_3$Ge$_2$PEG 在肿瘤区域富集量最大，这时最适合施加激光进行治疗[48-50]。为此我们设计了为期两周的小鼠治疗跟踪实验，实验分为 3 组：实验组、激光对照组和材料对照组。实验组给小鼠尾静脉注射 Fe@Fe$_3$Ge$_2$PEG 后 2 h 施加功率密度为 1.27 W/cm^2 的 808 nm 激光照射 5 min，共重复两次，治疗周期为 48 h；激光对照组给小鼠尾静脉注射 200 μL 生理盐水后 2 h 施加功率密度为 1.27 W/cm^2 的 808 nm 激光照射 5 min，同样重复两次，治疗周期为 48 h；材料对照组只给小鼠尾静脉注射 Fe@Fe$_3$Ge$_2$PEG，不施加激光光照，重复两次，治疗周期 48 h。每天对小鼠进行称体重、测量肿瘤体积和拍照片。我们可以从图 5-66(b)看出小鼠在通过尾静脉注射材料后施加激光光照，治疗效果很好。在治疗的第 3 天实验组小鼠的肿瘤开始消融、结痂，第 4 天时小鼠部分肿瘤已经消失，只有治疗后留下的痂。与实验组形成对比的激光对照组和材料对照组的小鼠肿瘤越来越大，在治疗 12 天时，激光对照组小鼠肿瘤体积相较治疗前长大了 11 倍[图 5-66(c)]，而实验组小鼠肿瘤只有正在恢复伤口的痂。治疗结束后，我们取下实验组和激光对照组的肿瘤拍照[图 5-66(d)]，实验组小鼠取下的肿瘤是在激光照射边缘区域的未消融掉的小肿瘤[图 5-66(c)]，与消融部分形成鲜明对比，说明了 Fe@Fe₃Ge₂PEG 通过尾静脉后在 808 nm 激光照射下确实取得了很好的治疗效果，而且结痂部分越来越小，说明经过实验组治疗的小鼠有康复的希望。

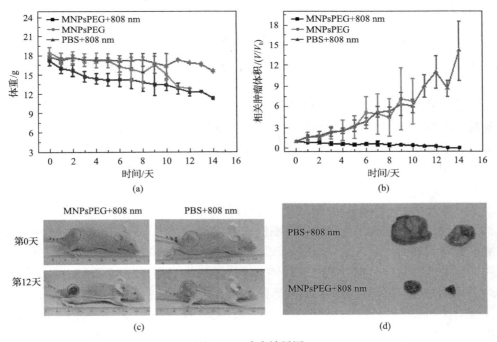

图 5-66　治疗效果图

(a)不同实验组小鼠体重随治疗时间的变化曲线；(b)不同实验组小鼠肿瘤相对体积随光热治疗时间的变化曲线；(c)实验组和激光对照组小鼠在光热治疗前及治疗 12 天后小鼠照片；(d)实验组和对照组小鼠光热治疗后摘取肿瘤照片。实验组(Fe@Fe₃Ge₂PEG+808nm)：尾静脉注射 Fe@Fe₃Ge₂PEG(15 mg/kg 体重)后 2 h 施加 808 nm 激光；激光对照组(PBS+808nm)：尾静脉注射生理盐水(200 μL)后 2 h 施加 808 nm 激光；材料对照组(Fe@Fe₃Ge₂PEG)：尾静脉注射 Fe@Fe₃Ge₂PEG(15 mg/kg 体重)。实验采用 808 nm 激光，功率密度为 1.27 W/cm²，光照 5 min
MNPs=Fe@Fe₃Ge₂

这些数据说明了注射材料 Fe@Fe₃Ge₂PEG 后，4T1 肿瘤小鼠通过 MR 成像引导，光热/光动力学治疗效率更高，效果更好。

5.3.13　小结

通过高温热解法成功地制备了粒径约为 11 nm 的 $Fe@Fe_3Ge_2$ 核壳纳米粒子。通过磷脂与 $Fe@Fe_3Ge_2$ 纳米粒子表面的配体疏水相互作用，形成水溶性 $Fe@Fe_3Ge_2$PEG。在溶液中，$Fe@Fe_3Ge_2$PEG 具有优良的 T_2 加权成像效果，同时在近红外激光光照下（808 nm）具有良好的光热和光动力学效果。在细胞层次研究表明了 $Fe@Fe_3Ge_2$PEG 同样具备光热和光动力学治疗效果。在活体层次我们通过 MR 成像，确定了小鼠尾静脉注射 $Fe@Fe_3Ge_2$PEG 后 2 h 具有最优的肿瘤靶向效果。根据这一信息的指导，我们在尾静脉注射 $Fe@Fe_3Ge_2$PEG 后 2 h，施加 808 nm 激光光照，经过两周的治疗跟踪，取得了很好的治疗效果，实现了由 MR 成像引导的光热/光动力学治疗[51]。

5.4　RGD 修饰的 $Fe@Fe_3Ge_2$ 核壳纳米粒子的制备及其在 MRI/光热/光动力学治疗中的研究

在肿瘤的治疗过程中，纳米药物通常由于没有特异性靶向作用，它在杀死肿瘤癌细胞的同时也会对正常组织造成严重的损害，并且会引起肿瘤的耐药性。因此，在癌症治疗中，通常减少被动靶向给药，实施主动引导，使纳米颗粒只存在于肿瘤组织中，这样就可以实现治疗癌症，而不会对正常器官造成损伤。磁性纳米粒子的靶向性分为物理化学靶向和生物靶向。物理化学靶向是利用磁性纳米粒子随体内 pH 环境和热敏、磁性等外部环境的变化对靶向目标实施给药，如肿瘤的磁靶向治疗就是利用外部磁场对磁性纳米粒子的引导，从而使磁性纳米粒子准确地输送到肿瘤区域，达到治疗的效果。细胞膜表面抗原、受体具有专一性，生物靶向是通过抗体、配体结合在载体上，通过抗原-抗体、受体-配体的特异性结合，使磁性纳米粒子能够准确地输送到目标区域，实现主动靶向治疗[52-54]。

用含有靶向基团 RGD 的磷脂修饰 $Fe@Fe_3Ge_2$ 纳米粒子，最终得到 $Fe@Fe_3Ge_2$-RGD。这种复合纳米粒子通过与 U87 细胞表面上的配体蛋白特异性结合，实现其主动靶向效果。$Fe@Fe_3Ge_2$-RGD 在细胞治疗过程中，效果比 $Fe@Fe_3Ge_2$PEG 的更好。

5.4.1　$Fe@Fe_3Ge_2$-RGD 的制备与表征

$Fe@Fe_3Ge_2$-RGD 由含有靶向基团 RGD 的磷脂修饰 $Fe@Fe_3Ge_2$ 纳米粒子，最终得到粒径为（15.16±1.07）nm 的水溶性纳米粒子[图 5-67（a），（b）]。我们通过纳米粒度分析仪测试 $Fe@Fe_3Ge_2$-RGD 的水合粒径[图 5-67（c），（d）]，$Fe@Fe_3Ge_2$-RGD 的水合粒径是（91.6±1.2）nm，Zeta 电位是（-19.9±0.4）mV。从 TEM 中可以

看出 Fe@Fe₃Ge₂-RGD 依然是核壳结构，说明 Fe@Fe₃Ge₂ 核壳纳米粒子很稳定。Fe@Fe₃Ge₂-RGD 相对于 Fe@Fe₃Ge₂-PEG，Zeta 电位大 8mV 左右，这是因 RGD 带正电荷，使整体电荷向正向偏移，也说明了 RGD 成功地接入到 Fe@Fe₃Ge₂-RGD。

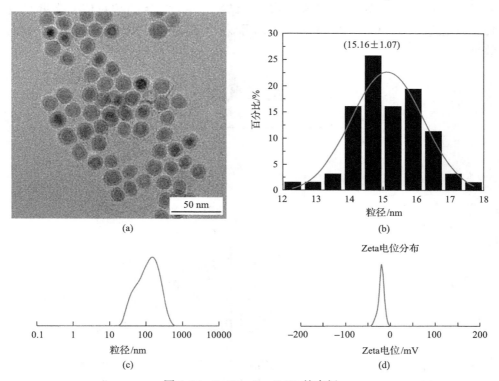

图 5-67　Fe@Fe₃Ge₂-RGD 的表征

(a)磷脂 PEG 修饰过的 Fe@Fe₃Ge₂-RGD 的 TEM；(b)Fe@Fe₃Ge₂-RGD 的粒径统计；
(c)Fe@Fe₃Ge₂-RGD 的水合粒径；(d)Fe@Fe₃Ge₂-RGD 的 Zeta 电位

5.4.2　细胞的靶向 MRI 研究

为了确定 Fe@Fe₃Ge₂-RGD 对 U87 的靶向效果，我们设计了细胞磁共振实验。根据 RGD 的高表达细胞是 U87，低表达细胞是 MCF-7，我们用两种材料（Fe@Fe₃Ge₂PEG 和 Fe@Fe₃Ge₂-RGD）孵育这两种细胞，设计了空白组:Only MCF-7 和 Only U87、材料对照组:U87(Fe@Fe₃Ge₂PEG) 和 U87(Fe@Fe₃Ge₂-RGD)、靶向封闭组:Free RGD+U87(Fe@Fe₃Ge₂-RGD) 和细胞对照组:MCF-7(Fe@Fe₃Ge₂-RGD) 和 MCF-7(Fe@Fe₃Ge₂-RGD)。在材料孵育 2 h 后，将细胞硝化下来计数后，分散在 0.5 mL 的黄原胶中，测试不同实验组的 T_2 及 T_2 加权成像[55]（图 5-68）。如图 5-68(b)所示，细胞对照组可以看出 U87(Fe@Fe₃Ge₂-RGD)的相对强度为 67%，而

MCF-7(Fe@Fe$_3$Ge$_2$-RGD)的相对强度为 38%；材料对照组中 U87(Fe@Fe$_3$Ge$_2$PEG)
为 43.8%，这说明了 Fe@Fe$_3$Ge$_2$-RGD 对 U87 具有较好的靶向效果；而封闭组是
先用靶向基团 RGD 孵育细胞 30 min，使靶向基团 RGD 占据 U87 细胞的靶向位点，
从而使 Fe@Fe$_3$Ge$_2$-RGD 失去靶向作用，结果显示封闭组的相对信号强度只有
15%，这进一步说明了 Fe@Fe$_3$Ge$_2$PEG 引入了靶向基团 RGD 后，才具有靶向
效果。

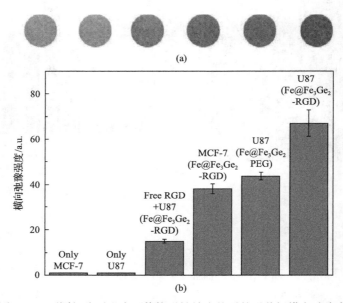

图 5-68　不同细胞吞噬表面修饰磁性纳米粒子的磁共振横向弛豫率

(a)Fe@Fe$_3$Ge$_2$-RGD 和 Fe@Fe$_3$Ge$_2$PEG 纳米粒子与 U87M 在 37℃条件下孵育 2 h 后 T$_2$ 加权 MR 成像；(b)核磁成
像的 1/T$_2$ 值。Only MCF-7 和 Only U87MG 为空白对照；Free RGD +U87MG 细胞先用 RGD 孵育 0.5h 且洗去残余
的 RGD 后，再加入 Fe@Fe$_3$Ge$_2$-RGD 纳米粒子置于培养基中在 37℃条件下孵育；U87MG (Fe@Fe$_3$Ge$_2$PEG)：
U87MG 细胞在含有 Fe@Fe$_3$Ge$_2$PEG 的培养基中在 37℃条件下孵育；MCF-7 (+)：MCF-7 细胞在含有 Fe@Fe$_3$Ge$_2$
PEG 的培养基中在 37℃条件下孵育；U87MG(+)：U87MG 细胞在含有 Fe@Fe$_3$Ge$_2$-RGD 的培养基中在 37℃条件
下孵育。实验设计 Fe@Fe$_3$Ge$_2$-RGD 和 Fe@Fe$_3$Ge$_2$PEG 纳米粒子浓度为 100 μg/mL。

5.4.3　细胞光热/光动力学治疗实验

我们已知在细胞治疗实验中，Fe@Fe$_3$Ge$_2$PEG 在 808 nm 激光照射下具有较
好的治疗效果。为了实现更好的治疗效果，我们将含有靶向基团 RGD 的磷脂修
饰 Fe@Fe$_3$Ge$_2$ 纳米粒子，得到 Fe@Fe$_3$Ge$_2$-RGD。在细胞光热/光动力学治疗实验
中，用 Fe@Fe$_3$Ge$_2$-RGD 孵育 U87 细胞，通过 MTT 法来评价 Fe@Fe$_3$Ge$_2$-RGD 的
治疗效果。然后根据实验结果计算出光热作用和光动力学作用分别对细胞死亡的
贡献[39]。

1. 细胞光热/光动力学的治疗效果

我们用 90%DMEM+10%的血清将 Fe@Fe₃Ge₂-RGD 配置成 6 个浓度(0 μg/mL、20 μg/mL、50 μg/mL、100 μg/mL、150 μg/mL、200 μg/mL),孵育 U87 细胞 2 h。在 37℃时,我们分别用 980 nm、808 nm 激光和黑暗处理,光照结束后,用酶标仪检测细胞的存活率。从图 5-69(a)可以看出在黑暗环境下,Fe@Fe₃Ge₂-RGD 孵育的细胞未出现很大的细胞死亡率。然而,在用 808 nm 和 980 nm 激光照射的实验组出现了很大的死亡率,808 nm 激光照射的细胞死亡率是 980 nm 激光照射的细胞死亡率的 1.98 倍(82.4% vs. 41.7%,Fe@Fe₃Ge₂-RGD 浓度为 200 μg/mL 时的死亡率),是非靶向体系细胞治疗(Fe@Fe₃Ge₂PEG→4T1)的 1.35 倍。

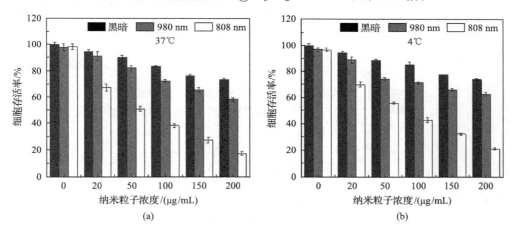

图 5-69　细胞经过 Fe@Fe₃Ge₂-RGD 孵育后,在 808 nm 激光照射下的存活率
(a)在 37℃下激光光照细胞存活率;(b)在 4℃激光光照下细胞存活率

同样在 4℃时[图 5-69(b)],我们分别用 980 nm、808 nm 激光和黑暗处理,光照结束后,用酶标仪检测细胞的存活率。当实验环境温度降到 4℃时,808 nm 激光照射下,细胞死亡率从 82.4%降到了 78.6%,这说明了光动力学作用是细胞死亡的主要因素,而光热效果对细胞死亡率的贡献很小。与非靶向体系细胞治疗效果(Fe@Fe₃Ge₂PEG→4T1)相比,靶向体系(U87+Fe@Fe₃Ge₂-RGD)的治疗效果更加明显。

2. 光热和光动力学作用对细胞死亡率的贡献

同样,我们可以根据 Fe@Fe₃Ge₂-RGD 在 808 nm 激光照射下有光热和光动力学效果,而在 980 nm 激光照射下只有光热效果,计算出 Fe@Fe₃Ge₂-RGD 在 808 nm 激光照射下光热和光动力学作用分别对细胞死亡率的贡献。我们计算出在细胞光热/光动力学治疗实验中,光热作用和光动力学作用对细胞死亡率的贡献如图 5-70 所示,从图中可以看出,细胞光热/光动力学治疗实验中光动力学的治疗效果大于光热治疗效果。

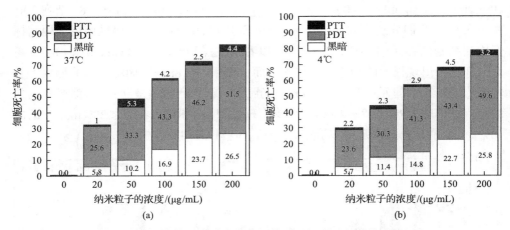

图 5-70　光热和光动力学作用分别对细胞死亡率的贡献

(a)环境温度为 37℃下细胞死亡率的贡献;(b)环境温度为 4℃下细胞死亡率的贡献

3. 细胞热休克蛋白检测

在靶向细胞治疗体系中,我们同样用热休克蛋白抗体(Alexa Fluor.488@anti-HSP 70)检测 U87 在激光照射下合成热休克蛋白[42-44]。检测出流过细胞的荧光强度(图 5-71),在 37℃时,808 nm 和 980 nm 激光照射时细胞分别表达出的 HSP 70 为 96.5%和 94.7%,而在黑暗环境下,HSP 70 的表达率为 2.56%;在 4℃时,相对于空白组,三种波长处理细胞的热休克蛋白的表达率没有变化。实验结果与非靶向体系相同,这说明了两种体系的细胞治疗实验中,光热效果都对细胞死亡率有一定的贡献。

4. 细胞单线态氧检测

为了验证在 U87 细胞治疗实验过程中,光动力学治疗是否同样起到相当大的作用,我们通过单线态氧荧光绿(SOSG)检测细胞治疗实验时 $Fe@Fe_3Ge_2$-RGD 在近红外激光光照下是否产生了单线态氧($^1O_2$)。从图 5-72 表达出的信息,我们可知在 808 nm 激光光照下,$Fe@Fe_3Ge_2$-RGD 孵育浓度为 100 μg/mL 时,SOSG 的荧光强度为 90.5%;当孵育浓度为 200 μg/mL 时,SOSG 的荧光强度为 92.7%,随着 $Fe@Fe_3Ge_2$-RGD 孵育浓度的增加,SOSG 的荧光强度越来越强,产生的 $^1O_2$ 也越来越多[45,46]。这说明在细胞治疗实验中,存在由光动力学效果引起的细胞死亡的机制。

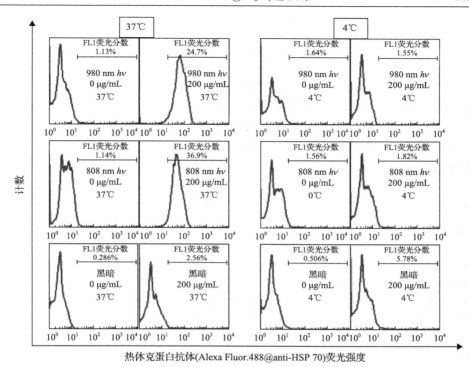

图 5-71   细胞经过 Fe@Fe₃Ge₂-RGD 孵育后, 在不同温度、不同激光光照下产生 HSP 70 的比较

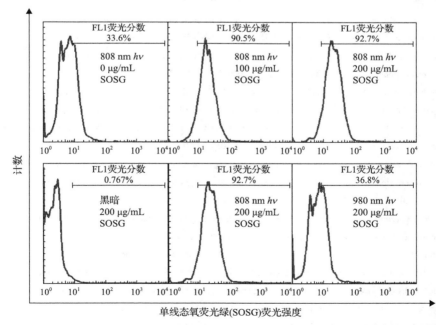

图 5-72   细胞经过不同浓度的 Fe@Fe₃Ge₂-RGD 孵育后, 在不同激光光照下 SOSG 荧光强度的比较

5.5 结 论

我们将含有靶向基团 RGD 的磷脂修饰 Fe@Fe$_3$Ge$_2$ 纳米粒子，成功制备出了 Fe@Fe$_3$Ge$_2$-RGD。由于这种纳米粒子具有很好的靶向性，所以在细胞实验中，相对于 Fe@Fe$_3$Ge$_2$PEG，Fe@Fe$_3$Ge$_2$-RGD 具有更好的靶向性和靶向治疗效果。同时，我们也证明了在细胞层次，靶向体系中光热和光动力学机制引起的细胞死亡，并计算出光热和光动力学效果对细胞死亡率的贡献[51]。

参 考 文 献

[1] Shibu E S, Hamada M, Norio Murase N, et al. Nanomaterials formulations for photothermal and photodynamic therapy of cancer[J]. Journal of Photochemistry and Photobiology C, 2013, 15: 53.

[2] Chen Z G, Wang Q, Wang H L, et al. Ultrathin PEGylated W$_{18}$O$_{49}$ nanowires as a new 980 nm-laser-driven photothermal agent for efficient ablation of cancer cells *in vivo*[J]. Advanced Materials, 2013, 25: 2095.

[3] 孙亚楠, Fe@Fe$_3$O$_4$核壳纳米粒子的设计、制备及其生物应用[D]. 上海: 上海师范大学, 2014

[4] Nejadnik H, Ye D, Lenkov O D, et al. Magnetic resonance imaging of stem cell apoptosis in arthritic joints with a caspase activatable contrast agent[J]. ACS Nano, 2015, 9(2): 1150-1160.

[5] Cheng D, Li X, Zhang C, et al. Detection of vulnerable atherosclerosis plaques with a dual-modal single-photon-emission computed tomography/magnetic resonance imaging probe targeting apoptotic macrophages[J]. ACS Applied Materials & Interfaces, 2015, 7(4): 2847-2855.

[6] Tilborg G A, Mulder W J, Chin P T, et al. Annexin A5-conjugated quantum dots with a paramagnetic lipidic coating for the multimodal detection of apoptotic cells[J]. Bioconjugate Chemistry, 2006, 17(4): 865-868.

[7] Tilborg G A, Mulder W J, Deckers N, et al. Annexin A5-functionalized bimodal lipid-based contrast agents for the detection of apoptosis[J]. Bioconjugate Chemistry, 2006, 17(3): 741-749.

[8] Smith B A, Xiao S, Wolter W, et al. *In vivo* targeting of cell death using a synthetic fluorescent molecular probe[J]. Apoptosis: An International Journal on Programmed Cell Death, 2011, 16(7): 722-731.

[9] White A G, Fu N, Leevy W M, et al. Optical imaging of bacterial infection in living mice using deep-red fluorescent squaraine rotaxane probes[J]. Bioconjugate Chemistry, 2010, 21(7): 1297-1304.

[10] Smith B A, Akers W J, Leevy W M, et al. Optical imaging of mammary and prostate tumors in living animals using a synthetic near infrared zinc(II)-dipicolylamine probe for anionic cell surfaces[J]. Journal of the American Chemical Society, 2010, 132(1): 67-69.

[11] Smith B A, Gammon S T, Xiao S, et al. *In vivo* optical imaging of acute cell death using a near-infrared fluorescent zinc-dipicolylamine probe[J]. Molecular Pharmaceutics, 2011, 8(2): 583-590.

[12] Smith B A, Harmatys K M, Xiao S, et al. Enhanced cell death imaging using multivalent zinc(II)-bis(dipicolylamine) fluorescent probes[J]. Molecular Pharmaceutics, 2013, 10(9): 3296-3303.

[13] Zeng T, Zhang T, Wei W, et al. Compact, programmable, and stable biofunctionalized upconversion nanoparticles prepared through peptide-mediated phase transfer for high-sensitive protease sensing and *in vivo* apoptosis imaging[J]. ACS Applied Materials & Interfaces, 2015, 7(22): 11849-11856.

[14] Shen B, Jeon J, Palner M, et al. Positron emission tomography imaging of drug -induced tumor apoptosis with a caspase-triggered nanoaggregation probe[J]. Angewandte Chemie International Edition, 2013, 52(40): 10511-10514.

[15] Lee S, Choi K Y, Chung H, et al. Real time, high resolution video imaging of apoptosis in single cells with a polymeric nanoprobe[J]. Bioconjugate Chemistry, 2011, 22(2): 125-131.

[16] Sun I C, Lee S, Koo H, et al. Caspase sensitive gold nanoparticle for apoptosis imaging in live cells[J]. Bioconjugate Chemistry, 2010, 21(11): 1939-1942.

[17] Ye D, Shuhendler A J, Pandit P, et al. Caspase-responsive smart gadolinium -based contrast agent for magnetic resonance imaging of drug-induced apoptosis[J]. Chemical Science, 2014, 4(10): 3845-3852.

[18] Yuan Y, Ding Z, Qian J, et al. Casp3/7-instructed intracellular aggregation of Fe_3O_4 nanoparticles enhances T_2 MR imaging of tumor apoptosis[J]. Nano Letters, 2016, 16(4): 2686-2691.

[19] Neves A A, Krishnan A S, Kettunen M I, et al. A paramagnetic nanoprobe to detect tumor cell death using magnetic resonance imaging[J]. Nano Letters, 2007, 7(5): 1419-1423.

[20] Zhao M, Beauregard D A, Loizou L, et al. Non-invasive detection of apoptosis using magnetic resonance imaging and a targeted contrast agent[J]. Nature Medicine, 2001, 7(11): 1241-1244.

[21] Yuan Y, Sun H, Ge S, et al. Controlled intracellular self-assembly and disassembly of ^{19}F nanoparticles for MR imaging of caspase 3/7 in zebrafish[J]. ACS Nano, 2015, 9(1): 761-768.

[22] Campbell-Verduyn L S, Mirfeizi L, Schoonen A K, et al. Strain-promoted copper-free "click" chemistry for ^{18}F radiolabeling of bombesin[J]. Angewandte Chemie International Edition, 2011, 50(47): 11117-11120.

[23] Gac S L, Vermes I, Berg A. Quantum dots based probes conjugated to Annexin V for photostable apoptosis detection and imaging[J]. Nano Letters, 2006, 6(9): 1863-1869.

[24] Wang C, Xu H, Liang C, et al. Iron oxide @ polypyrrole nanoparticles as a multifunctional drug carrier for remotely controlled cancer therapy with synergistic antitumor effect[J]. ACS Nano, 2013, 7(8): 6782-6795.

[25] 赵恒, Fe@Fe₃O₄纳米粒子在凋亡靶向磁共振成像和光热治疗中的研究[D]. 上海: 上海师范大学, 2017.

[26] Pankhurst Q A, Connolly J, Jones S K, et al. Applications of magnetic nanoparticles in biomedicine[J]. Journal of Applied Physics, 2003, 36(13): R167-R181(15).

[27] Colombo M, Carregalromero S, Casula M F, et al. Biological applications of magnetic nanoparticles[J]. Pharmaceutical Research, 2012, 41(11): 4306.

[28] Berry C C, Curtis A S. Functionalisation of magnetic nanoparticles for applications in biomedicine[J]. Journal of Physics D: Applied Physics, 2003, 36(36): R198-R206(9).

[29] Gao J, Gu H, Xu B. Multifunctional magnetic nanoparticles: Design, synthesis, and biomedical applications[J]. Accounts of Chemical Research, 2009, 42(8): 1097-1107.

[30] Vaughn II D D, Sun D, Moyer J A, et al. Solution-phase synthesis and magnetic properties of single-crystal iron germanide nanostructures[J]. Chemistry of Materials, 2013, 25(21): 4396-4401.

[31] Lacroix L M, Huls N F, Ho D, et al. Stable single-crystalline body centered cubic Fe nanoparticles[J]. Nano Letters, 2011, 11(4): 1641.

[32] Fredrick S J, Prieto A L. Solution synthesis and reactivity of colloidal Fe_2GeS_4: A potential candidate for earth abundant, nanostructured photovoltaics[J]. Journal of the American Chemical Society, 2013, 45(14): 18256-18259.

[33] Prabakar S, Shiohara A, Hanada S, et al. Size controlled synthesis of germanium nanocrystals by hydride reducing agents and their biological applications[J]. Chemistry of Materials, 2010, 22(2): 482-486.

[34] Tang W, Zhen Z, Yang C, et al. Fe_5C_2 nanoparticles with high MRI contrast enhancement for tumor imaging[J]. Small, 2014, 10(7): 1245-1249.

[35] Jeon S L, Chae M K, Jang E J, et al. Cleaved iron oxide nanoparticles as T_2 contrast agents for magnetic resonance imaging[J]. 2013, 19(13): 4217-4722.

[36] Nitin N, Laconte L E, Zurkiya O, et al. Functionalization and peptide-based delivery of magnetic nanoparticles as an intracellular MRI contrast agent[J]. Journal of Biological Inorganic Chemistry, 2004, 9(6): 706-712.

[37] Wang Z, Liu J, Li T, et al. Controlled synthesis of $MnFe_2O_4$ nanoparticles and Gd complex-based nanocomposites as tunable and enhanced T_1/T_2-weighted MRI contrast agents[J]. Journal of Materials Chemistry B, 2014, 2(29): 4748-4753.

[38] Liu Y, Ai K, Liu J, et al. Dopamine-melanin colloidal nanospheres: An efficient near-infrared photothermal therapeutic agent for *in vivo* cancer therapy[J]. Advanced materials, 2013, 25(9): 1353.

[39] Kalluru P, Vankayala R, Chiang C S, et al. Inside back cover: Photosensitization of singlet oxygen and *in vivo* photodynamic therapeutic effects mediated by PEGylated $W_{18}O_{49}$ nanowires[J]. Angewandte Chemie International Edition, 2013, 125(47): 12332-12336.

[40] Wang H, Jiang S, Chen S, et al. Enhanced singlet oxygen generation in oxidized graphitic carbon nitride for organic synthesis[J]. Advanced materials, 2016, 28(32): 6940-6945.

[41] Wang H, Yang X, Shao W, et al. Ultrathin black phosphorus nanosheets for efficient singlet oxygen generation[J]. Journal of the American Chemical Society, 2015, 137(35): 11376.

[42] Mayer M P, Bukau B. HSP70 chaperones: Cellular functions and molecular mechanism[J]. Cellular & Molecular Life Sciences, 2005, 62(6): 670-684.

[43] Jäättelä M, Wissing D, Kokholm K, et al. HSP70 exerts its anti-apoptotic function downstream of caspase-3-like proteases[J]. Embo Journal, 1998, 17(21): 6124-6134.

[44] Asea A, Rehli M, Kabingu E, et al. Novel signal transduction pathway utilized by extracellular HSP70 role of toll-like receptor (TLR)$_2$ and (TLR)$_4$[J]. Journal of Biological Chemistry, 2002, 277(17): 15028-15034.

[45] Kim S, Fujitsuka M, Majima T. Photochemistry of singlet oxygen sensor green[J]. Journal of Physical Chemistry B, 2013, 117(45): 13985.

[46] Gollmer A, Arnbjerg J, Blaikie F H, et al. Singlet oxygen sensor green®: photochemical behavior in solution and in a mammalian cell[J]. Photochemistry & Photobiology, 2011, 87(3): 671.

[47] 唐劲天. 肿瘤磁感应治疗[M]. 北京: 人民卫生出版社, 2009.

[48] Lin J, Wang S, Huang P, et al. Photosensitizer-loaded gold vesicles with strong plasmonic coupling effect for imaging-guided photothermal/photodynamic therapy[J]. ACS nano, 2013, 7(6): 5320.

[49] Yuan A, Wu J, Tang X, et al. Application of near-infrared dyes for tumor imaging, photothermal, and photodynamic therapies[J]. Journal of Pharmaceutical Sciences, 2013, 102(1): 6-28.

[50] Seidl C, Ungelenk J, Zittel E, et al. Tin tungstate nanoparticles: A photosensitizer for photodynamic tumor therapy[J]. ACS nano, 2016, 10(3): 3149-3157.

[51] 潘立星, Fe@Fe$_3$Ge$_2$ 纳米粒子在肿瘤 MR 成像及光热/光动力学治疗的研究[D]. 上海: 上海师范大学, 2017.

[52] Selvaraj M, Sarvagalla S. Targeting survivin[J]. Amsterdam: Cancer Treatment Reviews, 2013, 39(7): 802-804.

[53] 王燕, 孙燕. 肿瘤靶向治疗现状和发展前景[J]. 中华肿瘤杂志, 2005, 27(10): 638-640.

[54] 王洪武. 现代肿瘤靶向治疗技术[M]. 北京: 中国医药科技出版社, 2005.

[55] Wang J, Zhao H, Zhou Z, et al. MR/SPECT imaging guided photothermal therapy of tumor-targeting Fe@Fe₃O₄ nanoparticles *in vivo* with low mononuclear phagocyte uptake[J]. ACS Applied Materials & Interfaces, 2016, 8(31): 19872-19877.

第6章　其他造影剂

磁性纳米材料由于其在纳米尺度上的独特磁学性质，已经在多个方面有了广泛的应用，如磁记录、磁性探针等，最近，磁性纳米粒子的应用已经扩展到医学，如磁共振成像系统、生物分离和磁热疗等方面。而磁共振成像（MRI）技术一直是最强大的医疗诊断工具，因为它的无创性和多层面的断层功能，加上高空间分辨率，在医学诊断方面具有很多的功用。

6.1　双亲性 FePt 纳米粒子的合成及细胞成像研究

超顺磁性铁铂纳米粒子由于其较好的磁学和药物运输载体性质，一直是热门的研究对象。传统合成铁铂磁性纳米粒子的方法，是以 Sun[1]为代表的，在乙酰丙酮铁和乙酰丙酮铂的混合体系中加入还原性的物质，使得金属粒子首先被还原成原子，再在高温下成核，形成铁铂纳米粒子核的过程（图 6-1）。这样制备的纳米粒子本身不具备水溶性，必须经过下一步的修饰才能进行生物应用，而我们在研究中发现，利用高沸点且还原性强的四甘醇作为溶剂并加入少量油酸，可以一步热解制备出单分散性好，同时具有水溶性和油溶性的铁铂磁性纳米材料，这样的磁性材料可以直接应用于细胞中的成像研究。

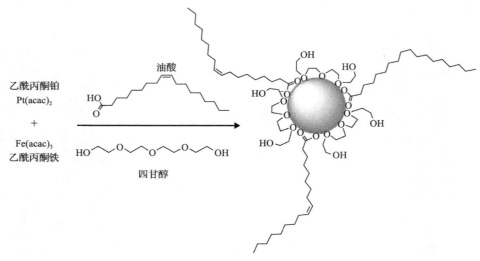

图 6-1　铁铂纳米粒子的合成机理图

6.1.1　FePt 纳米粒子的 XRD 分析

　　所得的纳米粒子用 XRD 进行表征(图 6-2)。在图 6-2 中，40.08°衍射峰为面心立方结构 FePt 的(111)晶面，46.64°衍射峰为 FePt 的(200)晶面与面心立方结构 FePt 的(PDF 29-0717)标准谱图一致，证明了我们所合成的纳米粒子为 FePt 磁性纳米合金材料。除此之外，可以发现 X 射线衍射峰出现了明显的宽化，并且强度较弱，可以推断所合成的纳米粒子的颗粒比较小，并表明结晶度不是很高。从谢乐公式计算这个纳米粒子的粒径为 4 nm。

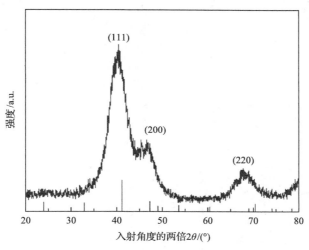

图 6-2　合成的纳米粒子的 XRD 谱图

6.1.2　不同表面活性剂作用下 FePt 的 TEM 分析[2,3]

　　仅以四甘醇为溶剂，不添加表面活性剂合成出的粒子的 TEM 如图 6-3～图 6-6 所示，从图中可以看出所合成的铁铂粒子粒径较大，达到了微米级，成了微米球，团聚现象严重，这可能是因为没有表面活性剂的作用，纳米粒子在高温下容易团聚，并且磁力搅拌对于磁性材料的合成可能有一定的限制作用，容易引起磁性颗粒的团聚。所以在下一步，我们用机械搅拌代替了磁力搅拌，同样不加任何表面活性剂，结果可以从图 6-4 中看出，大的微米球都被机械搅拌打散，一定程度减少了纳米粒子的团聚程度，但是总的分散性较差，还是由于没有表面活性剂作用，粒子容易相互作用在一起，所以为了得到粒径均一，分散性好的粒子。我们尝试添加一些油溶性的表面活性剂。图 6-5 显示了仅以油胺为表面活性剂的 TEM 图。从图中可以看出，加入表面活性剂后可以明显减少粒子的团聚和改善粒子的分散性。当添加油胺表面活性剂后，粒径明显减小，平均小于 10 nm，但是分散性

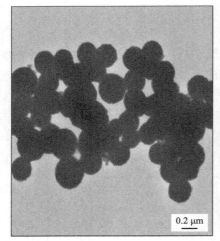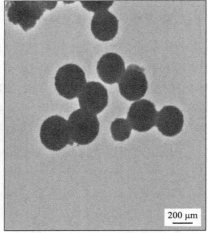

图 6-3　不加表面活性剂，磁力搅拌作用下的 TEM 图

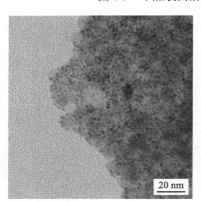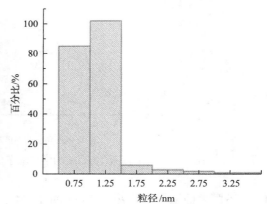

图 6-4　不加表面活性剂，仅机械搅拌的 TEM 图

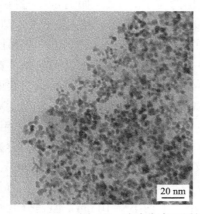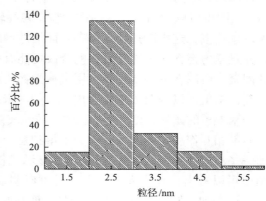

图 6-5　油胺为表面活性剂时合成的 FePt 纳米粒子的 TEM 图

不是很好；但当加入油酸表面活性剂后(图 6-6)，纳米粒子呈现了单分散性，而且可以清楚看出粒径约为 4 nm，这个粒径和我们从 XRD 图中计算出的粒径大小符合，由此可见以四甘醇为溶剂，加入油酸以后，粒子呈现了单分散性，且粒径均一，可以进行下一步的应用。

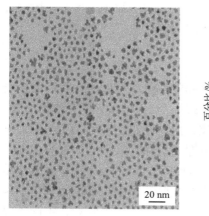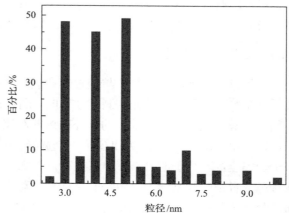

图 6-6 油酸为表面活性剂时合成的 FePt 纳米粒子的 TEM 图

6.1.3 纳米粒子表面 XPS 分析[4]

从 FePt 纳米粒子表面的氧 1s 轨道的 XPS 图分峰(图 6-7)拟合数据上看，在 530.14 eV、531.5eV 和 533.2 eV 时分别出现了 3 个峰。一般来说，只有 Fe—O 的结合能会出现在 529～530 eV 左右，从图 6-7 可以推测出来，我们合成的 FePt 纳

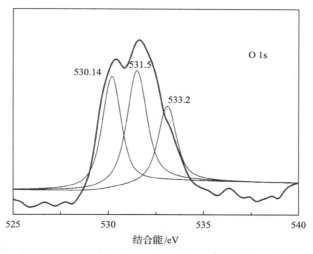

图 6-7 FePt 纳米粒子表面的氧 1s 轨道的 XPS 图

米粒子表面具有金属铁和氧元素的结合，因为在 531.5 eV 和 533.2 eV 时出现的峰分别是羧基或者四甘醇表面的 C—O 键，这个结果也表明了纳米粒子表面配位的不是单独的四甘醇或者油酸，而是两者都结合在纳米粒子表面上，所以才使得纳米粒子具有双亲性，不仅可以溶于水，而且可以溶于正己烷等非极性溶剂，且具有很好的溶解性。那么这个方法可以一步得到双亲性的纳米粒子，比起一般表面合成再修饰纳米粒子的方法，具有更加方便和实用的特点。

6.1.4　红外光谱[5-10]分析

　　为了进一步证明纳米粒子与四甘醇和油酸之间的配位相互作用，我们对于合成的纳米粒子进行了红外光谱测试(FTIR)。图 6-8 从上至下依次是铁铂纳米合金、溶剂四甘醇和表面活性剂油酸的红外图谱的对比，由图中铁铂纳米粒子的红外谱图可以看出，在 3400 cm^{-1} 处出现了一个宽峰，可能是油酸，或者是四甘醇或者是未干燥完全的水分子的 O—H 伸缩振动，在 2900 cm^{-1} 和 2800 cm^{-1} 处左右分别是四甘醇或者油酸烷基链上亚甲基的对称和非对称伸缩振动峰。在 1600 cm^{-1} 和 1414 cm^{-1} 处较强的吸收峰可以归结为油酸羧基上 C—O 的伸缩振动吸收峰，不同吸收峰位置的出现，可能是因为羧基和金属的配位方式不同。在 1119 cm^{-1} 处的吸收峰对应于四甘醇中的 C—O 伸缩振动。通过对 FePt 纳米粒子、油酸和四甘醇的红外光谱比较，可以证明 FePt 表面嫁接上亲水基团(四甘醇)和亲油基团(油酸)，这充分说明通过上述合成方法制备的 FePt 纳米粒子具有双亲性。将所得到的 FePt 纳米粒子分散在不同的溶剂中，具有一定的稳定性。

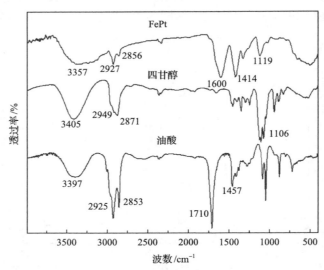

图 6-8　合成的 FePt 纳米粒子和纯表面活性剂四甘醇和油酸的红外谱图

6.1.5　双亲性纳米粒子的溶解性照片

图 6-9(a) 为铁铂纳米粒子在不同溶剂中溶解性的照片，图中从左至右依次是水、甲醇、乙醇、N, N-二甲基甲酰胺、正己烷、环己烷、氯仿等极性和非极性溶剂，可以看出，在无论极性还是非极性溶剂中所合成的 FePt 纳米粒子都显示了很好的溶解性，进一步证实了我们所合成的纳米粒子具有双亲性。由图 6-9(b) 可以看出，从左至右依次是水溶液中的不同浓度纳米粒子，分别为 0.1 mg/mL、0.5 mg/mL、1 mg/mL，结果显示，这种 FePt 纳米粒子在溶液中稳定性很好。

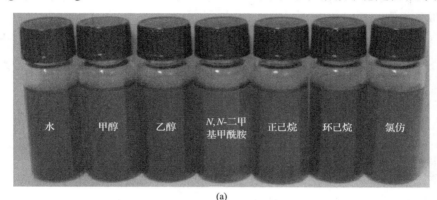

(a)

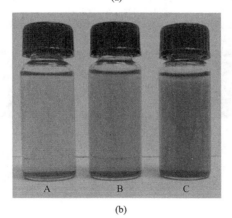

(b)

图 6-9　FePt 在不同溶剂中的溶解性照片，纳米粒子的浓度为 2mg/mL(a)；
不同浓度下的 FePt 水溶性照片(b)
A. 0.1 mg/mL；B. 0.5mg/mL；C. 1mg/mL

6.1.6　磁性表征和水溶液中的核磁共振成像[11-15]

为了验证合成的铁铂纳米粒子在磁性方面的性质，我们分别利用几种基本磁性表征来证明其磁学性质。从图 6-10(a) 的磁滞回线图可以看出，所制备的 FePt

纳米粒子具有超顺磁性，它的最大磁感应强度（饱和磁化率）为 25 emu/g，具有较好的磁性，可以作为磁性纳米粒子进行进一步的应用。并对材料的 $1/T_2$ 与 FePt 纳米粒子铁的浓度作图[图 6-10(c)]。结果发现，弛豫时间的倒数和铁的浓度有线性关系，如下列公式：$1/T_2 = 1/T_2^0 + r_2 \times [铁]$，其中 T_2 表示 FePt 纳米粒子的弛豫时间；T_2^0 是标准弛豫时间；[铁]是 FePt 纳米粒子中铁离子的浓度；r_2 是横向弛豫率，FePt 纳米粒子作为造影剂缩短了质子弛豫时间（也称为横向弛豫）。从 MRI 图上可以看出，随着浓度的增大，材料对于 T_2 的影响也逐渐增大，图像逐渐变暗，与标准空白样的对比逐渐明显，其弛豫率达到了 122.6 L/(mmol·s)，是比较好的核磁共振成像造影剂。

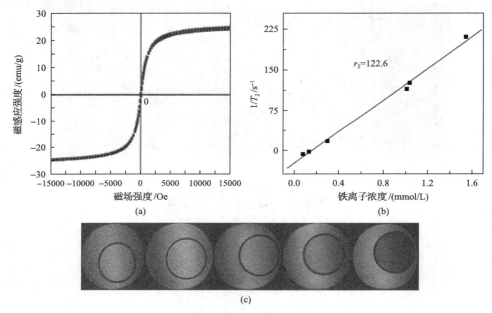

图 6-10　FePt 的磁滞曲线和 T_2 加权成像图

(a)合成的纳米粒子在室温条件下的磁滞回线；(b)不同浓度下的纳米粒子的 $1/T_2$ 对于铁离子浓度拟合的直线，由此可得出弛豫率 r_2；(c)纳米粒子为不同浓度的 FePt 纳米粒子水溶液中的 T_2 加权成像图

6.1.7　铁铂纳米粒子的细胞成像

为了证明合成的纳米粒子能在细胞中用于核磁共振成像，我们对于这种材料在 HeLa 细胞中内吞 1～12 h 的细胞溶液进行了追踪金属离子浓度变化以及 T_2 加权成像的表征。由图 6-11 可以看出，FePt 纳米粒子在 HeLa 细胞中分别孵育 1 h、3 h、6 h、12 h 后对进入细胞内部的铁离子浓度作图，那么从柱状图上看出，对比于细胞本身所含的铁离子浓度，随着孵育时间的延长，细胞中纳米粒子的浓度随之增加，基本上在孵育 12 h 时浓度到达最大 6.0×10^{-3} ng/cell，由此可见，孵育时

间的长短会影响纳米粒子在细胞中的吞噬效果，然后我们又做了 HeLa 细胞与纳米粒子孵育 12 h 后的细胞核磁共振成像效果图，从核磁共振成像图中可以明显看出，12 h 后的细胞成像与空白对比，很明显地变暗，说明，在细胞吞噬了这种双亲性磁性 FePt 纳米粒子后的成像有一定效果。

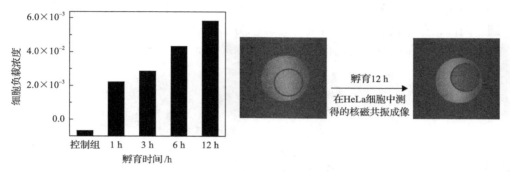

图 6-11　50 μg/mL 的 FePt 纳米粒子在海拉细胞中的内吞与成像

6.1.8　纳米粒子的细胞毒性图

为了将纳米粒子应用于生物体系中，测定它的生物毒性是很关键的一个步骤，我们采用的是 MTT 法，计算出不同浓度的纳米粒子在 HeLa 细胞中孵育 24 h 后的细胞存活率柱状图(图 6-12)，从图中可以清晰地看出纳米粒子在 10～100 μg/mL 的不同浓度下，细胞存活率下降很微弱，细胞的存活率都在 90%以上，说明这种单分散性的铁铂磁性纳米粒子对于细胞的毒性比较小，作为核磁共振成像造影剂在生物体中的应用比较安全。

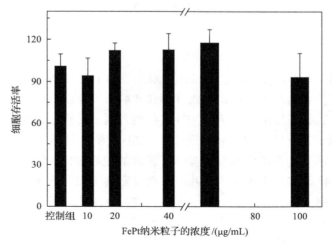

图 6-12　铁铂纳米粒子在 HeLa 细胞中的细胞毒性图

6.1.9 纳米粒子的细胞切片图

由图 6-13 可知，浓度为 100 μg/mL 的铁铂磁性纳米粒子在 HeLa 细胞中孵育 24 h 后，对 HeLa 细胞做细胞切片 TEM 图，从细胞切片图上可以看出，在纳米粒子与 HeLa 细胞孵育 24 h 后，这种双亲性的铁铂纳米粒子可以穿透细胞膜，进入细胞内部，分布在细胞囊泡等处，充分说明了我们合成的纳米粒子进入生命环境的可能性和应用前景，为后面应用于生物体系提供了一个很好的方法。

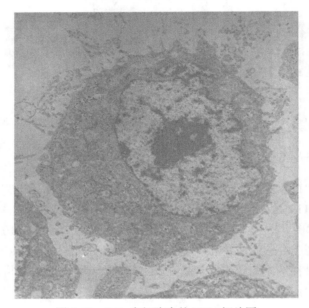

图 6-13　FePt 在细胞中的 TEM 切片图

6.1.10　小结

本实验利用高温液相还原法制备出了双亲性的 FePt 纳米金属合金，通过高温热解乙酰丙酮铁和乙酰丙酮铂，在四甘醇和油酸作为表面活性剂的情况下可以合成单分散性的铁铂磁性纳米粒子，并且这种纳米粒子无论是在极性或者是非极性溶剂中都显示了较好的溶解性和稳定性，TEM 表明这种纳米粒子的平均粒径为 3～10 nm，其单分散性好，在常温下显示了较好的超顺磁性。红外光谱图证实了铁铂纳米合金表面嫁接上亲水和疏水基团。在核磁共振成像方面显示了较好的成像效果，其弛豫率 r_2 达到 122.6 L/(mmol·s)。同时在生物体内毒性较小，并且在细胞成像中也显示了较好的作用效果，说明本方法合成的纳米粒子在今后的生物体系中有较大的应用价值[16]。

6.2　水溶性 Fe-Ni 合金纳米粒子的合成、表征及其在 MRI 上的应用

磁共振成像(MRI)能够实现无损检测，具有很高的空间分辨率，并且可以实现三维方向上的断层扫描，它成为目前较为有效的成像技术之一[17-20]。在疾病诊断中为了获得高的对比效果和信息富集图像，造影剂(contrast agents)在磁共振成像中起着至关重要的作用。目前医学中常用的 MRI 造影剂为 Gd 配合物的顺磁性 T_1 造影剂和四氧化三铁超顺磁纳米材料的 T_2 造影剂。通常来说，基于配合物的造影剂在血管系统内有相对较短的滞留时间，同时金属离子会带给生物体内毒性，这就限制了它们在临床医学中的应用[21]。因此，超顺磁性纳米材料在活体内表现出的优越成像效果使其逐渐成为研究的热点[22-28]。与传统的超顺磁性氧化铁纳米材料(如 Fe_2O_3 and Fe_3O_4)以及铁酸盐纳米材料相比，过渡金属合金纳米材料由于具有高饱和磁化率的特点在 MRI 应用方面具有极大的潜在优势[29]。

最近，Dai 报道了稳定的 FeCo 纳米粒子用于诊断和光消融技术应用[30]。Maenosono 制备了平均粒径为 9 nm 的水溶性超顺磁性 FePt 纳米粒子，并且证明了这种面心相的 FePt 纳米材料可以在 MRI 中作为很好的 T_2 成像造影剂[31]。我们课题组也报道了通过一步法制备出表面含有油酸和四甘醇的两亲性 FePt 纳米粒子用于磁共振 T_2 成像造影剂[32]。据了解，目前很少有文献报道水溶性的 Fe-Ni 纳米粒子用于 MRI 造影剂[33]。

本部分通过高温热解的方法合成出表面包裹油胺的油溶性 Fe-Ni@OA 纳米粒子，利用带有双膦酸根的阿仑膦酸钠配体(简称为 APAS)，采用配体交换的方法转换成水溶性的 Fe-Ni@APAS 纳米粒子。双膦酸配体与 Fe-Ni 纳米粒子有很强的配位作用，不仅能有效地改善 Fe-Ni 纳米粒子的水溶性，而且具有较好的生物活性[34-37]。为了减小纳米材料在血浆中的毒性以及防止团聚后很快地被巨噬细胞的网状上皮组织系统(RES)吞噬，进一步将 Fe-Ni@APAS 修饰上带有双羧酸的聚乙二醇(PEG diacid)大分子，成为生物相容性更好的 Fe-Ni@APAS@PEG 纳米粒子。

6.2.1　Fe-Ni 合金纳米粒子的性质表征

按照文献所述的方法[38]，在惰性气氛油胺溶液中通过高温热解乙酰丙酮铁和乙酰丙酮镍制备出油溶性的 Fe-Ni@OA 纳米粒子。制备纳米粒子后首先对其进行 X 射线衍射(XRD)表征，来确定样品的晶型。图 6-14 为油溶性的 Fe-Ni@OA 纳米粒子以及修饰后的 Fe-Ni@APAS@PEG 纳米粒子的 XRD 图，从图中可以看出修饰前后纳米粒子的晶型没有发生变化，与 JCPDS 38-0419 相一致，样品为晶态的铁镍矿。

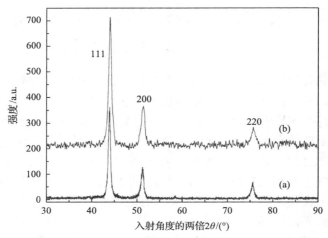

图 6-14　Fe-Ni@OA 纳米粒子和 Fe-Ni@APAS@PEG 纳米粒子的 XRD 图谱

通过 TEM 测试研究了油溶性的 Fe-Ni@OA 纳米粒子以及经配体交换后 Fe-Ni@APAS@PEG 纳米粒子的粒径大小，以及通过高分辨衍射图 HRTEM 测试研究了 Fe-Ni@APAS@PEG 纳米粒子的晶格参数。图 6-15 为油溶性的 Fe-Ni@OA 纳米粒子经配体交换前后的粒径大小、形状、溶解性照片，以及粒子高分辨衍射图。从图中可以看出 Fe-Ni@OA 纳米粒子是单分散的，形状呈球形，高分辨衍射图表明 Fe-Ni@OA 纳米粒子是晶态的，图中晶面间距为 0.204 nm，与 XRD 中的衍射峰(111)晶面相对应。把纳米粒子溶于强酸中，基于 ICP 测试，铁元素和镍元素的摩尔比约为 1:2.2。

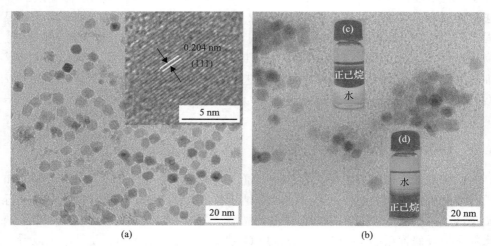

图 6-15　油溶性 Fe-Ni@OA 纳米粒子和水溶性 Fe-Ni@APAS@PEG 的 TEM 图

(a) Fe-Ni@OA 的高分辨透射电子显微镜图；(b) 油溶性的 Fe-Ni@OA 纳米粒子；(c) 水溶性的 Fe-Ni@APAS@PEG 纳米粒子；(d) 在正己烷/水混合溶剂中的溶解性照片

　　油溶性 Fe-Ni@OA 纳米粒子仅能溶解在正己烷或者其他非极性或者弱极性的有机溶剂，如氯仿中 [图 6-15(c)]。对生物应用来说，纳米粒子必须是水溶性的，通过配体交换的方法，用一种带有双膦酸根的有机配体通过强配体化学键作用取代原先包裹纳米粒子表面的油酸。配体交换后，纳米粒子表面带有氨基而变成了水溶性，可以分散在水相体系中，便于进一步功能化。为了防止纳米粒子的团聚以及降低纳米粒子在生物体内的毒性，通过 EDC/NHS 缩合反应，进一步将带有双羧酸的聚乙二醇连接在纳米粒子表面。聚乙二醇包裹后，纳米粒子能够非常容易地稳定分散在水中，形成均一溶液，如图 6-15(d)。图 6-16 为油溶性 Fe-Ni@OA 纳米粒子和水溶性 Fe-Ni@APAS@PEG 纳米粒子的粒径分布图，从结果来看 Fe-Ni@OA 纳米粒子粒径大约为 8.2 nm，Fe-Ni@APAS@PEG 纳米粒子粒径大约为 9.2 nm，表明修饰前后 Fe-Ni 纳米粒子的形状没有发生变化，粒径略有增大；同时水合动力光散射数据(DLS)表明 Fe-Ni@APAS@PEG 纳米粒子具有较窄的粒径分布，并测得纳米粒子的平均水合动力学半径为 269 nm。

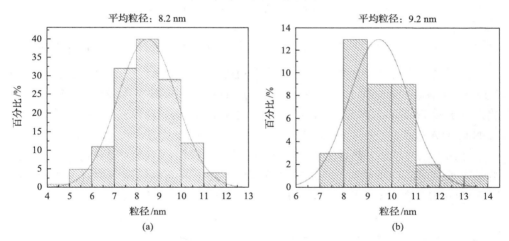

图 6-16　Fe-Ni@OA 纳米粒子(a)、Fe-Ni@APAS@PEG 纳米粒子(b)的粒径分布图

　　通过 FTIR 测试验证了 Fe-Ni@OA 纳米粒子经配体交换后阿仑膦酸钠配体的存在，以及双羧酸聚乙二醇成功修饰到纳米粒子的表面。图 6-17 为油溶性 Fe-Ni@OA 纳米粒子和水溶性 Fe-Ni@APAS 以及 Fe-Ni@APAS@PEG 纳米材料的红外光谱图。从 Fe-Ni@OA 红外谱图中可以看出：$2917\ cm^{-1}$、$2850\ cm^{-1}$ 处的—CH_2—CH_2 峰，和 $1635\ cm^{-1}$ 处的—CH_2—NH_2 峰可以说明新制备的 Fe-Ni 纳米粒子表面有油胺的存在。配体交换后纳米粒子表面有 $3617\ cm^{-1}$ 处—NH_2 的峰，$1649\ cm^{-1}$ 处的—CH_2—NH_2 峰，$1098\ cm^{-1}$ 处的 $P=O$ 峰，$1024\ cm^{-1}$ 处的 PO_3 峰，$800\ cm^{-1}$ 处的 P—OH 峰。HOOC-PEG-COOH 样品红外谱图中的 $1659\ cm^{-1}$ 是—COOH 中的 $C=O$ 峰，$1106\ cm^{-1}$ 为—C—O—C—的峰，Fe-Ni@APAS@HOOC-PEG-COOH

红外谱图中 1630 cm^{-1} 应为—CONH$_2$ 中的—C=O 峰，3617 cm^{-1} 处的—NH$_2$ 峰消失，出现 3432 cm^{-1} 处的—COOH 峰。

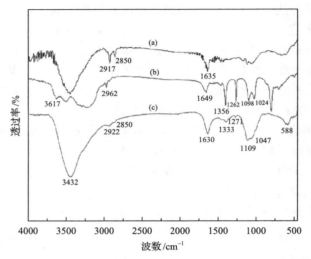

图 6-17 Fe-Ni@OA(a)、Fe-Ni@APAS(b)、Fe-Ni@APAS@PEG(c)纳米粒子的红外光谱图

为了进一步证明纳米粒子表面存在有机配体，对纳米粒子做 TGA 表征。图 6-18 为 Fe-Ni@OA 纳米粒子、经配体交换后 Fe-Ni@APAS 纳米粒子、修饰聚乙二醇大分子后 Fe-Ni@APAS@PEG 纳米粒子的 TGA 图谱。结果表明：从失重上来看 Fe-Ni@APAS@PEG 失重 48%、Fe-Ni@APAS 失重 28%、Fe-Ni@OA 失重 3.5%。但是样品都略有增重；热重分析是在氮气保护下测试的，在有机配体燃烧完全后，纳米粒子除可能与不纯氮气中的氧气反应外，还可能与氮气反应生成氮化物，所以 Fe-Ni@OA 在 600℃开始上升，Fe-Ni@APAS@PEG 和 Fe-Ni@APAS 在 800℃

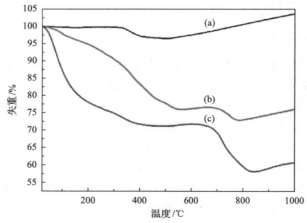

图 6-18 Fe-Ni@OA(a)、Fe-Ni@APAS(b)、Fe-Ni@APAS@PEG(c)纳米粒子的热重分析图

开始上升，可能是 Fe-Ni@OA、Fe-Ni@APAS@PEG 和 Fe-Ni@APAS 还有有机物没有燃烧完全。Fe-Ni@OA 质量为 27.3452 mg，上升范围为 96.6058%~103.686%，Fe-Ni@APAS 质量为 24.6247 mg，上升范围为 72.8955%~76.0625%，Fe-Ni@APAS@PEG 质量为 9.2352 mg，上升范围为 58.1773%~60.671%，经计算基本符合 8Fe 与 N_2 反应生成 $2Fe_4N$，这同时也证明了得到的是金属合金纳米粒子。

接着研究了纳米粒子的饱和磁化强度。图 6-19 为油溶性 Fe-Ni@OA 纳米粒子以及经配体交换后 Fe-Ni@APAS 纳米粒子和修饰双羧酸聚乙二醇大分子后 Fe-Ni@APAS@PEG 纳米粒子在室温下，磁场强度为 –5 kOe<H<5 kOe 条件下的磁滞回线图。表 6-1 为 Fe-Ni 在常温下的饱和磁化率、剩余磁性，以及矫顽力磁性数据。

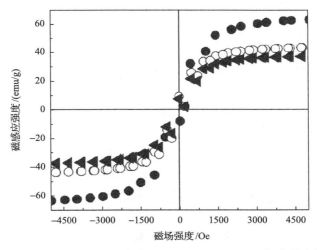

图 6-19 Fe-Ni@OA（●）、Fe-Ni@APAS（○）、Fe-Ni@APAS@ PEG（◀）纳米粒子的磁滞回线图

表 6-1 Fe-Ni@OA、Fe-Ni@APAS、Fe-Ni@APAS@ PEG 纳米粒子在常温下的磁性数据

Fe-Ni 纳米粒子	Ms/(emu/g)	Mr/(emu/g)	Mr/Ms	Hc/Oe
Fe-Ni@OA	63.0	9.6	0.15	203.7
Fe-Ni@APAS	42.6	7.8	0.18	177.3
Fe-Ni@APAS@PEG	36.9	5.9	0.16	172.3

从图 6-19 的结果来看，Fe-Ni@APAS@ PEG 的磁性小于 Fe-Ni@APAS 纳米粒子，Fe-Ni@APAS 纳米粒子的磁性小于 Fe-Ni@OA 纳米粒子；说明随着纳米粒子表面有机配体的增多，纳米粒子表面的磁性会减弱。

6.2.2 Fe-Ni@APAS@PEG 纳米材料细胞毒性分析

在对纳米粒子用于细胞或活体层次试验前，对其进行毒性测试是很关键的一个环节，利用 MTT 的方法，研究了 HeLa 细胞在不同浓度 Fe-Ni@APAS@PEG 纳米粒子的 RPMI-1640 培养基溶液中孵育 12 h 的存活率情况，如图 6-20 所示。从图中可看出，纳米粒子的浓度范围在 100 μg/mL 以下时，HeLa 细胞的生长状态没有受到很大的影响，当纳米粒子浓度为 100 μg/mL 时，HeLa 细胞的存活率大概是 92%，由此可见合成的 Fe-Ni@APAS@PEG 纳米粒子具有很好的生物兼容性，且当 Fe-Ni@APAS@PEG 纳米粒子的浓度范围在 100 μg/mL 以下时对 HeLa 细胞毒性很小。

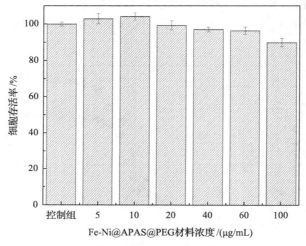

图 6-20　Fe-Ni@APAS@PEG 纳米粒子在 HeLa 细胞中孵育 12 h 后，HeLa 细胞的存活率

6.2.3　Fe-Ni@APAS@PEG 纳米粒子在 MRI 中的应用

为了进一步研究热分解法得到的 Fe-Ni@APAS@PEG 纳米粒子能够用于磁共振成像造影剂，对 Fe-Ni@APAS@PEG 纳米粒子的 PBS 缓冲溶液分别研究了 T_1 和 T_2 弛豫率及磁共振成像效果。首先配制一系列不同浓度 Fe-Ni@APAS@PEG 纳米材料的 PBS 缓冲溶液。

利用磁场强度为 0.5 T 的磁共振成像仪分别测试它们的 T_1 弛豫时间和 T_2 弛豫时间，以及它们的 T_1 加权成像图和 T_2 加权成像图，如图 6-21 所示。从图 6-21(a) 可以看出，随着 Fe 元素浓度的增大，成像信号强度都发生了明显的变化，因此可以得出结论，利用热分解法得到的 Fe-Ni@APAS@PEG 纳米粒子能有效地用于 T_2 加权成像造影剂，在较低的浓度下又能有效地用于 T_1 加权成像造影剂。为了进一步研究其 MRI 造影剂效果，对 Fe-Ni@APAS@PEG 纳米材料进行了 r_1 和 r_2 的测试，首先通过 ICP-AES 以确定 Fe-Ni@APAS@PEG 纳米材料在 PBS 缓冲溶液中 Fe 元素的浓度，再分别以 Fe-Ni@APAS@PEG 纳米材料 PBS 缓冲溶液 Fe 的浓度为横坐标,以其相应浓度测得的 T_1 弛豫时间和 T_2 弛豫时间的倒数(即 $1/T_1$ 和 $1/T_2$)为纵坐标拟合直线方程,其斜率分别为 Fe-Ni@APAS@PEG 纳米材料的纵向弛豫率 r_1 和横向弛豫率 r_2。

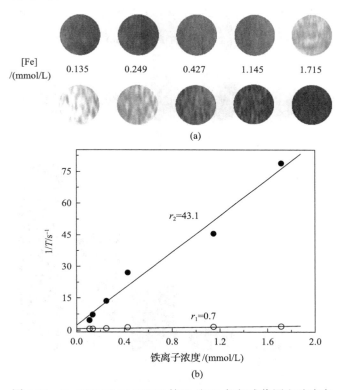

图 6-21　Fe-Ni@APAS@PEG 的 T_1 和 T_2 加权成像图和弛豫率

(a)不同浓度的 Fe-Ni@APAS@PEG 纳米材料在含有 0.5%黄原胶 PBS 缓冲溶液中的 T_1 加权成像图和 T_2 加权成像图;
(b) r_1 和 r_2 弛豫率: Fe-Ni@APAS@PEG 磁性纳米粒子在 PBS 缓冲溶液中的 $1/T_1$ 和 $1/T_2$ 相对于 Fe^{3+} 浓度拟合的直线

　　图 6-21(b)为磁性纳米粒子 $1/T_1$ 和 $1/T_2$ 相对于 Fe 元素浓度拟合的直线图,从图中可以看出,得到的纵向弛豫率 r_1 和横向弛豫率 r_2 分别为 0.7 L/(mmol·s) 和 43.1 L/(mmol·s),且 r_2/r_1=62。较高的横向弛豫率 r_2 以及横向弛豫率远大于纵向弛豫率可以进一步证实热分解法得到的 Fe-Ni@APAS@PEG 纳米材料可以很好地用于 T_2 成像造影剂。

　　进一步研究了 Fe-Ni@APAS@PEG 纳米粒子作为磁共振探针在细胞中的潜在应用,图 6-22(a)为不同浓度的纳米粒子在 HeLa 细胞内孵育 7 h 后 T_2 加权成像图。相对于对照组细胞,加有 Fe-Ni@APAS@PEG 纳米粒子的细胞在 0.5T 磁场下 T_2 加权成像图有明显的改变。通过 ICP-MS 可以定量计算出每个细胞内铁元素的含量,如图 6-22(b)所示。纳米粒子浓度为 10 μg/mL、40 μg/mL、80 μg/mL,

以及 100 μg/mL 时在 HeLa 细胞中孵育 7 h 后，每个细胞内铁元素的含量分别为 1.73 pg、3.94 pg、7.21 pg 和 10.3 pg。上述结果清楚地表明不同浓度的 Fe-Ni@APAS@PEG 纳米粒子在 HeLa 细胞孵育相同时间后每个细胞吞噬纳米粒子的量不同，由此可见，Fe-Ni@APAS@PEG 纳米粒子可用于 MRI 跟踪探针。

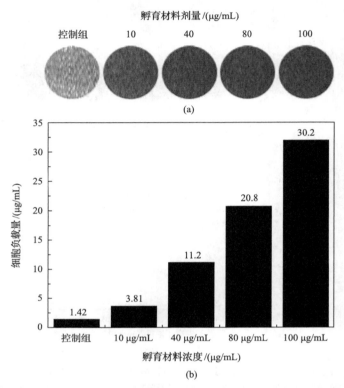

图 6-22　细胞内吞动力学

(a)不同浓度的 Fe-Ni@APAS@PEG 纳米粒子在 HeLa 细胞中孵育 7 h 后 HeLa 细胞的 T_2 加权成像图；(b)不同浓度的 Fe-Ni@APAS@PEG 纳米粒子在 HeLa 细胞中孵育 7 h 后每个细胞内吞噬铁离子的量

6.2.4　小结

本部分采用简单有效的合成方法，以乙酰丙酮铁和乙酰丙酮镍为原料，以油胺为溶剂和还原剂采用高温热解的方法得到粒径均一，分散性良好的油溶性 Fe-Ni@OA 纳米材料，结合配位化学的知识用配体交换的方法得到水溶性 Fe-Ni@APAS 纳米材料，并进一步在水溶性 Fe-Ni@APAS 纳米粒子表面成功地修饰双羧酸聚乙二醇生物大分子，最后得到生物相容性很好的 Fe-Ni@APAS@PEG 纳米材料。并对所得到的产物进行一系列的性质表征。电镜表征表明水溶性 Fe-Ni@APAS@PEG 的粒径约为 9.2 nm，高分辨透射电子显微镜表征说明纳米粒子结晶度很好。磁性研究表明，Fe-Ni@APAS@PEG 的饱和磁化率为 40 emu/g 左右，在 PBS 缓冲溶液中的横向弛豫率为 43.1 L/(mmol·s)。另外，该方法得到的 Fe-Ni@APAS@PEG 纳米材料表现出很好的磁共振成像的 T_2 加权效果，因此，该材料是一种潜在的 T_2 磁共振成像造影剂[39]，MTT 数据表明 Fe-Ni@APAS@PEG 纳米材料毒性很小，说明在细胞、活体成像等方面具有潜在应用价值[40]。

6.3　水溶性 Fe-M(Ni, Co, Mn)-B 合金纳米粒子的合成、表征及其在 MRI 上的应用

近年来超细金属和合金纳米粒子由于其独特的物理和化学性质，以及在催化领域、光学、磁性电子器件及材料制备中的技术应用，使其逐渐成为研究的热点[41-45]。其中比较特殊的 Fe-M-B 无机材料具有广泛的磁性性质，这类材料包括硬磁材料(例如 Fe-Nd-B 可作为永久磁铁)[46]和软磁材料(例如低熔点合金)[47]。这一类材料具有非常广泛的制备方法：包括物理和化学方法[48-55]。在制备过程中确保纳米粒子的粒径均一和单分散性是非常重要的。在液相环境中通过强还原剂来还原金属盐是湿化学制备中比较成熟的一种方法[56]。另外，湿化学制备方法更容易对获得的纳米材料进一步功能化，使其在生物化学应用中发挥更大的作用。值得一提的是，用硼氢化钠还原剂来制备含硼的三相金属纳米粒子已经被证明是一种非常可行的方法[57-59]。

磁共振成像造影剂是目前医学领域中最有效的分子影像技术之一[60-63]。这种技术不仅能对大脑或者身体的各个器官进行检查和治疗，甚至可以对癌症提前预防。因为磁共振成像技术可以在软组织中观察到清晰的三维立体图，使得这一技术在分子影像中的发展越来越重要[64]。在疾病预防和治疗中为了获得高清晰和强对照的造影效果，造影剂(CAs)在磁共振技术中起着非常重要的作用。在磁共振造影剂中，无机纳米粒子由于其特殊的电子和磁学性质，在这一技术中发挥越来越重要的作用[65-68]。相比传统的超顺磁性无机纳米粒子，如 Fe_2O_3 和 Fe_3O_4 造影剂，过渡金属纳米粒子通常具有较高的磁饱和强度(Ms)，使其在磁共振造影剂中具有优势[69]。最近，Dai 课题组报道了 FeCo 纳米粒子修饰到石墨碳纳米壳上，应用于光消融技术中[30]。Yu-Sang Yang 课题组合成了不同粒径(3 nm、6 nm、12 nm)水溶性 FePt 纳米粒子作为双模式造影剂应用于 CT/MRI 分子影像中[70]。目前文章报道，很少有人合成出水溶性的非晶态合金纳米粒子作为磁共振成像造影剂使用[71]。

为了增强纳米材料的稳定性和生物相容性，磁性纳米材料表面必须通过修饰一些生物大分子进一步功能化，而且需要这种大分子不会对活体产生免疫效应[72]。常见的一些生物分子包括脂质体、蛋白质、树枝状分子以及一些天然的生物大分子，如聚乙二醇(PEG)、葡聚糖，以及碳水化合物及其衍生物[73,74]。在这

些大分子中，葡聚糖具有非常好的生物相容性，且它本身是细胞膜中的成分，对人体组织没有危害[75-78]，所以被广泛应用。

在室温下的水相体系中，通过一种非常简便的方法合成出高产率葡聚糖包裹的 Fe-M(Ni, Co, Mn)-B 无机纳米粒子。在反应中，葡聚糖作为稳定剂防止纳米粒子的团聚，而且增强纳米粒子在活体内的生物相容性。本部分实验讨论了这几种非晶态样品的形貌，晶型结构，磁性大小，生物相容性情况等性质。为了进一步研究用化学还原法得到的非晶态样品能否在细胞或者活体层次方面有更好的应用，综合材料各方面的性质(表 6-2)后选择 Fe-Co-B 样品进入细胞和活体层次进行进一步的研究。

表 6-2　Fe-Ni-B、Co-Ni-B、Fe-Co-B 和 Fe-Mn-B 样品的材料性质

样品	粒径/nm	饱和磁化率/(emu/g)	晶体结构	适合造影剂
Fe-Ni-B	10	20	非晶态	T_2
Fe-Co-B	10	25	非晶态	T_2
Co-Ni-B	8	2	非晶态	T_2
Fe-Mn-B	150	82	非晶态	T_1
体内元素含量		Fe>Mn>Co>Ni		

主要原因：(1)材料应用于生物医学 MRI 领域粒径不能过大，否则很快地被生物体内的巨噬细胞吞噬；(2)样品的成像效果要稳定，作为 T_2 造影剂要求材料的磁性强，弛豫率大；(3)Fe-Co-B 样品的分散性较好，粒径较均一且在 30 nm 以内，容易进入细胞。主要研究了 Fe-Co-B 样品的表面电荷大小，生理毒性情况，不同浓度相同时间样品对 HeLa 细胞的孵育吞噬情况，相同浓度不同时间样品对 HeLa 细胞的孵育吞噬情况，以及样品在活体(小鼠)内的 T_2 加权成像效果及组织切片实验。

6.3.1　Fe-M(Ni, Co, Mn)-B 纳米粒子的合成与表征

采用简单的化学还原法来合成表面包覆有葡聚糖的水溶性非晶态合金纳米粒子，通过 X 射线衍射(XRD)证明合金纳米粒子的结晶情况。

由图 6-23 可知，Fe-Ni-B、Fe-Co-B、Co-Ni-B 和 Fe-Mn-B 样品的 XRD 谱图在 $2\theta=45°$ 左右出现宽化弥散峰，这是非晶态合金的特征衍射峰[50]，表明以硼氢化钠为还原剂，化学还原法得到的以上四种合金纳米粒子样品都具有非晶态结构。图 6-24 为 Fe-Ni-B、Fe-Co-B、Co-Ni-B 和 Fe-Mn-B 样品的选区电子衍射图(SAED)，单晶或者多晶物质的电子衍射图为一系列不同半径的同心圆环或点阵图形，非晶态物质的电子衍射图的基本特征为一个或者几个宽化的弥散环[79]，Fe-Ni-B、Fe-Co-B、Co-Ni-B 和 Fe-Mn-B 样品的图中均有一个或两个模糊的弥散环，具有明

显的非晶态特征。非晶态结构形成的原因是制备纳米粒子的反应温度在纳米材料的晶相转变温度之下[80]。

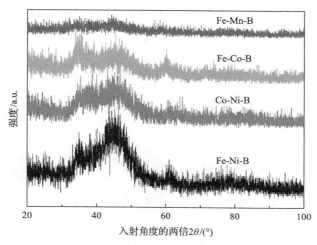

图 6-23　Fe-Ni-B、Fe-Co-B、Co-Ni-B、Fe-Mn-B 纳米粒子在室温下的 XRD 谱图

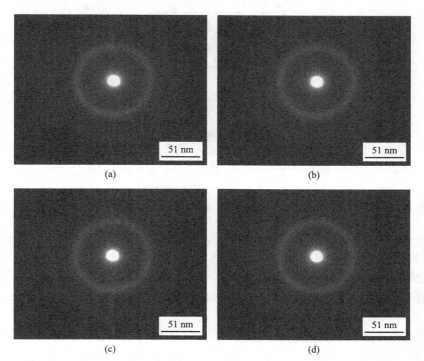

图 6-24　Fe-Ni-B(a)、Fe-Co-B(b)、Co-Ni-B(c)和 Fe-Mn-B(d)样品的选区电子衍射图

用透射电子显微镜(TEM)观察这几种样品的粒径大小、形貌以及纳米粒子分

散性情况。由图 6-25 可以看出，这几种样品的分散性较好，没有严重团聚的现象，除 Fe-Mn-B 纳米粒子外，其他纳米粒子的粒径比较均一，并且 Co-Ni-B、Fe-Ni-B、Fe-Co-B 样品的形状为球形，粒径都为 10 nm 左右；Fe-Mn-B 样品形貌比较特殊，类似一种自组装的球形，粒径大小很不均一，最大的超过 300 nm。

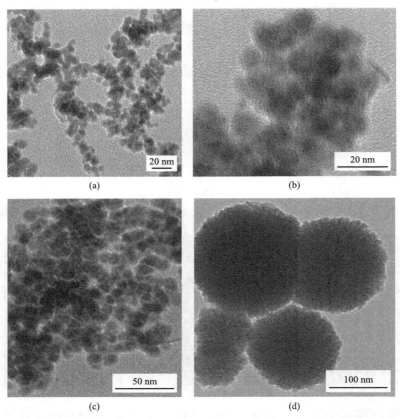

图 6-25　Co-Ni-B(a)、Fe-Ni-B(b)、Fe-Co-B(c)、Fe-Mn-B(d)纳米粒子的 TEM 图

统计了这几种纳米材料的粒径分布情况，如图 6-26 所示。其中 Fe-Ni-B，Co-Ni-B，以及 Fe-Co-B 纳米粒子的粒径范围都为 5～15 nm，粒径分布比较窄。

Co-Ni-B 纳米粒子和 Fe-Co-B 纳米粒子的平均粒径都为 10 nm，Fe-Ni-B 纳米粒子的平均粒径大约为 8 nm，而 Fe-Mn-B 纳米粒子的粒径不均，在 50～350 nm 之间。

纳米材料用于生物医学领域要求纳米材料有很好的生物相容性和稳定性，并要求纳米材料有合适的水合半径，还要考虑到样品的表面电荷给细胞或者生物体带来的毒性，因此测试了 Fe-Co-B 样品在水溶液中的水合半径和表面电荷，Fe-Co-B 样品的水合动力半径为 226 nm，表面电荷为 4.70，几乎为电中性（仪器

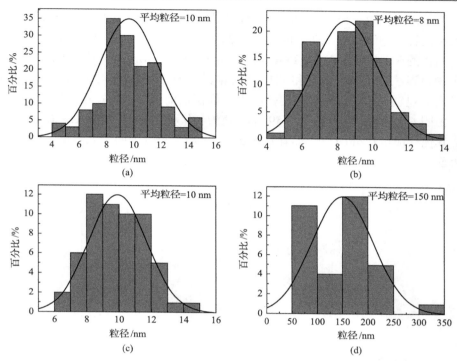

图 6-26　Fe-Ni-B（a）、Co-Ni-B（b）、Fe-Co-B（c）、Fe-Mn-B（d）纳米粒子的粒径分布图

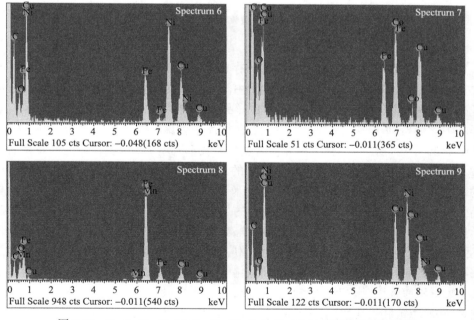

图 6-27　Fe-Co-B、Fe-Ni-B、Fe-Mn-B 及 Co-Ni-B 纳米粒子的能谱图

误差为 6 mV），这一结果表明 Fe-Co-B 样品的水合半径不是太大，表面电荷不会对细胞或者生物体产生毒性，可以很好地应用于活体内的磁共振成像研究中。

制备的非晶态 Fe-Ni-B、Fe-Co-B、Co-Ni-B、Fe-Mn-B 纳米粒子都具有较好的生物相容性，且在水溶液和 PBS 缓冲溶液中有很好的稳定性，可能是因为样品表面都包裹葡聚糖，为了证明样品表面都存在葡聚糖，首先对样品用 FTIR 表征。由图 6-28 可见，图谱中 1059 cm^{-1} 处为葡聚糖中官能团 C—O—C 的典型出峰，其他样品的红外图谱也都有 C—O—C 出峰，充分证明了葡聚糖都包裹在样品表面。

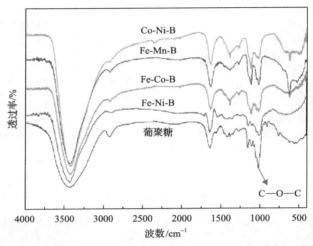

图 6-28　Fe-Ni-B、Fe-Co-B、Co-Ni-B 和 Fe-Mn-B 样品的红外谱图

为了进一步证明样品表面葡聚糖的存在，对样品进行 TGA 分析，如果样品有失重，则可以说明葡聚糖在样品表面。由图 6-29 可见，样品都有失重，也就证明样品表面都包裹葡聚糖，其中 Co-Ni-B 样品葡聚糖占样品总质量的 18%，Fe-Co-B 样品中含葡聚糖 14%，Fe-Mn-B、Fe-Ni-B 样品中葡聚糖的含量依次为 17%、26%。从图 6-29 中可见样品在有机物失重后热重曲线都有增加，说明样品的质量都有增重，尽管热重分析是在氮气保护下测试的，可能由于样品与氮气或者实验过程中的氧气发生了反应，致使合成的合金纳米粒子发生了氧化，生成了氧化物，使样品的质量有所增加，同时这也说明得到的是合金纳米粒子。接着研究了样品的磁学性质，由图 6-30 可见，样品均为超顺磁性，且不同种金属元素组成的样品磁性不同，磁性最大的为 Fe-Mn-B，最大磁感应强度（饱和磁化率）为 82 emu/g，其次为 Fe-Co-B 样品，最大磁感应强度（饱和磁化率）为 25 emu/g，再次为 Fe-Ni-B 样品，其最大磁感应强度（饱和磁化率）为 20 emu/g，磁性最弱的为 Co-Ni-B 样品，最大磁感应强度（饱和磁化率）为 2 emu/g。以上样品的最大磁感应强度（饱和磁化率）都

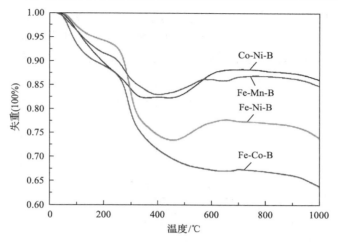

图 6-29　Co-Ni-B、Fe-Co-B、Fe-Ni-B 和 Fe-Mn-B 样品的热重分析图谱

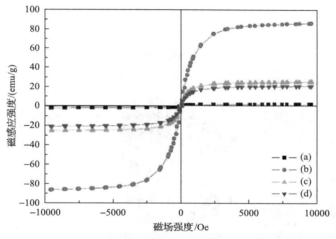

图 6-30　Co-Ni-B(a)、Fe-Mn-B(b)、Fe-Co-B(c)和 Fe-Ni-B(d)样品的饱和磁滞回线

是在合金纳米粒子中两种金属元素的摩尔比为 1∶1 的情况下得到的数据,在实验过程中,可以通过改变两种不同金属的摩尔比来改变样品的磁性强弱,图 6-31 所示为 Fe-Ni-B 样品中铁元素和镍元素不同摩尔比的磁性数据,可见随着样品中铁、镍元素的摩尔比增加,纳米粒子的磁性增强,当铁元素和镍元素摩尔比为 1∶1 时,Fe-Ni-B 样品的磁性最强,其最大磁感应强度(饱和磁化率)为 20 emu/g,当铁元素和镍元素摩尔比为 1∶2 和 1∶3 时,样品的最大磁感应强度(饱和磁化率)分别为 15 emu/g 和 4 emu/g。

　　用于生物医学领域的纳米材料要求有好的生物相容性和稳定性,通过一些实验说明纳米粒子在不同溶剂中的溶解度情况,以及纳米粒子的磁性情况。由图 6-32

可见制得的样品具有非常好的水溶性（以 Fe-Ni-B 样品为例），不溶于非极性溶剂如正己烷中，能很好地分散在水溶液、PBS 缓冲溶液，以及乙醇溶液中，从图中还可以看出样品有很好的磁性，磁铁放在 Fe-Ni-B 样品的水溶液附近，能很快收集到样品。

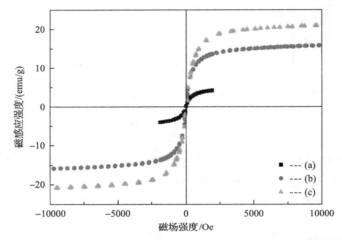

图 6-31　铁、镍元素摩尔比 1∶1(a)、1∶2(b)、1∶3(c)时的 Fe-Ni-B 样品的饱和磁滞回线

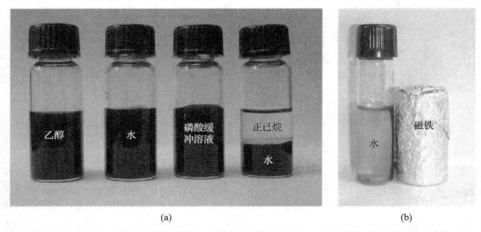

图 6-32　Fe-Ni-B 样品在不同溶剂中的溶解性照片图(a)、磁铁存在下的水溶液照片(b)

6.3.2　Fe-M(Ni, Co, Mn)-B 纳米粒子的热处理和晶化过程

用化学还原法得到 Fe-Ni-B、Co-Ni-B、Fe-Mn-B、Fe-Co-B 纳米材料为非晶态结构，为了进一步研究上述样品的热处理晶化过程，在氮气保护下温度为 773 K 时对样品进行了 2 h 的热处理。

所制备的新鲜 Fe-Ni-B 和 Co-Ni-B 样品的 XRD 图谱见图 6-23、图 6-33 和图 6-34，上面已经提到新鲜的样品在 $2\theta=45°$ 处出现宽化的弥散峰，说明是非晶态结构。由图 6-33 和图 6-34 可看出，样品经 773 K 热处理 2 h 后，原有的弥散峰逐渐尖锐，XRD 图谱中开始出现晶相峰，最后变为 $FeNi_3$ 和 CoNi 合金的衍射峰。

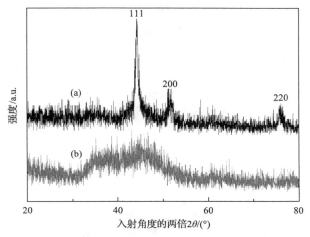

图 6-33　Co-Ni-B 样品在 500℃热处理 2 h 后(a)、新鲜的(b) XRD 图谱

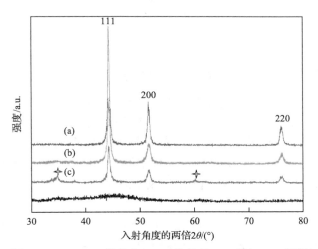

图 6-34　Fe-Ni-B 样品在 500℃热处理 2 h 后的 XRD 图谱

$FeSO_4·7H_2O$:$NiCl_2·6H_2O$ 的摩尔比分别为 1:3(a)、1:2(b)、1:1(c)，(c)样品中星号为化合物 $Fe_2Fe(BO_3)O_2$ 的衍射峰

所制备的新鲜 Fe-Ni-B 和 Fe-Co-B 样品的 XRD 图谱见图 6-34 和图 6-35，上面已经提到新鲜的样品在 $2\theta=45°$ 处出现宽化的弥散峰，说明是非晶态结构。

由图 6-35、图 6-36 可看出，样品经 773 K 热处理 2 h 后，原有的弥散峰逐渐尖锐，XRD 图谱开始出现晶相峰。由于 Fe-Co-B 样品极易被氧化，最终热处理后变为 FeCo 合金和单质 Co 的混合相，新鲜的 Fe-Mn-B 样品经热处理后变为四氧化三锰。

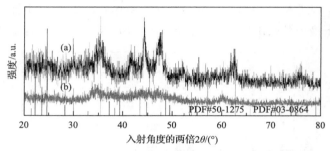

图 6-35　Fe-Co-B 样品在 500℃热处理 2 h 后 (a)、新鲜的 (b) XRD 图谱

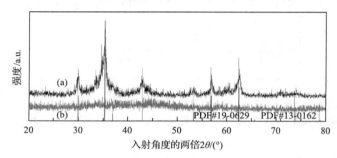

图 6-36　Fe-Mn-B 样品在 500℃热处理 2 h 后 (a)、新鲜的 (b) 的 XRD 图谱

6.3.3　Fe-M（Ni, Co, Mn）-B 样品在活体外的 MRI 应用

6.2 节中已经讨论了用热分解法制得的 Fe-Ni@APAS@PEG 样品在 MRI 中的应用，进一步研究具有磁性的非晶态合金材料是否也可以应用在医学 MRI 中作为造影剂，对样品的 PBS 缓冲溶液分别进行了 T_1 弛豫时间和 T_2 弛豫时间的测试。首先配制一系列不同浓度材料的 PBS 缓冲溶液，利用磁场强度为 0.5 T 的磁共振成像仪分别测试它们的 T_1 弛豫时间和 T_2 弛豫时间，以及它们的 T_1 加权成像图和 T_2 加权成像图。

由图 6-37、图 6-38 可见，Fe-Ni-B、Co-Ni-B、Fe-Co-B 和 Fe-Mn-B 都能很好地应用于磁共振成像，在 Fe-Ni-B、Co-Ni-B、Fe-Co-B 中随着金属元素浓度的增大，T_2 成像信号强度都发生了明显的变化，表现出很好的 T_2 成像效果，随着金属浓度的增加，图像逐渐变暗，表现出 T_2 加权的效果。在 Fe-Mn-B 样品中，随着金属元素浓度的增加，T_1 成像信号强度发生了明显的变化，说明 Fe-Mn-B 样品可用于 T_1 加权磁共振成像造影剂。

为了进一步研究其 MRI 造影剂效果，对 Fe-Ni-B、Co-Ni-B、Fe-Co-B 和 Fe-Mn-B 纳米材料进行了 r_1 和 r_2 的测试，首先通过 ICP-AES 以确定纳米材料在 PBS 缓冲溶液中所含金属元素的浓度，再分别以样品 PBS 缓冲溶液的金属元素的浓度为横坐标，以其相应浓度测得的 T_1 弛豫时间和 T_2 弛豫时间的倒数（即 $1/T_1$ 和 $1/T_2$）为纵坐标拟合直线方程，其斜率即分别为纳米材料的纵向弛豫率 r_1 和横向弛豫率 r_2。

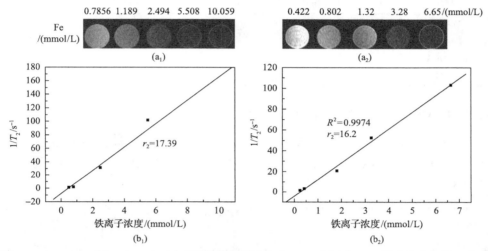

图 6-37　Fe-Co-B(1)、Fe-Ni-B(2)磁性纳米粒子在含有 0.5%黄原胶 PBS 缓冲溶液中的 T_2 加权成像效果图(a_1, a_2)、$1/T_2$ 相对于 Fe^{3+} 浓度拟合的直线 r_2 弛豫率(b_1, b_2)

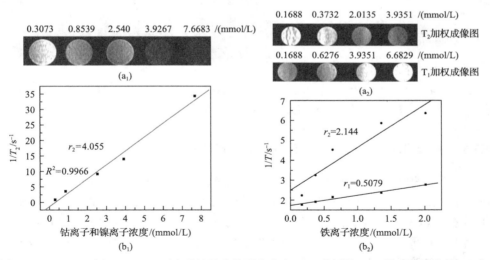

图 6-38　Co-Ni-B(1)、Fe-Mn-B(2)磁性纳米粒子在含有 0.5%黄原胶 PBS 缓冲溶液中的 $T_{1,2}$ 加权成像效果图(a_1, a_2)，$1/T_{1,2}$ 相对于 $(Co+Ni)^{2+}$ 和 Fe^{3+} 浓度拟合的直线 $r_{1,2}$ 弛豫率(b_1, b_2)

由图 6-37、图 6-38 可见，样品的 r_2 都大于 r_1，这与文献报道的相符。Fe-Ni-B、Co-Ni-B、Fe-Co-B 和 Fe-Mn-B 得到的纵向弛豫率 r_1 和横向弛豫率 r_2 值见表 6-3。从结果来看，Fe-Ni-B, Co-Ni-B, Fe-Co-B 样品中 r_2/r_1 及 r_2 值较大，进一步证实了

其可很好地用于 T_2 成像造影剂。

表 6-3　Fe-Ni-B、Co-Ni-B、Fe-Co-B 和 Fe-Mn-B 样品的 r_2, r_1 和 r_2/r_1 值

样品	$r_2/[L/(mmol \cdot s)]$	$r_1/[L/(mmol \cdot s)]$	r_2/r_1
Fe-Ni-B	16.3	0.911	17.9
Fe-Co-B	16.67	0.79	21.0
Co-Ni-B	4.05	0.243	16.9
Fe-Mn-B	2.144	0.509	4.22

6.3.4　Fe-Co-B 纳米样品的毒性分析

由图 6-39 可见，Fe-Co-B 样品具有较低的毒性，当浓度为 150 μg/mL 时，孵育 12 h 后的 HeLa 细胞的存活率为 79 %，从细胞存活照片来看，样品对细胞孵育 12 h 后还有大量细胞健康地存活。

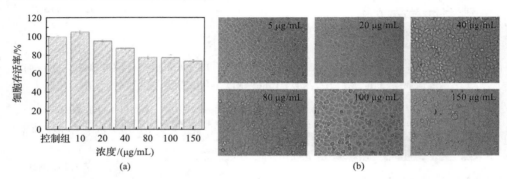

图 6-39　不同浓度的 Fe-Co-B 在 Hela 细胞培养基孵育 12 h 后细胞的存活率(a)、不同浓度的 Fe-Co-B 在 HeLa 细胞培养基孵育 12 h 后细胞的存活照片(b)

6.3.5　HeLa 细胞对 Fe-Co-B 纳米样品的吞噬情况

由图 6-40 可见，当不同浓度 Fe-Co-B 样品对 HeLa 细胞孵育 10 h，随着样品浓度的增加，每个细胞内吞噬的纳米粒子的量增加，T_2 成像也增强，图像变暗。相同浓度 Fe-Co-B 对 HeLa 细胞孵育不同时间后，每个细胞吞噬的样品量都大于对照组，且孵育 6 h 后细胞吞噬纳米粒子的量达到最大值，说明这个时间段纳米粒子进入细胞的量已经达到饱和。

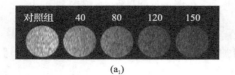

(a₁)

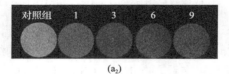

(a₂)

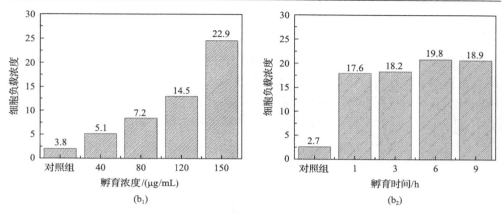

图 6-40 Fe-Co-B 材料的细胞内吞动力学

(a₁)不同浓度的 Fe-Co-B 样品在 HeLa 细胞培养基孵育 10 h 后的磁共振 T_2 加权成像；(b₁)不同浓度的 Fe-Co-B 样品在 HeLa 细胞培养基孵育 10 h 后每个细胞的吞噬量；(a₂)相同浓度的 Fe-Co-B 样品在 HeLa 细胞培养基孵育不同时间后的磁共振 T_2 加权成像；(b₂)相同浓度的 Fe-Co-B 样品在 HeLa 细胞培养基孵育不同时间后每个细胞的吞噬量

6.3.6 Fe-Co-B 纳米粒子在活体内的磁共振成像实验

前面的实验已经证明 Fe-Co-B 纳米粒子在细胞内有非常明显的磁共振成像效果，进一步研究样品在生物体内的应用，通过静脉注射的方法来研究样品在活体内的磁共振成像。通常来说，无机纳米粒子通过静脉注射到老鼠体内，样品首先通过心脏和肺循环，然后循环到肝和脾部位[81]，最后再通过肾脏或者粪便排出，借助于这种方法可以诊断或者检查肝、脾位置的疾病。图 6-41 是小鼠的肝、脾组织通过静脉注射纳米粒子 2 h 前后的 T_2 磁共振加权成像，从图中可以明显看出相比于没有注射纳米粒子的小鼠，注射过纳米粒子小鼠的肝和脾部位图像明显变暗。这充分说明了 Fe-Co-B 纳米粒子可以作为体内的磁共振成像应用。

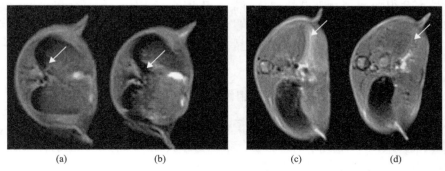

(a) (b) (c) (d)

图 6-41 尾部静脉注射 Fe-Co-B 纳米粒子(4.6 mg/kg 体重)之前[(a)，(c)]、
之后[(b)，(d)]的小鼠肝部和脾部的 T_2-MRI 图像

6.3.7　Fe-Co-B 纳米粒子在活体内的组织分布实验

通过静脉注射 Fe-Co-B 纳米粒子到生物体内，在整个活体成像实验中，小鼠没有被发现异常行为。为了研究纳米粒子注射入体内后在不同器官中的含量。用 ICP-AES 方法通过尾静脉注射观察没有注射纳米粒子，以及注射纳米粒子 2 h、4 h 后小鼠的心、肝、脾、肺、肾组织器官中的铁元素含量，如图 6-42 所示。

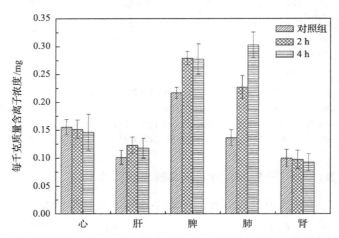

图 6-42　通过静脉注射 Fe-Co-B 纳米粒子 2 h、4 h 后小鼠各个器官中的 Fe 浓度

Fe-Co-B 纳米粒子到达肝和脾组织，然后通过血液循环到消化系统。数据表明静脉注射 2 h 后，肝和脾组织中的铁含量达到最大值，分别为 0.13 mg Fe/kg、0.27 mg Fe/kg。静脉注射 4 h 后，肺组织的铁元素含量达到最大值，为 0.30 mg Fe/kg。

大多数无机纳米粒子可以通过改变样品的粒径大小、表面电荷，以及表面功能化使其在网状内皮系统（RES）（如肾、肝和肺）中增强对活体的内吞量，目的是让样品不会很快地被肾脏循环系统排泄。体内实验表明，葡聚糖包裹的非晶态 Fe-Co-B 纳米粒子表现出低毒性，能够在体内保留足够的时间。但是要把纳米粒子应用到临床医学磁共振成像中，药品在活体内的动力学代谢情况还需要进一步研究。

6.3.8　Fe-Co-B 纳米粒子在活体内的组织切片实验

为了进一步证实 Fe-Co-B 纳米粒子在各个组织器官中的内吞情况，研究了样品在心、肝、脾、肺、肾中的普鲁士蓝染色切片实验（彩图 12）。注射样品后的小鼠肝和脾图中部分位置出现了蓝色。因为 Fe 遇普鲁士蓝变蓝色，表明纳米粒子聚集到肝和脾部位。由于纳米粒子一开始是从心和肺循环，所以在肺组织中也可以看出纳米粒子的存在。相对于上述，从切片图像来看几乎没有纳米粒子停留在心和肾器官中。另外，不同器官的 HE 染色切片实验(彩图 13)，表明了纳米粒子并没有对小鼠的各个器官产生病变。

6.4 小　　结

采用化学还原法制备出 Fe-Ni-B、Co-Ni-B、Fe-Co-B 和 Fe-Mn-B 四种非晶态样品，XRD、SAED、EDS 表征有力地证明了样品的晶型结构及元素组成；FTIR、TGA 数据说明样品外面包裹有机物葡聚糖，葡聚糖大分子的包裹大大提高了样品的水溶性和生物相容性，为样品在医学和生物应用领域提供了一个很好的平台。SQUID 表征说明样品是超顺磁性的，当两种金属的摩尔比是 $1:1$ 时，Fe-Mn-B、Fe-Co-B、Fe-Ni-B 及 Co-Ni-B 样品的饱和磁化率分别为 82 emu/g、25 emu/g、20 emu/g、2 emu/g。

体外磁共振成像结果表明，Fe-Ni-B、Co-Ni-B、Fe-Co-B 样品的 r_2 值较高，T_2 加权成像效果较好，是生物相容性良好的 T_2 加权成像造影剂，Fe-Mn-B 样品的 T_1 加权成像效果较好，是较好的 T_1 加权成像造影剂。

比较了不同样品的材料性质，择优选择了 Fe-Co-B 样品作为细胞及活体内成像应用的研究，Fe-Co-B 样品的表面电荷呈电中性，对 HeLa 细胞的毒性较小，DLS 粒径大约为 256 nm。不同浓度 Fe-Co-B 样品对 HeLa 细胞孵育 10 h，随着样品浓度的增加，每个细胞吞噬样品的量增加；纳米材料浓度相同，孵育时间不同时，在孵育 6 h 时每个细胞吞噬样品的量达到最大值。体外成像结果表明 Fe-Co-B 样品在浓度较低时已经可以用于细胞 MRI。另外，动物体内生物分布试验以及组织切片试验都证明了葡聚糖包裹的 Fe-Co-B 纳米粒子能够在小鼠的肝和脾部位快速地积累，且能够在小鼠肾中被快速地排泄。

参 考 文 献

[1] Sun S H. Recent advances in chemical synthesis, self-assembly, and applications of FePt nanoparticles [J]. Advanced Materials, 2006, 18: 393-403.

[2] Harpeness R, Gedanken A. The microwave-assisted polyol synthesis of nanosized hard magnetic material, FePt [J]. Journal of Materials Chemistry, 2005, 15: 698-702.

[3] Luciano E M, Nguyen H L, Sean R, et al. A synthetic route to size-controlled fcc and fct FePt nanoparticles [J]. Jouranl of the American Chemical Society, 2005, 127: 10140-10141.

[4] Wang X, Zhuang J, Peng Q, et al. A general strategy for nanocrystal synthesis [J]. Nature, 2005, 437: 121-124.

[5] Hitesh H G, Ada E T, Shamsuzzoha M, et al. Understanding mercapto ligand exchange on the surface of FePt nanoparticles [J]. Langmuir, 2006, 22: 7732-7737.

[6] 关烨第. 有机化学实验[M]. 北京: 北京大学出版社[M], 2002.

[7] 程守洙. 江之永. 普通物理学[M]. 北京: 高等教育出版社, 1998.

[8] 柯以侃, 董慧茹. 分析化学手册第三分册光谱分析[M]. 北京: 化学工业出版社, 1998.

[9] 孟令芝, 何永炳. 有机波谱分析[M]. 武汉: 武汉大学出版社, 2003.

[10] Hu H, Yu M X, Li F Y. Epoxidation strategy for producing amphiphilic up-converting rare-earth nanophosphors as biological labels [J]. Chemistry of Materials, 2008, 20: 7003-7009.

[11] Kang S S, Miao G X, Shi S, et al. Enhanced magnetic properties of self-assembled FePt nanoparticles with MnO shell[J]. Journal of the American Chemical Society, 2006, 128: 1042-1043.

[12] Tanaka Y, Saita S, Maenosono S. Influence of surface ligands on saturation magnetization of FePt nanoparticles [J]. Applied Physics Letters, 2008, 92: 093117.

[13] 李都红, 张小青, 李敬怡, 等. 一种测量铁磁材料磁滞回线的方法及仿真[J]. 变压器, 2008, 4: 1-2.

[14] Wan J Q, Cai W, Meng X X. Monodisperse water-soluble magnetite nanoparticles prepared by polyol process for high-performance magnetic resonance imaging [J]. Chemical Communications, 2007, 127: 5004-5006.

[15] 谢狄霖. 核磁共振像时间与磁共振成像[J]. 福建分析测试, 1995, 4(3): 335-336.

[16] 张晶晶, 部分超顺磁性纳米材料的合成及基于 MRI 的生物应用[D], 上海: 上海师范大学, 2010.

[17] Cheon J, Lee J H. Synergistically integrated nanoparticles as multimodal probes for nanobiotechnology[J]. Accounts of Chemical Research, 2008, 41: 1630-1640.

[18] Lu A H, Salabas E L, Schuth F. Magnetic nanoparticles: Synthesis, protection, functionalization, and application[J]. Angewandte Chemie International Edition English, 2007, 46: 1222-1244.

[19] Jun Y W, Seo J W, Cheon J. Nanoscaling laws of magnetic nanoparticles and their applicabilities in biomedical sciences[J]. Accounts of Chemical Research, 2008, 41: 179-189.

[20] Rodriguez L M, Lubag A J, Malloy C R, et al. Responsive MRI agents for sensing metabolism *in vivo*[J]. Accounts of Chemical Research, 2009, 42: 948-957.

[21] Raymond K, Pierre V C. Next Generation, high relaxivity gadolinium MRI agents[J]. Bioconjugate Chemistry, 2004, 16: 3-8.

[22] Yang H, Zhuang Y, Hu H, et al. Silica-coated manganese oxide nanoparticles as a platform for targeted magnetic resonance and fluorescence imaging of cancer cells[J]. Advanced Functional Materials, 2010, 20: 1773-1741.

[23] Wilhelm C, Gazeau F. Universal cell labelling with anionic magnetic nanoparticles[J]. Biomaterials, 2008, 29: 3161-3174.

[24] Chertok B, Moffat B A, David A E, et al. Iron oxide nanoparticles as a drug delivery vehicle for MRI monitored magnetic targeting of brain tumors[J]. Biomaterials, 2008, 29: 487-496.

[25] Nasongkla N, Bey E, Ren J, et al. Multifunctional polymeric micelles as cancer-targeted, MRI-ultrasensitive drug delivery systems[J]. Nano Letter, 2006, 6: 2427-2430.

[26] Vries I J, Lesterhuis W J, Barentsz J O, et al. Magnetic resonance tracking of dendritic cells in melanoma patients for monitoring of celluar therapy[J]. Nature Biotechnology, 2005, 23: 1407-1413.

[27] Lv G, He F, Wang X M, et al. Application in drug uptake and induction of cell death of leukemia cancer cells[J]. Langmuir, 2008, 24 (5): 2151-2156.

[28] Shi Z L, Neoh K G, Kang E T, et al. (Carboxymethyl) Chitosan-modified superparamagnetic iron oxide nanoparticles for magnetic resonance imaging of stem cells[J]. ACS Applied Materials & Interfaces, 2009, 1: 328-335.

[29] Yang H, Zhang C X, Shi X Y, et al. Water-soluble superparamagnetic manganese ferrite nanoparticles for magnetic resonance imaging[J]. Biomaterials, 2010, 31: 3667-3673.

[30] Seo W S, Lee J H, Sun X M, et al. FeCo/Graphitic-shell nanocrystals as advanced magnetic-resonance-imaging and near-infrared agents[J]. Nature Materials, 2006, 5: 971-976.

[31] Maenosono S, Suzuki T, Saita S. Superparamagnetic FePt nanoparticles as excellent MRI contrast Agents[J]. Journal of Magnetism and Magnetic Materials, 2008, 320: L79-L83.

[32] Yang H, Zhang J J, Tian Q W, et al. One-pot synthesis of amphilic superparamagnetic Fe-Pt nanoparticles and magnetic resonance imaging *in vitro*[J]. Journal of Magnetism and Magnetic Materials, 2010, 322: 973-977.

[33] Tai M F, Hsiao J K, Lee S C, et al. Synthesis of Fe-Ni magnetic nanoparticles and their applications on biologic labeling[J]. Journal of Process Engineering, 2006, 6: 249-252.

[34] Portet D, Denizot B, Rump E, et al. Nonpolymeric coating of iron oxide colloids for biological use as magnetic resonance imaging contrast agents[J]. Journal of Colloid and Interface Science, 2001, 238(1): 37-42.

[35] Lalatonne Y, Paris C, Serfaty J M, et al. Bis-phosphonates-ultra small superparamagnetic iron oxide nanoparticles: A platform towards diagnosis and therapy[J]. Chemical Communication, 2008, 22: 2553-2555.

[36] Baldi G, Bonacchi D, Franchini M C, et al. Synthesis and coating of cobalt ferrite nanoparticles: A first step toward the obtainment of new magnetic nanocarriers[J]. Langmuir, 2007, 23(7): 4026-4028.

[37] Gu H W, Zheng R K, Zhang X X, et al. Facile one-pot synthesis of bifunctional heterodimers of nanoparticles: A conjugate of quantum dot and magnetic nanoparticles[J]. Journal of the American Chemical Society, 2004, 126: 5664-5665.

[38] Chen Y Z, Luo X H, Yue G H, et al. Synthesis of iron-nickel nanoparticles via a nonaqueous organometallic route[J]. Materials Chemistry and Physics, 2009, 113: 412-416.

[39] Na H B, Song I C, Hyeon T. Inorganic nanoparticles for MRI contrast agents[J]. Advanced Materials, 2009, 21: 2133-2148.

[40] 李雪健. Fe-M(Ni, Co, Mn)-B 纳米粒子的合成、表征及其生物应用[D]. 上海: 上海师范大学, 2011.

[41] Handley R C. Physics of ferromagnetic amorphous alloys[J]. Journal of Applied Physics, 1987, 62 (10): R15-R49.

[42] Fujii M, Hayashi S, Yamamoto K. Photoluminescence from B-doped Si nanocrystals[J]. Journal of Applied Physics, 1998, 83 (12): 7953-7957.

[43] Li H, Liu J, Xie S, et al. Vesicle-assisted assembly of mesoporous Ce-doped Pd nanospheres with a hollow chamber and enhanced catalytic efficiency[J]. Advanced Functional Materials, 2008, 18: 3235-3241.

[44] Akimov Y A, Koh W S, Sian S Y, et al. Nanoparticle-enhanced thin film solar cells: Metallic or dielectric nanoparticles[J]. Applied Physics Letters, 2010, 96: 073111-073113.

[45] Xie Y, Ding K L, Liu Z M, et al. In situ controllable loading of ultrafine noble metal particles on titania[J]. Journal of the American Chemical Society, 2009, 131: 6648-6649.

[46] Dong Y B, Victor E Z, Andrei D K. A new method of measuring hysteresis loops on local areas of the surface of a ferromagnet[J]. Journal of Magnetism and Magnetic Materials, 1996, 160: 157-158.

[47] Yoshizawa Y, Oguma S, Yamauchi K. New Fe-based soft magnetic alloys composed of ultrafine grain structure[J]. Journal of Applied Physics, 1988, 64: 6044-6046.

[48] Louis H, David J. An electron microscope study of gold smoke deposits[J]. Journal of Applied Physics, 1948, 19: 791-794.

[49] Duteil A, Queau R, Chaudret B. Preparation of organic solutions or solid films of small particles of ruthenium, palladium, and platinum from organometallic precursors in the presence of cellulose derivatives[J]. Chemistry of Materials, 1993, 5: 341-347.

[50] Toshima N, Wang Y. Preparation and catalysis of novel colloidal dispersions of copper/noble metal bimetallic clusters[J]. Langmuir, 1994, 10: 4574-4580.

[51] Liz-Marzan L M, Giersig M, Mulvaney P. Synthesis of nanosized gold-silica core-shell particles[J]. Langmuir, 1996, 12: 4329-4335.

[52] Esumi K, Hosoya T, Suzuki A, et al. Formation of gold and silver nanoparticles in aqueous solution of sugar-persubstituted poly (amidoamine) dendrimers[J]. Journal of Colloid Interface Science, 2000, 226: 346-352.

[53] Sherif A E, Moataz M, Akira Y, et al. Organic-inorganic mesoporous silica nanostrands for ultrafine filtration of spherical nanoparticles[J]. Chemical Communication, 2010, 46: 3917-3919.

[54] Lu J L, Stair P C. Low-temperature ABC-type atomic layer deposition: Synthesis of highly uniform ultrafine supported metal nanoparticles[J]. Angewandte Chemie International Edition, 2010, 49: 2547-2551.

[55] Zhang H J, Zhang H T, Wu X W, et al. Preparation and pattern recognition of metallic Ni ultrafine powders by electroless plating[J]. Journal of Alloys and Compound, 2006, 419: 220-226.

[56] Yan J M, Zhang X B, Akita T, et al. One-step seeding growth of magnetically recyclable Au@Co core-shell nanoparticles: Highly efficient catalyst for hydrolytic dehydrogenation of ammonia borane[J]. Journal of the American Chemical Society, 2010, 132: 5326-5327.

[57] Lamarche G, Woolley J C, Tovar R, et al. Effects of crystallographic ordering on the magnetic behaviour of $(AgIn)_{1-x}Mn_{2x}Te_2$ and $(CuIn)_{1-x}Mn_{2x}Te_2$ alloys[J]. Journal of Magnetism and Magnetic Materials, 1989, 80: 321-328.

[58] Hu X, Wang T, Wang L, et al. A general route to prepare one- and three-dimensional carbon nanotube/metal nanoparticle composite nanostructures[J]. Langmuir, 2007, 23: 6352-6357.

[59] Andrew B L, Brent S S, Michael S D, et al. Facile preparation of transition metal nanoparticles stabilized by well-defined (Co) polymers synthesized via aqueous reversible addition-fragmentation chain transfer polymerization[J]. Journal of the American Chemical Society, 2002, 124: 11562-11563.

[60] Abhalaxmi S, Fahima D, Sujeet M, et al. Composite polymeric magnetic nanoparticles for co-delivery of hydrophobic and hydrophilic anticancer drugs and MRI imaging for cancer therapy. [J] ACS Applied Materials Interfaces, 2011, 3 (3): 842-856.

[61] 顾宁. 生物医用磁性纳米材料与器件[M]. 北京: 化学工业出版社, 2013.

[62] 孙晓杰, 李坤. 肿瘤分子诊断与靶向治疗[M]. 上海: 第二军医大学出版社, 2009.

[63] Leon-Rodriguez L M, Lubag A J, Malloy C R, et al. Responsive MRI agents for sensing metabolism *in vivo*[J]. Accounts of Chemical Research, 2009, 42 (7): 948-957.

[64] Shokouhimehr M, Soehnlen E S, Hao J H, et al. Dual purpose Prussian blue nanoparticles for cellular imaging and drug delivery: A new generation of T_1-weighted MRI contrast and small molecule delivery agents[J]. Journal of Material Chemistry, 2010, 20: 5251-5259.

[65] Rosi N L, Mirkin C A. Nanostructures in biodiagnostics[J]. Chemical Reviews, 2005, 105: 1547-1562.

[66] Niemeyer C M. Nanoparticles, proteins, and nucleic acids: Biotechnology meets materials science[J]. Angewandte Chemie International Edition, 2001, 40: 4128-4158.

[67] Wang J. Nanomaterial-based amplified transduction of biomolecular interactions[J]. Small, 2005, 1 (11): 1036-1043.

[68] Lu A H, Salabas E L, Schuth F. Magnetic nanoparticles: Synthesis, protection, functionalization, and application[J]. Angewandte Chemie International Edition, 2007, 46: 1222-1244.

[69] Chou S W, Zhu C L, Neeleshwar S, et al. Controlled growth and magnetic property of FePt nanostructure: cuboctahedron, octapod, truncated cube, and cube[J]. Chemistry of Materials. 2009, 21: 4955-4961.

[70] Chou S W, Shau Y H, Wu P C, et al. *In vitro* and *in vivo* studies of Fe-Pt nanoparticles for dual modal CT/MRI molecular imaging[J]. Journal of the American Chemical Society, 2010, 132 (8): 13270-13278.

[71] Gu H W, Ho P L, Tsang K W, et al. Using biofunctional magnetic nanoparticles to capture vancomycin-resistant enterococci and other gram-positive bacteria at utralow concentration[J]. Journal of the American Chemical Society, 2003, 125: 15702-15703.

[72] Das M, Mishra D, Dhak P, et al. Biofunctionalized, phosphonate-grafted, ultrasmall iron oxide nanoparticles for combined targeted cancer therapy and multimodal imaging[J]. Small, 2009, 5 (24) : 2883-2893.

[73] Sonvico F, Mornet S, Vasseur S, et al. Folate-conjugated iron oxide nanoparticles for solid tumor targeting as potential specific magnetic hyperthermia mediators: Synthesis, physicochemical characterization, and *in vitro* experiments[J]. Bioconjugate Chemistry, 2005, 16: 1181-1188.

[74] Mutin P H, Guerrero G, Vioux A. Hybrid materials from organophosphours coupling molecules[J]. Journal of Material Chemistry, 2005, 15: 3761-3768.

[75] Perez J M, Josephson L, Weissleder R. Use of magnetic nanoparticles as nanosensors to probe for molecular interactions[J]. ChemBioChem, 2004, 5: 261-264.

[76] Berry C C, Wells S, Charles S, et al. Dextran and albumin derivatised iron oxide nanoparticles: Influence on fibroblasts *in vitro*[J]. Biomaterials, 2003, 24: 4551-4557.

[77] Christine H, Leonardus J A, Zhong Z Y, et al. Novel in situ forming, degradable dextran hydrogels by Michael addition chemistry: Synthesis, rheology, and degradation[J]. Macromolecules, 2007, 40: 1165-1173.

[78] Bachelder E M, Beaudette T T, Broaders K E, et al. Acetal-derivatized dextran: An acid-responsive biodegradable material for therapeutic applications[J]. Journal of the American Chemical Society, 2008, 130 (32) : 10494-10495.

[79] Haber J A, Gunda N V, Balbach J J, et al. Chemical syntheses of nanocrystalline nickel aluminides[J]. Chemistry of Materials, 2000, 12 (4) : 973-982.

[80] Shen J Y, Li Z Y, Yan Q J, et al. Reactions of bivalent metal irons with borohydride in aqueous solution for the preparation of ultrafine amorphous alloy particles[J]. Journal of Physical Chemistry, 1993, 97: 8504-8511.

[81] Thunemann A F, Schutt D, Kaufner L, et al. Maghemite nanoparticles protectively coated with poly (ethyleneimine) and poly (ethylene oxide) -block-poly (glutamic Acid) [J]. Langmuir, 2006, 22: 2351-2357.

第7章 T₁和T₂造影剂

肿瘤已成为威胁数百万人生命的一类重大疾病，特别是恶性肿瘤细胞在体内具有不可控制生长、易于转移等特点，使恶性肿瘤在临床上很难得到明确诊断和有效治疗。目前，特异性靶向造影剂的使用大大增强了肿瘤的诊断准确性，最常用的靶向材料是具有良好生物相容性的 DNA、RNA 或者蛋白质等[1]。由于癌细胞表面的 $\alpha_v\beta_3$ 整合素作为肿瘤标志物质引起人们的广泛关注和研究[2, 3]，使得可以与其特异性靶向的精氨酸-甘氨酸-天冬氨酸（arginine-glycine-aspartic acid，RGD）短肽作为肿瘤造影材料的靶向分子，以增强检测的准确性和特异性。

RGD 肽广泛存在于生物体内，是胞外多种蛋白与整合素的结合位点。RGD 肽标记的纳米粒子作为造影剂广泛应用于正电子衍射成像（PET）[4-6]、单光子衍射成像（SPECT）[7, 8]、超声成像[9]、光学成像[10-12]及磁共振成像（MRI）[3, 5,13,14]。这些成像技术中，磁共振成像因具有高空间分辨率、高灵敏度、无创检测等优点在临床检测和治疗中发挥了强大的作用。然而，单一的成像方式和成像技术由于功能有限，以至于在实际诊断中无法做到尽善尽美。因此，许多研究通过结合多种成像手段和方法可以提供更加丰富且准确的图像信息，对疾病的诊断及病症程度的确定具有十分有效的帮助[15-17]。以不同检测深度、不同空间及时间成像的双重磁共振成像技术为基础，双模式纳米造影剂（DMCA）应运而生，其可以对组织或器官的同一位置同时进行 T_1、T_2 加权成像，双模式检测增强了诊断的准确性[18-20]。最近，Cheon 小组利用"magnetically decoupled"核壳结构的设计发展了 DMCA[18]。

7.1 钆配合物标记的四氧化三铁 T₁、T₂双模式造影剂的设计、合成及其在生物成像中的应用

目前，磁共振成像造影剂一般分为以顺磁性配合物或粒子为主的 T_1 正造影剂和以超顺磁性粒子为主的 T_2 负造影剂。虽然钆（Ⅲ）配合物作为 T_1 造影剂和超顺磁性氧化铁（SPIO）作为 T_2 造影剂已经被 FDA 批准用于临床多年[21-24]，但是配合物造影剂的体内循环时间较短[25]及 SPIO 高浓度和强磁场时图像产生尾影或扭曲等缺点限制了部分应用。再者，临床应用的绝大多数造影剂不具有生物靶向作用，对肿瘤成像的效果大大减弱。因此，多功能或多模式造影剂的设计、合成对肿瘤等重大疾病的诊断具有很高的临床价值。

本部分实验设计合成了一种具有 T_1 造影功能，且兼 T_2 造影功能及具靶向功能的双模式造影剂 $[Fe_3O_4@SiO_2(Gd\text{-}DTPA)\text{-}RGD]$，对其结构和性质进行了一系列表征，同时将其应用在肿瘤组织的诊断中(图 7-1)。

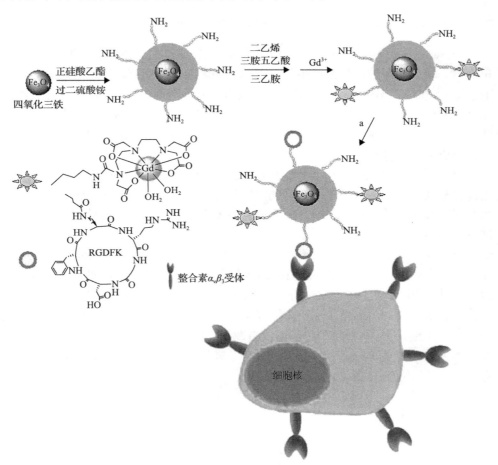

图 7-1　钆标记的氧化铁双模式造影剂的设计及合成路线示意图

a: 6-马亚酰亚胺己酸、N-羟基琥珀酰亚胺酯、HEPES 缓冲液、RGDFK：多肽

首先，运用高温热解法制备出油溶性的四氧化三铁纳米粒子；然后，利用二氧化硅修饰纳米粒子表面，使其具有较好的稳定性和生物相容性，同时拥有了大量的氨基，便于进一步功能化钆配合物分子和靶向分子标记；通过氨基将钆配合物(Gd-DTPA)标记到纳米粒子表面，使得材料同时具有了进行 T_1 及 T_2 造影的潜能；最后，将靶向分子 c(RGDFK)与纳米粒子表面剩余的氨基进行键合，对高表达肿瘤细胞具有特异性靶向功能，使检测更有针对性。因此，最终得到的 $Fe_3O_4@SiO_2(Gd\text{-}DTPA)\text{-}RGD$ 纳米粒子就具备了对肿瘤组织特异性靶向

的功能，然后对其进行 T_1、T_2 双模式磁共振成像，由于通过一种成像技术对同一组织进行多模式造影，具有两种成像模式相互纠错和补偿的效果，提高了诊断的准确性。

7.1.1　Fe_3O_4 和 $Fe_3O_4@SiO_2\text{-}NH_2$ 纳米粒子的合成与表征

在 Sun 小组[26]方法的基础上进行了部分改进，通过高温热解制备出粒径均一、单分散、结晶度高的油溶性超顺磁性 Fe_3O_4 纳米粒子。此方法中，利用苯醚作溶剂，1,2-十六烷二醇作还原剂，油酸和油胺为表面活性剂，在氮气氛围中热分解前驱体乙酰丙酮铁，热解的第一个温度范围为 170～200℃，在这个温度范围内，前驱体开始被热解为原子状态，当在 265℃回流时，原子开始重新组装、成核、结晶，形成 Fe_3O_4 纳米粒子。

由于制备出的 Fe_3O_4 为油溶性纳米粒子，利用反相微乳法水解 TEOS 将二氧化硅包覆到 Fe_3O_4 纳米粒子表面，能解决其在水溶液中的稳定性和生物相容性，APS 的水解使得在 $Fe_3O_4@SiO_2$ 核壳结构纳米粒子表面拥有了大量的氨基，方便进一步的标记或功能化。

为了确定所制备的氧化铁磁性纳米粒子的种类、晶型，以及初步确定二氧化硅是否修饰成功，首先对修饰前后的纳米粒子进行了 XRD 测试(图 7-2)。从得到的 XRD 图谱中可知，所制备的油溶性 Fe_3O_4 磁性纳米粒子的晶型属于面心立方的磁铁矿晶体(JCPDS 19-0629)。还可以看出，在 Fe_3O_4 纳米粒子表面修饰过二氧化硅后，原有的 Fe_3O_4 纳米粒子的晶型没有改变，各个晶格也没有发生移动或消失，只是在 22°～28°之间出现了一个无定形的二氧化硅的 X 射线衍射特征峰，初步证明二氧化硅修饰到了 Fe_3O_4 纳米粒子表面。

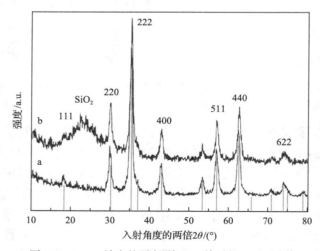

图 7-2　Fe_3O_4 纳米粒子包覆 SiO_2 前后的 XRD 图谱

　　为进一步证明 Fe₃O₄ 纳米粒子修饰二氧化硅是否成功，通过 IR 测试对材料进行表征 [图 7-3(a)，(b)]。对 SiO₂ 修饰前后的红外谱图分析可知，445 cm⁻¹、587 cm⁻¹ 为 Fe₃O₄ 纳米粒子的铁氧键伸缩振动产生的特征峰，2849 cm⁻¹、2925 cm⁻¹ 为纳米粒子表面的油胺和油酸 C—H 的伸缩振动；包覆二氧化硅后的 Fe₃O₄@SiO₂-NH₂ 纳米粒子，1058 cm⁻¹ 为 Si—O—Si 不对称伸缩振动，789 cm⁻¹ 为 SiO₂ 的 δ_{Si-O} 形变振动特征峰，证明 Fe₃O₄ 纳米粒子 SiO₂ 修饰是成功的；由于反应时加入了 APS，所以 Fe₃O₄@SiO₂-NH₂ 纳米粒子表面会有氨基，3440 cm⁻¹ 处可能为表面油胺氨基 N—H 的伸缩振动，可以通过氨基密度测试进一步证实氨基的存在及半定量纳米粒子表面氨基的数量。

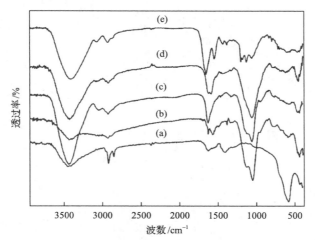

图 7-3　Fe₃O₄(a)、Fe₃O₄@SiO₂-NH₂(b)、Fe₃O₄@SiO₂(DTPA)-NH₂(c)、Fe₃O₄@SiO₂(Gd-DTPA)-NH₂($n_{Gd/Fe}$=0.3)(d)、Fe₃O₄@SiO₂(Gd-DTPA)-RGD($n_{Gd/Fe}$=0.3)(e)纳米粒子的 IR 图

　　在对 Fe₃O₄@SiO₂-NH₂ 纳米粒子进行修饰和功能化前，先通过 TEM 测试对纳米粒子的尺寸、形貌和分散性进行了考察，而其能充分证实二氧化硅包覆是成功的 [图 7-4(a)，(b)]。从 TEM 图看出，Fe₃O₄ 纳米粒子几乎全部为球形，在环己烷中表现出了良好的单分散性，而且尺寸较均一，平均粒径为 6 nm。再进一步进行选区电子衍射后发现，Fe₃O₄ 纳米粒子的两个较强衍射环分别为 222 与 400 晶面，这与 XRD 图中的两个较强衍射峰是对应的。在 Fe₃O₄ 纳米粒子修饰二氧化硅后，Fe₃O₄@SiO₂-NH₂ 纳米粒子在水中有很好的单分散性，其平均粒径为 21 nm，二氧化硅壳层厚度约为 7.5 nm，由此也能证明二氧化硅的修饰是成功的。

7.1.2　Fe₃O₄@SiO₂(Gd-DTPA)-NH₂ 纳米粒子的合成与表征

　　为了将 Gd-DTPA 标记到 Fe₃O₄@SiO₂-NH₂ 纳米粒子上，先利用 Fe₃O₄@SiO₂-NH₂ 表面的氨基将 DTPA 连接到纳米粒子表面，使用二亚乙基三胺五乙酸二酐配体（DTPA）作为反应物，在无水 DMF 中加热到 80℃反应过夜，得到 Fe$_3$O$_4$@SiO$_2$（DTPA）-NH$_2$ 纳米粒子[19,27]。然后，将连有 DTPA 的纳米粒子与过量的 Gd（NO$_3$）$_3$·6H$_2$O 进行反应，通过羧基和三价钆离子螯合得到钆配合物标记的氧化铁纳米粒子，即 Fe$_3$O$_4$@SiO$_2$（Gd-DTPA）-NH$_2$ 纳米粒子。

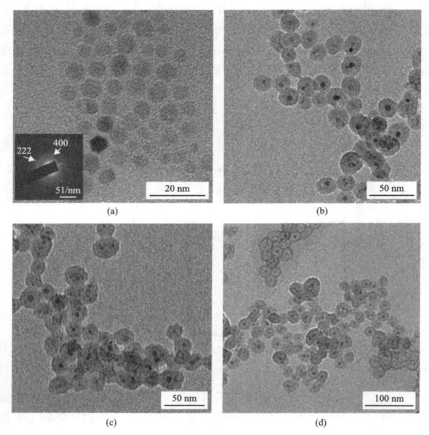

图 7-4　合成的纳米粒子的 TEM 图

（a）Fe$_3$O$_4$ 纳米粒子的 TEM 图，左下角为 Fe$_3$O$_4$ 纳米粒子的 SAED 图；（b）Fe$_3$O$_4$@SiO$_2$-NH$_2$（$n_{Gd/Fe}$=0.3）纳米粒子的 TEM 图；（c）Fe$_3$O$_4$@SiO$_2$（Gd-DTPA）-NH$_2$（$n_{Gd/Fe}$=0.3）纳米粒子的 TEM 图；（d）Fe$_3$O$_4$@SiO$_2$（Gd-DTPA）-RGD（$n_{Gd/Fe}$=0.3）纳米粒子的 TEM 图

　　首先，通过 TG 分析可以初步证明 DTPA 的连接是成功的（图 7-5）。从图中可以看到，Fe$_3$O$_4$@SiO$_2$（DTPA）-NH$_2$ 纳米粒子的 TG 曲线在 260～400℃处有一个失重峰，由于纯的 DTPA 配体的分解温度为 230℃，因此，此处应为纳米粒子表面 DTPA 的失重，初步确定 DTPA 配体连接成功。通过该 TG 曲线还可以算出，DTPA 的浓度为 6.0 mg/mL 时，连接到纳米粒子表面的 DTPA 配体质量为材料总质量的 6%左右。

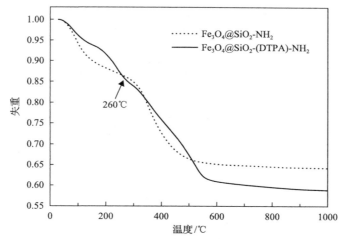

图 7-5　Fe₃O₄@SiO₂-NH₂ 和 Fe₃O₄@SiO₂(DTPA)-NH₂ 纳米粒子的 TG 曲线

　　然后又通过红外光谱对反应是否成功进行了证明[图 7-3(b)，(c)，(d)]。通过红外光谱图可以看出，在 Fe₃O₄@SiO₂-NH₂ 纳米粒子连接 DTPA 后，在 1623 cm⁻¹ 处出现一个强吸收峰，可归结为 DTPA 中的 C═O 的伸缩振动峰；在 Fe₃O₄@SiO₂(DTPA)-NH₂ 纳米粒子与钆离子螯合后，出现 1626 cm⁻¹ 和 1595 cm⁻¹ 两个振动峰，可归结为羧酸盐的对称和不对称伸缩振动峰，由此可以证明该反应条件下，两步反应均成功进行。

　　与前面几步反应一样，对 Fe₃O₄@SiO₂(Gd-DTPA)-NH₂($n_{Gd/Fe}$=0.3)纳米粒子通过 TEM 观察[图 7-4(c)]。从 TEM 图可以直观地看到，合成的 Fe₃O₄@SiO₂(Gd-DTPA)-NH₂($n_{Gd/Fe}$=0.3)纳米粒子仍然为球形，分散性较好，平均粒径增长为 27 nm。

　　在表面连接不同数量 DTPA 的纳米粒子与硝酸钆反应后，为了确定得到的 Fe₃O₄@SiO₂(Gd-DTPA)-NH₂ 纳米粒子中钆、铁离子的摩尔比例，通过 ICP-AES 进行了表征。在 DTPA 的浓度为 6.0 mg/mL 时，再与硝酸钆进行螯合，得到的 Fe₃O₄@SiO₂(Gd-DTPA)-NH₂ 纳米粒子中钆、铁离子的摩尔比约为 $n_{Gd/Fe}$=0.3；当 DTPA 的浓度降到 4.5 mg/mL 时，再与硝酸钆进行螯合，得到的 Fe₃O₄@SiO₂(Gd-DTPA)-NH₂ 纳米粒子中钆、铁离子的摩尔比约为 $n_{Gd/Fe}$=0.1。再通过表面电位也可以进一步证明，$n_{Gd/Fe}$= 0.3 和 $n_{Gd/Fe}$= 0.1 合成的 Fe₃O₄@SiO₂(Gd- DTPA)-NH₂ 均是成功的(表 7-1)。

　　为了便于控制后续实验反应物的投料量，以及能够有效地控制钆配合物与靶向分子的比例，对纳米粒子表面的氨基密度通过 Fmoc 法[28]进行了初步定量。

　　利用 Fmoc 标准溶液的紫外吸收工作曲线，以及在 λ=300 nm 的紫外吸光度与溶液浓度之间的线性关系(图 7-6)，通过实验后的数据计算可知，功能化前的

表 7-1　几种纳米粒子在水中测得的表面电位

	Ⅰ	Ⅱ	Ⅲ
表面电位/mV	+30.9 mV	−0.40 mV (DTPA：2.5 mg/mL)	+9.71 mV ($n_{Gd/Fe}$= 0.1)
		−9.66 mV (DTPA：6.0 mg/mL)	+ 16.6 mV ($n_{Gd/Fe}$= 0.3)

注：Ⅰ. $Fe_3O_4@SiO_2$-NH_2；Ⅱ. $Fe_3O_4@SiO_2$(DTPA)-NH_2；Ⅲ. $Fe_3O_4@SiO_2$(Gd-DTPA)-NH_2。

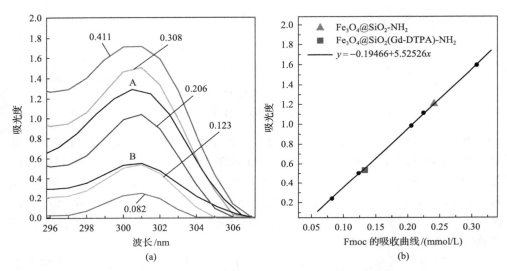

图 7-6　纳米粒子的紫外可见吸收和 Fmoc 的吸收曲线

(a) Fmoc 标准溶液的紫外吸收工作曲线和与 A-$Fe_3O_4@SiO_2$-NH_2，B-$Fe_3O_4@SiO_2$(Gd-DTPA)-NH_2 纳米粒子反应后 Fmoc 的吸收曲线；(b) 在 $\lambda = 300$ nm 的紫外吸光度与溶液浓度之间的线性关系

$Fe_3O_4@SiO_2$-NH_2 纳米粒子表面氨基密度约为 2.6×10^{-4}mol/g，在进行了钆配合物功能化后，得到的 $Fe_3O_4@SiO_2$(Gd-DTPA)-NH_2($n_{Gd/Fe}$=0.3)纳米粒子表面氨基密度约为 9.6×10^{-5}mol/g。由此实验结果可以确定，标记过 Gd-DTPA 后的纳米粒子，其表面可以连接 c(RGDFK)的氨基比例约为 36.9%，由此就可以合理地进行靶向分子连接时的反应物投料，以及大致确定了钆配合物与靶向分子的比例。

7.1.3　$Fe_3O_4@SiO_2$(Gd-DTPA)-RGD 纳米粒子的合成与表征

在 $Fe_3O_4@SiO_2$(Gd-DTPA)-NH_2 纳米粒子与 c(RGDFK)反应前，需要将其表面氨基先与活化剂[6-(马来酰亚氨基)己酸琥珀酰亚胺酯]的琥珀酰亚氨基进行反应，然后活化剂另一端的马来酰亚氨基再与 c(RGDFK)肽上的巯基进行反应，最终将 c(RGDFK)肽标记到 $Fe_3O_4@SiO_2$(Gd-DTPA)-NH_2 纳米粒子表面，得到 $Fe_3O_4@SiO_2$(Gd-DTPA)-RGD 纳米粒子。

　　为了验证靶向分子标记是否成功，首先对反应得到的纳米粒子进行红外谱图的扫描。通过 $Fe_3O_4@SiO_2(Gd-DTPA)$-RGD 纳米粒子的红外谱图可知，在 1659 cm^{-1} 和 1553 cm^{-1} 两处有较强的振动峰，应该归结为 c(RGDFK) 肽中两个氨基化合物的特征峰，可以证明 c(RGDFK) 的连接成功[图 7-3(e)]。

　　再通过纳米粒子的表面电位进行求证，测得与 c(RGDFK) 肽反应前的 $Fe_3O_4@SiO_2(Gd-DTPA)$-NH$_2$($n_{Gd/Fe}$=0.3)纳米粒子在水中的表面电位为+16.6 mV，在标记过 c(RGDFK) 肽后，$Fe_3O_4@SiO_2(Gd-DTPA)$-RGD($n_{Gd/Fe}$ = 0.3)纳米粒子的表面电位变为+7.25 mV，通过纳米粒子表面电位也可证明反应成功，与先前一些研究结果相符[19]。

　　然后通过 $Fe_3O_4@SiO_2(Gd-DTPA)$-RGD 纳米粒子在水中的 TEM 图可以看出，纳米粒子在连接靶向分子后，纳米粒子的粒径和形貌变化不大，分散性较好[图 7-4(d)]。通过动力学光散射分析表明，$Fe_3O_4@SiO_2(Gd-DTPA)$-RGD 纳米粒子在生理盐水中的平均水合半径为 250.4 nm(图 7-7)。靶向材料在水、生理盐水、胎牛血清中的一个月后的溶解性照片也可看出，材料在各种溶剂体系中具有很好的溶解性和稳定性，可以很好地应用于生物体系[图 7-7(a)，(b)，(c)]。

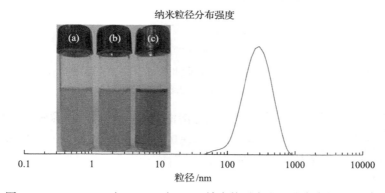

图 7-7　$Fe_3O_4@SiO_2(Gd-DTPA)$-RGD 纳米粒子在生理盐水中的 DLS 半径

内嵌照片为 $Fe_3O_4@SiO_2(Gd-DTPA)$-RGD($n_{Gd/Fe}$=0.3)纳米粒子溶解在水(a)、生理盐水(b)、胎牛血清(c)中溶解性的照片

7.1.4　$Fe_3O_4@SiO_2(Gd-DTPA)$-RGD 纳米粒子的磁学性质表征

　　对于合成的三种纳米粒子的磁学性质的评价，主要通过对合成的 Fe_3O_4、$Fe_3O_4@SiO_2$-NH$_2$、$Fe_3O_4@SiO_2(Gd-DTPA)$-RGD 纳米粒子的饱和磁化强度，以及不同钆、铁比例的 $Fe_3O_4@SiO_2(Gd-DTPA)$-RGD 纳米粒子的磁共振成像效果和弛豫率大小三个方面的测试和表征完成的。

　　对磁性纳米粒子在 300 K 条件下的磁感应强度进行测定(图 7-8)。通过磁滞回线图可知，油溶性的 Fe_3O_4 纳米粒子的最大磁感应强度(饱和磁化率)为 61.9 emu/g，在其表面修饰二氧化硅后[29]，纳米粒子中铁含量的减少使得 $Fe_3O_4@SiO_2-NH_2$ 纳米粒子的最大磁感应强度(饱和磁化率)降为 23.7 emu/g，继续在纳米粒子表面标记 Gd-DTPA 和 c(RGDFK)后，$Fe_3O_4@SiO_2(Gd-DTPA)-RGD$ 纳米粒子的最大磁感应强度(饱和磁化率)为 18.5 emu/g，可能是因为顺磁性金属离子[Gd(Ⅲ)]电子旋转对磁性产生了干扰，造成最大磁感应强度(饱和磁化率)降低。

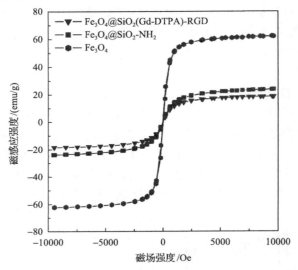

图 7-8　Fe_3O_4、$Fe_3O_4@SiO_2-NH_2$ 和 $Fe_3O_4@SiO_2(Gd-DTPA)-RGD$ ($n_{Gd/Fe}=0.3$)纳米粒子在 300 K 下的磁滞回线图

为了评估制备的双模式造影剂在缓冲溶液中的 T_1 和 T_2 成像效果，以及纵向弛豫率(r_1)与横向弛豫率(r_2)，选择了 $n_{Gd/Fe}=0$、$n_{Gd/Fe}=0.1$、$n_{Gd/Fe}=0.3$ 的 $Fe_3O_4@SiO_2$ (Gd-DTPA)-RGD 纳米粒子进行对比实验，分别在 0.5 T 和 3.0 T 两种磁场下进行测试(图 7-9、图 7-10)。

结果表明，在 0.5 T 磁场条件下，$n_{Gd/Fe}=0$ 的材料几乎没有 T_1 成像效果；$n_{Gd/Fe}=$ 0.1 的材料 T_1 成像效果一般；$n_{Gd/Fe}=0.3$ 的材料 T_1 成像最明显，材料浓度越大，图像越亮。也就是，T_1 加权成像与材料中 $n_{Gd/Fe}$ 值密切相关，随着 $n_{Gd/Fe}$ 值的增加(即

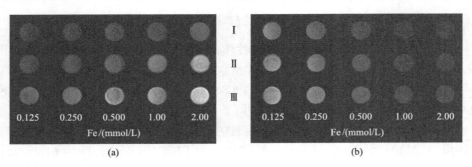

(a)　　　　　　　　　　　　　　　(b)

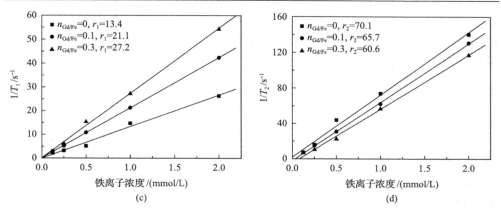

图 7-9　在 0.5 T 磁场条件下得到的 I -$n_{Gd/Fe}$= 0，II -$n_{Gd/Fe}$= 0.1，III -$n_{Gd/Fe}$= 0.3 的 Fe₃O₄@SiO₂
(Gd-DTPA)-RGD 纳米粒子在生理盐水溶液中的 T₁(a) 和 T₂(b) 加权成像，以及相应的 T₁(c) 和
T₂(d) 弛豫率拟合图

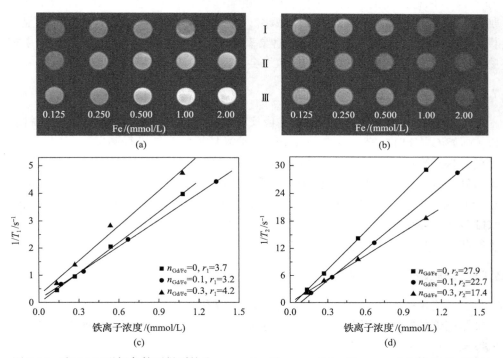

图 7-10　在 3.0 T 磁场条件下得到的 I -$n_{Gd/Fe}$= 0，II -$n_{Gd/Fe}$= 0.1，III -$n_{Gd/Fe}$= 0.3 的 Fe₃O₄@SiO₂
(Gd-DTPA)-RGD 纳米粒子在生理盐水溶液中的 T₁(a) 和 T₂(b) 加权成像，以及相应的 T₁(c) 和
T₂(d) 弛豫率拟合图

每个纳米粒子上 Gd-DTPA 数量的增加)，T₁ 加权成像效果越好。三种材料都表现
出较好的 T₂ 加权成像性能，随着材料浓度的增加，图像信号逐渐降低，但

$n_{Gd/Fe}=0$（即没有 Gd-DTPA 存在）时，T_2 成像效果最好，说明 Gd-DTPA 的存在对材料的 T_2 加权成像具有干扰作用[30,31]。除有更高的空间分辨率外，在 3.0 T 条件下的 T_1 和 T_2 成像结果与 0.5 T 下的趋势相同。

综合两个磁场下的测试结果，所制备的 $Fe_3O_4@SiO_2$(Gd-DTPA)-RGD 多功能造影剂在不同磁场下均具有 T_1 和 T_2 双模式成像能力，并且 $n_{Gd/Fe}= 0.3$ 时纳米粒子的综合成像能力最佳。

0.5 T 弛豫率［图 7-9（c），（d）］：$n_{Gd/Fe}=0$、0.1、0.3 材料的纵向弛豫率分别为 13.4 L/(mmol·s)、21.1 L/(mmol·s) 和 27.2 L/(mmol·s)，横向弛豫率分别为 70.1 L/(mmol·s)、65.7 L/(mmol·s) 和 60.6 L/(mmol·s)，r_2/r_1 值分别为 5.23、3.11 和 2.22；3.0 T 弛豫率［图 7-10（c），（d）］：$n_{Gd/Fe}=0$、0.1、0.3 材料的纵向弛豫率分别为 3.7 L/(mmol·s)、3.2 L/(mmol·s) 和 4.2 L/(mmol·s)，横向弛豫率分别为 27.9 L/(mmol·s)、22.7 L/(mmol·s) 和 17.4 L/(mmol·s)，r_2/r_1 值分别为 7.54、7.09 和 4.14。两种磁场的测试结果均表明，随着每个纳米粒子上 Gd-DTPA 数量的增加，纵向弛豫率增加，横向弛豫率减小。由于纵向弛豫率越大，T_1 成像越明显，横向弛豫率越大，T_2 成像越明显，弛豫率拟合结果与 T_1 和 T_2 加权成像的结果相吻合。另外，r_2/r_1 值越小，T_1 成像效果会更佳，与文献报道相符[32]。

7.1.5　细胞毒性实验

为了进行细胞和活体层次的成像实验，采用 MTT 法对双模式靶向材料 $Fe_3O_4@SiO_2$(Gd-DTPA)-RGD ($n_{Gd/Fe}=0.3$) 纳米粒子的毒性进行测试。利用不同浓度的双模式靶向材料分别对 U87MG 和 MCF-7 细胞在 37℃下孵育 24 h。从实验结果可知，材料对 U87MG 细胞的成活率影响略小于 MCF-7 细胞，但当材料浓度高达 200 μg/mL 时，两种细胞成活率依然均在 78% 以上，由此说明，当 $Fe_3O_4@SiO_2$ (Gd-DTPA)-RGD ($n_{Gd/Fe}=0.3$) 纳米粒子的浓度小于 200 μg/mL 时，该种材料具有的生物相容性良好，毒性较小（图 7-11）。

7.1.6　细胞磁共振成像实验

为了确定在靶向材料浓度不变的情况下，随时间的变化材料进入高 $\alpha_v\beta_3$ 表达的细胞内部的情况，以及确定最佳孵育时间，设计了一组时间对比的细胞磁共振成像实验（图 7-12）。

实验结果表明，在 $Fe_3O_4@SiO_2$(Gd-DTPA)-RGD ($n_{Gd/Fe}=0.3$) 纳米粒子孵育 U87MG 细胞不同时间后，与无材料孵育的细胞相比，孵育时间越长的细胞，T_1 及 T_2 磁共振成像越明显。可以认为，随着时间的增加，亲和性靶向到细胞表面的纳米粒子就越多，从而被细胞吞噬的纳米粒子越来越多，T_1 及 T_2 成像也越明显。尽管在孵育 6 h、24 h、48 h 后，T_1 及 T_2 成像都很明显，成像的信号变化率（信号

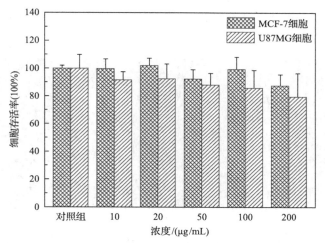

图 7-11　不同浓度 Fe$_3$O$_4$@SiO$_2$(Gd-DTPA)-RGD ($n_{Gd/Fe}$= 0.3) 在 37℃ 分别孵育 U87MG 和 MCF-7
　　　　细胞 24 h 后的细胞存活率

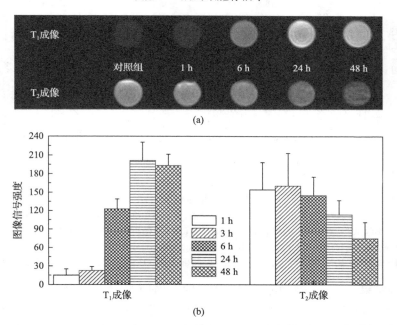

图 7-12　用 50 μg/mL Fe$_3$O$_4$@SiO$_2$(Gd-DTPA)-RGD ($n_{Gd/Fe}$=0.3) 纳米粒子孵育 U87MG 细胞, 时
　　　　间分别为 0 h、1 h、6 h、24 h、48 h, 在 3.0 T 磁场下得到的 T$_1$ 及 T$_2$ 加权成像 (a); 将 T$_1$、T$_2$
　　　　加权成像图转化为信号强度值的对比图 (b)

强度/空白组信号强度) 也都较大, 但无法排除时间过长, 材料沉附被细胞吞噬所
造成的靶向干扰作用。因此, 综合本组实验来看, 最佳孵育时间可确定为 6 h。
　　为了证实 Fe$_3$O$_4$@SiO$_2$(Gd-DTPA)-RGD ($n_{Gd/Fe}$=0.3) 纳米粒子在细胞中具有较

好的双模式成像的潜能，并且对高 $\alpha_v\beta_3$ 表达的细胞具有生物靶向功能，设计了三组对比实验(图 7-13)。

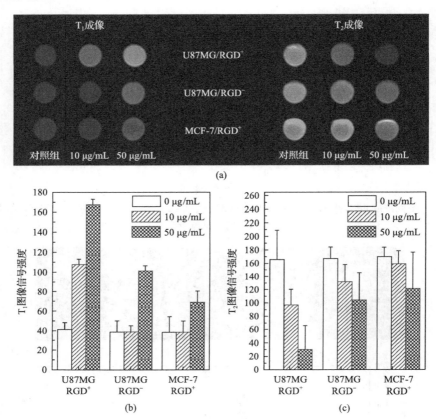

图 7-13　细胞靶向对照

靶向组：分别用 0、10 μg/mL、50 μg/mL RGD$^+$孵育 U87MG；材料对照组：分别用 0、10 μg/mL、50 μg/mL 的 RGD$^-$
孵育 U87MG 细胞；细胞对照组：分别用 0、10 μg/mL、50 μg/mL RGD$^+$孵育 MCF-7 细胞。孵育时间均为 6 h。在
3.0 T 磁场下得到的 (a) T_1 及 T_2 加权成像[RGD$^+$：Fe$_3$O$_4$@SiO$_2$(Gd-DTPA)-RGD($n_{Gd/Fe}$=0.3)，RGD$^-$：
Fe$_3$O$_4$@SiO$_2$(Gd-DTPA)($n_{Gd/Fe}$=0.3)]；(b) T_1 和 (c)T_2 加权成像图转化为信号强度值的对比图

实验结果表明，三组实验所用材料对不同细胞孵育后均表现出了双模式成像效果，说明 Gd-DTPA 标记的氧化铁纳米粒子在细胞内可以进行 T_1 和 T_2 双模式成像。通过加权成像图和信号强度值对比图可知，靶向组的 T_1 和 T_2 加权成像效果最好，随着材料浓度的增加，T_1 和 T_2 加权成像信号变化率也最高。由于靶向组 RGD$^+$粒子表面的 c(RGDFK)对高 $\alpha_v\beta_3$ 表达的 U87MG 细胞会产生高的亲和性，因此，在 10 μg/mL 孵育时就表现出了明显的双模式成像，证明了 RGD+的对高 $\alpha_v\beta_3$ 表达细胞具有良好的生物靶向。由于材料对照组的 RGD$^-$不具有与细胞表面 $\alpha_v\beta_3$ 高亲和能力的靶向分子，无法更多达到细胞表面，被细胞吞噬，因而成像效果不

好。由于细胞对照组 MCF-7 细胞属于低 $\alpha_v\beta_3$ 表达，与 RGD⁺ 离子表面 c(RGDFK) 的亲和能力很弱，因此，成像效果同样不佳。

7.1.7　活体磁共振成像实验

在体外实验中，$Fe_3O_4@SiO_2$(Gd-DTPA)-RGD($n_{Gd/Fe}=0.3$) 纳米粒子表现出良好的双模式成像效果和靶向作用，本实验将材料通过尾静脉注射到肿瘤鼠体内，在不同时间对其横断面进行 T₁ 和 T₂ 成像扫描，评价其在体内的造影能力。

从裸鼠肝脏部位的加权成像可以看到(图 7-14)，与注射造影剂前相比，在注射后的 30 min 后，在肿瘤鼠肝部的 T₁ 和 T₂ 成像信号均有明显的变化，T₁ 成像的信号升高 25%左右，而 T₂ 成像的变化更加明显，降低了大约 70%；在注射造影剂 24 h 后，在肝部的 T₁ 和 T₂ 成像信号均基本恢复到注射前水平。

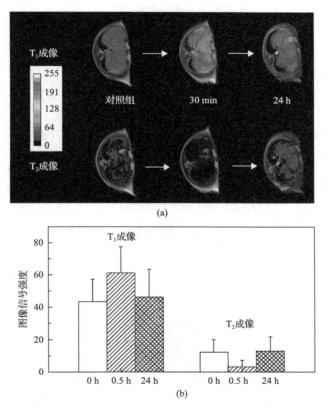

图 7-14　将 $Fe_3O_4@SiO_2$(Gd-DTPA)-RGD($n_{Gd/Fe}=0.3$) 纳米粒子通过尾静脉注射到肿瘤裸鼠体内前，以及注射后 30 min 和 24 h 后在肝脏处的 T₁ 及 T₂ 加权成像(a)；T₁、T₂ 加权成像图分别转化为信号强度值的对比图(b)

该结果表明，在注射 $Fe_3O_4@SiO_2$(Gd-DTPA)-RGD($n_{Gd/Fe}=0.3$) 纳米粒子 30 min

后，样品在小鼠网状内皮系统（RES，如肝、肾等）迅速积累，从而有明显的 T_1 和 T_2 成像效果；24 h 后，在肝部的样品几乎被代谢，所以信号强度基本恢复到原来水平。在裸鼠肝部的成像，T_2 成像优于 T_1 成像，可以主要通过良好的 T_2 成像模式对裸鼠的肝部进行观察，再通过 T_1 成像模式进行补充和纠错；充分体现了双模式造影剂的优势，提高了诊断的准确性。

通过裸鼠肿瘤处的加权成像（图 7-15）可知，在裸鼠的肿瘤组织（U87MG）中，与注射造影剂前相比，注射 30 min 后，肿瘤组织的 T_1 和 T_2 加权成像变化均不大，而在注射样品 24 h 后，肿瘤组织处的 T_1 成像信号增强约 52%，T_2 成像的变化也有 40% 左右。该结果表明，$Fe_3O_4@SiO_2(Gd\text{-}DTPA)\text{-}RGD$（$n_{Gd/Fe}$=0.3）纳米粒子在小鼠体内有较长的循环时间，在小鼠肿瘤组织具有 T_1 和 T_2 双模式造影能力，并且达到了材料靶向肿瘤组织并对其进行双模式诊断的目的。材料在 24 h 后仍然能在体内成像，可以证明所合成的纳米粒子造影剂在体内有足够长的循环时间，在其他研究中也有类似报道[33-35]。在裸鼠肿瘤部位成像，T_1 成像优于 T_2 成像，可以

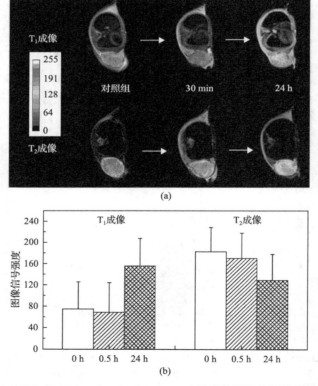

图 7-15　将 $Fe_3O_4@SiO_2(Gd\text{-}DTPA)\text{-}RGD$（$n_{Gd/Fe}$ = 0.3）纳米粒子通过尾静脉注射到肿瘤裸鼠体内前，以及注射后 30 min 和 24 h 后在肿瘤组织处的 T_1 及 T_2 加权成像（a）；T_1、T_2 加权成像图分别转化为信号强度值的对比图（b）

主要通过良好的 T_1 成像模式对裸鼠的肝部进行检查，再通过 T_2 成像模式进行补充和纠错，增强了该材料对肿瘤组织诊断的准确性，充分体现了双模式造影剂的优势。

7.1.8　小结

（1）合成的 $Fe_3O_4@SiO_2(Gd\text{-}DTPA)\text{-}RGD$ 纳米造影剂具有良好的分散性、水溶性及稳定性，材料的浓度小于 200 μg/mL 时，生物相容性良好。

（2）在 0.5 T 及 3.0 T 条件下，$Fe_3O_4@SiO_2(Gd\text{-}DTPA)\text{-}RGD$ 纳米造影剂在缓冲溶液体系中均能进行 T_1 及 T_2 双模式成像；通过对其弛豫率的测定表明，$n_{Gd/Fe}=0.3$ 时 $Fe_3O_4@SiO_2(Gd\text{-}DTPA)\text{-}RGD$ 纳米粒子的成像能力最佳，在 3.0 T 下，$n_{Gd/Fe}=0.3$ 的纳米粒子纵向弛豫率（r_1）和横向弛豫率（r_2）分别为 27.2 L/(mmol·s)和 60.6 L/(mmol·s)。

（3）$Fe_3O_4@SiO_2(Gd\text{-}DTPA)\text{-}RGD$（$n_{Gd/Fe}=0.3$）双模式造影剂还可以在生物体系（肿瘤细胞、裸鼠肝部和肿瘤部位）中进行 T_1 及 T_2 双模式成像。在裸鼠肝部的成像，T_2 成像优于 T_1 成像，而在裸鼠肿瘤部位成像，T_1 成像优于 T_2 成像，可以主要通过良好的一种成像模式对裸鼠的肿瘤进行观察，再通过另外一种成像模式进行补充和纠错，通过 T_1、T_2 双模式成像可以相互纠错和补偿，弥补了普通单一功能的造影剂成像效果不佳时的不足，提高了诊断的准确性。

（4）$Fe_3O_4@SiO_2(Gd\text{-}DTPA)\text{-}RGD$（$n_{Gd/Fe}=0.3$）双模式造影剂对高 $\alpha_v\beta_3$ 表达的肿瘤细胞和肿瘤组织（U87MG）具有良好的主动靶向作用。在细胞实验中，孵育高 $\alpha_v\beta_3$ 表达肿瘤细胞得到的 T_1、T_2 加权成像比低 $\alpha_v\beta_3$ 表达肿瘤细胞的变化效果明显得多；在活体实验中，24 h 后在裸鼠肿瘤处也得到了明显的 T_1、T_2 加权成像。因此，达到了 T_1 及 T_2 双模式造影对特定肿瘤细胞和组织进行选择性检测的目的[36]。

7.2　Gd 标记的 Fe@Fe₃O₄ 纳米粒子用于 T_1-T_2 双模式 MRI 造影剂

目前，临床前研究或临床环境中肿瘤诊断的代表性成像方式是磁共振成像（MRI）、计算机断层扫描（CT）、正电子发射断层扫描（PET）、光学荧光成像（FLI）、单光子发射计算机断层扫描（ECT）、超声（US）和光声成像（PAI）等[37]。即便如此，当我们需要精确的小动物成像时，这种单一的成像模式是有缺陷的，并且在复杂环境时出现更多的挑战[38]。为了解决这个问题并实现精确的分子成像，多模成像技术是有前途的方法之一[39]。因此，多功能造影剂通常是必不可少的，因为可以一次获得不同成像模式的补充信息[40]。

作为最优秀的现代临床成像技术之一，MRI 因其无创性，高软组织对比度，大穿透深度和出色的空间分辨率而成为极其重要的部分[41, 42]。因此，磁共振成像介导的多模式成像技术，例如 MRI-CT、MRI-PET、MRI-US 和 MRI-PAI 等被广泛研究[43-46]。然而，这些多模式成像技术必须在不同的成像设备上进行，无疑产生昂贵的费用。目前，在一台设备上实现多模式成像，如 T_1-T_2 双模态加权成像，引起了研究者的关注[47, 48]。此外，当选择单个成像系统时，可以消除多个成像仪器中图像匹配的困难，换句话说，肿瘤检测的准确性得到了提高[49]。因此，有必要设计及合成具有 T_1-T_2 加权成像的造影剂以在单个仪器上实现双模态检测[40, 50]。迄今为止，许多有效的工作致力于将铁材料与 Gd 元素组合来制备用于磁共振的双模态加权成像造影剂。比如，Liang 等制备了具有核壳结构的形貌为立方体的 Fe_3O_4/Gd_2O_3 纳米材料用于提高对比效果[51]。Zhang 等以 Fe_3O_4 为核心，SiO_2 为分离层，$Gd_2O(CO_3)_2$ 为外壳合成核/壳/壳结构的纳米粒子并探索了其成像能力[52, 53]。

此外，Long 等报道了 Gd 标记的 Fe_3O_4 纳米颗粒的潜在 T_1-T_2 核磁共振成像探针，但没有进一步在体内使用[54]。受此启发，为了获得更深入的成像信息并扩展探针的应用，我们将 Gd 的螯合物缀合到 Fe@Fe_3O_4 纳米颗粒上，以创建双模态检测的平台。由于铁的生物毒性较低，所需浓度下不能引起机体的不良反应，所以 Fe@Fe_3O_4 核壳纳米粒子被广泛用作 T_2 加权成像造影剂。此外 Gd^{3+} 的螯合物，如 DOTA-Gd 和 DTPA-Gd，是商业上最常用的 T_1 加权成像造影剂。因此这些均为 Gd 的螯合物耦合 Fe@Fe_3O_4 纳米粒子从而形成 T_1-T_2 双模态成像造影剂提供了可能。

在本部分工作中，我们制备了一种 Gd 标记的 Fe@Fe_3O_4 纳米粒子用于 T_1-T_2 双模态成像造影剂，该造影剂的合成途径包括以下几部分(图 7-16)。首先，我们在高温下利用分解 Fe(CO)$_5$ 的方法，得到表面被油酸和油胺包裹的 Fe@Fe_3O_4。其次，基于 Fe 和膦酸基团的强配位能力，通过混合 Fe@Fe_3O_4 和阿仑膦酸钠二钠盐溶液从而获得阿仑膦酸盐包覆的 Fe@Fe_3O_4。然后，通过活化 1,4,7,10-四氮杂环十二烷-1,4,7,10-四乙酸(DOTA)上的羧基，使阿仑膦酸盐包覆的 Fe@Fe_3O_4 上的氨

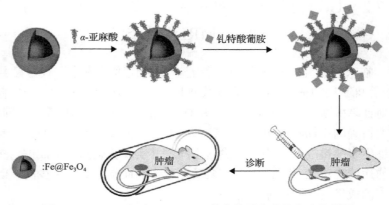

图 7-16　DOTA(Gd)-Fe@Fe_3O_4 纳米粒子合成及实验流程图

基与 DOTA 中的羧基脱水缩合形成酰胺键。最终除去未反应的配体后，加入 Gd^{3+} 以得到 DOTA(Gd)-Fe@Fe_3O_4 纳米粒子。形成的多功能 DOTA(Gd)-Fe@Fe_3O_4 纳米颗粒通过透射电子显微镜、傅里叶变换红外光谱和磁共振成像等表征。同时，进一步评价了它在体外和体内对 4T1 细胞的肿瘤诊断效果。我们的结果表明 DOTA(Gd)-Fe@Fe_3O_4 在肿瘤诊断中起重要作用。

7.2.1　材料的制备与表征

1. 油溶性纳米粒子的制备与表征

首先按照之前报道的方法制备了油溶性 Fe@Fe_3O_4 纳米粒子。为了获取该样品的晶体结构，对其进行了 XRD 测试。根据图 7-17(e)的结果，能够明显看到在 44.6°处发现了峰形较尖、强度较大的衍射峰，同时，另一个相对微弱的衍射峰也在 65.2°处被观察到。而这两个角度的晶格分别对应于体心立方铁的[110]面和[200]面。通过将衍射图谱与 JCPDS 1-111 对比发现，图中没有任何明显的衍射峰能够和 Fe_3O_4 晶体吻合，这是因为 Fe_3O_4 是实验过程中自然氧化得到的产物，其结晶区域较小、衍射峰较宽以至于观察不到[23]。根据这些测试结果，我们能够确认制备的油溶性 Fe@Fe_3O_4 产物的铁芯呈现良好的晶型结构而氧化层为无定形的性

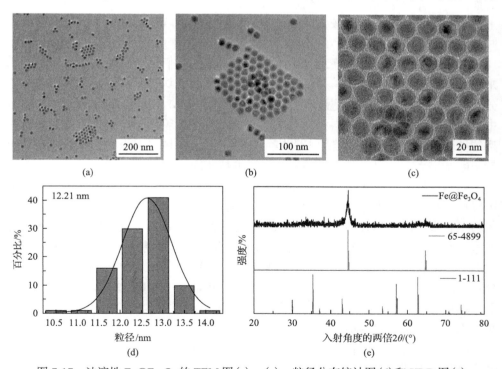

图 7-17　油溶性 Fe@Fe_3O_4 的 TEM 图(a)~(c)、粒径分布统计图(d)和 XRD 图(e)

质，且具备典型的体心立方铁的特点。

为了探究该样品体心立方铁周围是否被无定形的 Fe_3O_4 包覆，通过 TEM 进一步表征了样品的粒径和形貌。通过电镜照片我们能够明显观察到[图 7-17(c)]，任何一个视野下的 $Fe@Fe_3O_4$ 产物均表现出规整的圆形，而且每个大圆内部均有一个颜色比外部深的小圆，这种"同心圆"结构的材料符合理想的核壳结构。我们认为小圆为金属铁芯，大圆为暴露在空气中自然氧化得到的氧化层。仔细查看相邻"同心圆"的分布，我们发现它们均具有一定的间隔，即每个纳米粒子单独存在没有重叠，表现出良好的分散性。为了确定样品的实际大小，我们对其进行粒径统计。通过图 7-17(d) 的柱状图能够看出，获得的样品粒径统计结果呈现正态分布的特点，最终计算可知本次高温热解法得到的材料粒径约为 12 nm。通过以上表征结果，我们认为最终合成的 $Fe@Fe_3O_4$ 产物为进一步的改性奠定了基础，且拥有完美的核壳结构。

2. 水溶性纳米粒子的制备与表征

考虑到材料最终要运用于活体，所以如何把上述产品继续修饰从而得到可以溶解于二次水的 $Fe@Fe_3O_4@ALA$ 成为关键。为了实现这一目的，我们采用配体交换法，具体是利用阿仑膦酸钠（ALA）作为改性用的配体。在碱性条件下，ALA 上的两个膦酸基团与铁有较强的配位能力，进而将油溶性纳米粒子表面暴露的油胺或油酸交换下来。此外，由于 ALA 上除了拥有用于形成配位键的膦酸基团外，还有暴露在外的氨基，故当 ALA 与铁顺利连接后，我们便可继续利用暴露的氨基来做后面所需配体的修饰。为了探究材料改性是否成功，我们将制备的纳米粒子分散在二次水中，同时取适量滴定在铜网上测定 TEM，从图 7-18(a) 和 7-18(b) 中可以看出，改性后的材料相对于油溶性纳米粒子形貌无明显变化，依然具有典型的核壳结构。粒径统计结果表明其大小约为 13 nm[图 7-18(c)]，比油溶性纳米粒子略微增大，这可能是因为纳米粒子周围被 ALA 包覆。

当然，与上述油溶性 $Fe@Fe_3O_4$ 纳米粒子类似，$Fe@Fe_3O_4@ALA$ 在二次水中可以稳定存在的程度是我们必须要考量的参数。为了得到有效的支撑数据，我们考察了其水合动力学直径。图 7-18(d) 也直观地展示 DLS，从中可得到其平均有效直径约为 49 nm，该直径大小是 TEM 测试结果的 3 倍左右。因为 DLS 是溶液状态下的复合粒子粒径，TEM 则为纳米粒子的实际尺寸。另外，通过观察 DLS 分布 [图 7-18(d)]，我们可以看出有且只有一个数量分布峰，这表明在测量条件下材料呈现单分散性，同时粒径分布也较均一。这些结果与 TEM 一致，间接证明了水溶性材料较好的稳定性。

此外，为了得到水溶性材料有关胶态分布稳定性更全面的信息，我们对其 Zeta 电位进行了表征[图 7-18(e)]。首先从电位正负上，其表现出负电，这可以理解为虽然水溶性材料表面暴露氨基，但溶液中仍有游离的未反应的膦酸基团，这些基团掩盖了氨基的正电性，故体系呈现负电。其次，从电位绝对值的大小来看，其数值大小为 23 mV 左右，表明材料可呈现一定的胶体稳定性。这为我们对材料的进一步修饰提供了条件。

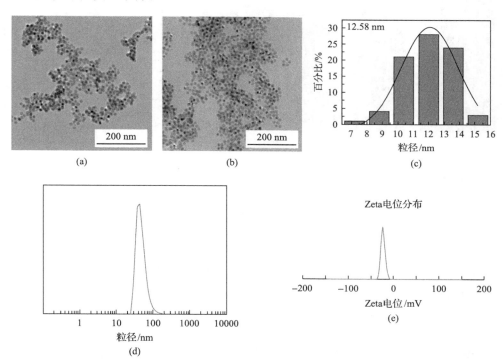

图 7-18　水溶性 Fe@Fe$_3$O$_4$ 的 TEM 图(a)，(b)、粒径分布统计图(c)和 DLS 图(d)、Zeta 电位图(e)

3. DOTA(Gd)-Fe@Fe$_3$O$_4$ 纳米粒子的制备与表征

在前面材料的基础上，我们利用脱水缩合作用使 DOTA(Gd)与水溶性材料表面暴露的氨基形成酰胺键从而得到 DOTA(Gd)-Fe@Fe$_3$O$_4$ 纳米粒子。为了确定终产物的形貌是否发生变化，我们首先对 DOTA(Gd)-Fe@Fe$_3$O$_4$ 纳米粒子的水溶液测试了透射电子显微镜。根据图 7-19(a)和图 7-19(b)，我们可以观察到目标产物的结构和形貌依然存在，由于外层氧化物的保护，其铁芯并没有在多次修饰后发生变化，相邻的纳米粒子间存在较为明显的空隙，这直接证明了样品的单分散性。同时，一个视野下可清晰地分辨出每个纳米粒子的大小，经过统计，该样品粒径约为 14 nm，这样的结果得益于 Fe@Fe$_3$O$_4$ 表面被配体成功修饰。

由于 DOTA(Gd)-Fe@Fe$_3$O$_4$ 纳米粒子最终要运用于活体检测，所以其在水中的分散性以及是否聚集是必须要查验的要素。经过动力学直径的测试，我们发现其仍然只有一个粒径分布峰，且大小约为 258 nm，这表明粒径分布依然较均一，材料发生团聚的可能性很小。这也为其应用于活体提供了先决条件。

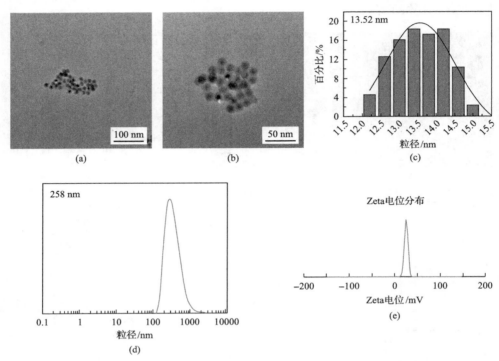

图 7-19　DOTA(Gd)-Fe@Fe$_3$O$_4$ 纳米粒子的 TEM 图(a)，(b)、粒径分布统计图(c)、
DLS 图(d) 和 Zeta 电位图(e)

为了从更多的角度佐证 DOTA(Gd)-Fe@Fe$_3$O$_4$ 纳米粒子在二次水中稳定存在的程度，我们进一步对其 Zeta 电位进行了考察。因为我们最终在材料表面耦合了 DOTA(Gd)，所以电位相对于水溶性纳米粒子会呈现正电性。同时，其电位数值在 25 mV 附近，单单从这个层面考究，我们认为其水溶液是可以稳定存在的。综上所述，我们认为终产品 DOTA(Gd)-Fe@Fe$_3$O$_4$ 的稳定性良好、分散性也呈现单一的特点，并未出现团聚现象。

4. 纳米粒子的进一步对比

与此同时，由于各个中间产物更多的配体信息对接下来的应用具有重要的意义，我们分别将这些样品[分别为油溶性 Fe@Fe$_3$O$_4$、Fe@Fe$_3$O$_4$@ALA、DOTA-Fe@Fe$_3$O$_4$ 以及 DOTA(Gd)-Fe@Fe$_3$O$_4$]预处理以达到可以测试 FTIR 的目的，图 7-20 也将最终的检测结果呈现。先从最上面 Fe@Fe$_3$O$_4$ 的曲线分析，在这条油溶性 Fe@Fe$_3$O$_4$ 的吸收谱图中，我们可以发现三个不能忽视的特殊吸收峰。其中，靠近左边的两个峰(2925 cm^{-1} 和 2853 cm^{-1})是油酸中的—CH$_2$ 振动的结果，波长为 593 cm^{-1} 的吸收峰则来自于 Fe—O 键，这也与之前报道的结果类似，即为 Fe@Fe$_3$O$_4$ 纳米粒子的成功制备提供了理论依据[55, 56]。接着，当样品 Fe@Fe$_3$O$_4$ 表面被 ALA 包覆后，曲线显示其在 1100 cm^{-1} 处有显著的膦酸盐共振带，这暗示了配体交换的成功。随后，我们活化配体 DOTA 上的羧基，进而使 Fe@Fe$_3$O$_4$@ALA 表面的氨基与其成功连接后，观察图中的曲线能够看到四个特殊吸收峰。其中，曲线最右边波长位于 1415 cm^{-1} 处的吸收峰强度最大，此峰即为酯基的强拉伸振动吸收峰。同时，我们还可以观察到吸收光谱出现了两个二取代酰胺峰(3286 cm^{-1} 和 3168 cm^{-1})和一个单取代酰胺峰(1562 cm^{-1})，这是因为我们利用 Fe@Fe$_3$O$_4$@ALA 上的氨基和 DOTA 上的羧基脱水缩合形成酰胺键从而得到 DOTA-Fe@Fe$_3$O$_4$ 的。最后，观察最下面的一条吸收峰，我们可以看出与 DOTA-Fe@Fe$_3$O$_4$ 的曲线相比，其羧基的吸收振动峰突然变宽，这也表明 Gd^{3+} 与羧基成功配位。综上，我们认为在反应条件下每步合成都是成功的。

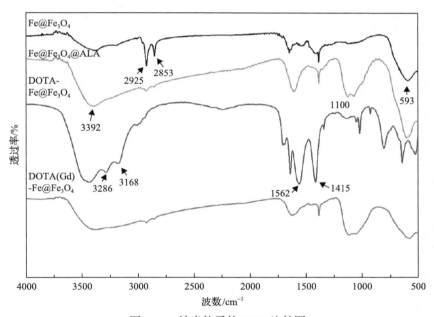

图 7-20　纳米粒子的 FTIR 比较图

7.2.2　材料的应用

1. 溶液 MRI 性质研究

在确保每一步都成功制备的情况下，为了验证 DOTA(Gd)-Fe@Fe$_3$O$_4$ 纳米粒子作为双模态成像造影剂的成像对比潜力，我们用 0.5 T 的 MR 成像仪对其在水中的分散液进行了弛豫率性质的研究。此外，为了达到对比的目的，我们又在相同浓度相同测试条件下检测了中间产物 $Fe@Fe_3O_4@ALA$ 的弛豫时间。通过分析弛豫时间的倒数与铁离子浓度的拟合曲线来确定 r_1 和 r_2 的值。如图 7-21(a) 和 7-21(b) 所示，在去掉中间一个数值偏离线性较大的浓度后，$Fe@Fe_3O_4@ALA$ 纳米粒子和 $DOTA(Gd)$-$Fe@Fe_3O_4$ 纳米粒子的 r_1 值分别为 4.1 L/(mmol·s)和 7.2 L/(mmol·s)，而 r_2 值则分别是 57.7 L/(mmol·s)和 109.3 L/(mmol·s)。同时，为了评估 Gd 元素在纳米粒子中的作用，我们还绘制了横向弛豫时间的倒数与 Gd 离子浓度的直线拟合图[图 7-21(c)]。另外，为了突出 $DOTA(Gd)$-$Fe@Fe_3O_4$ 纳米粒子的 T_1 弛豫性能，一种常见的商业化的 T_1 造影剂，即 $DOTA(Gd)$，也被我们在相同的测试条件下分析并拟合了其横向弛豫率[图 7-21(d)]。分析总结得到的数据，我们发现终产品 $DOTA(Gd)$-$Fe@Fe_3O_4$ 的 r_1 值约为小分子造影剂 $DOTA(Gd)$ 的 3.4 倍。结果表明，无论是 r_1 还是 r_2，$DOTA(Gd)$-$Fe@Fe_3O_4$ 纳米粒子均表现为

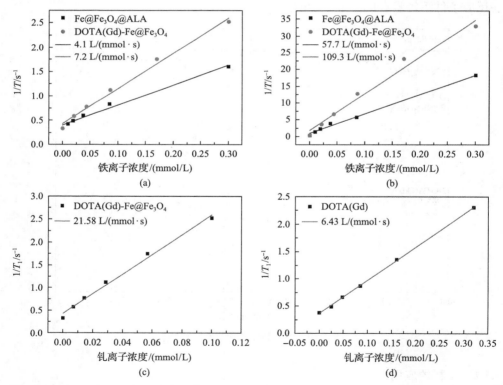

图 7-21　0.5 T 下以 Fe 离子浓度为横坐标的 $Fe@Fe_3O_4@ALA$、$DOTA(Gd)$-$Fe@Fe_3O_4$ 的 (a) T_1 弛豫率、(b) T_2 弛豫率比较图；以 Gd 离子浓度为横坐标的 (c) $DOTA(Gd)$-$Fe@Fe_3O_4$、(d) $DOTA(Gd)$ 的 T_1 弛豫率拟合图

有利于磁共振成像的较好的弛豫性。到目前为止，对于 r_1 和 r_2，可用于双模态成像造影剂的最大值分别为 (31.6 ± 2.6) L/(mmol·s) 和 (836.7 ± 51.1) L/(mmol·s)，这是由 Nicholas 等在 18.4 T 下对 DOTA(Gd) 共轭 Fe_3O_4 获得的。与这些报道的最高值相比，DOTA(Gd)-Fe@Fe_3O_4 纳米粒子的 r_1 值和 r_2 值很低。但是这并不妨碍 DOTA(Gd)-Fe@Fe_3O_4 纳米粒子的 r_1 值和 r_2 值均高于单独的 Fe@Fe_3O_4@ALA 纳米粒子和商用造影剂 DOTA(Gd)。这些增加的 r_1 值和 r_2 值被指定为由顺磁性纳米粒子产生的感应磁场对顺磁离子的电子自旋排列造成的。这些结果表明，在测试的实验条件下，我们获得的 DOTA(Gd)-Fe@Fe_3O_4 纳米粒子可以考虑作为一种有优势的、能够提高磁共振成像对比度的造影剂。

为了更加直观地得到终产品 DOTA(Gd)-Fe@Fe_3O_4 的 T_1-T_2 双模态成像对比图，我们在不同的铁浓度（浓度从小到大依次为 0 mmol/L、0.008 mmol/L、0.015 mmol/L、0.030 mmol/L、0.062 mmol/L 和 0.125 mmol/L）下分别测试了其 T_1 加权成像和 T_2 加权成像，如图 7-22(a) 和图 7-22(b) 所示。对于 T_1 加权成像，相邻浓度间的亮度呈现明显的差异，即亮度变大的趋势与铁离子浓度呈正相关。而对于 T_2 加权成像，其对比度也随浓度梯度出现明显的变化，即亮度越来越暗。这种实验现象与理论上预测的趋势相匹配。为了清晰地得到对比度差异，我们又对其成像扣取了相对信号值大小。从图 7-22(c) 可以看到，信号值随着铁浓度的增大而增大，其中最高浓度下的信号值达到了 180 左右，约为二次水的 3.6 倍，这突

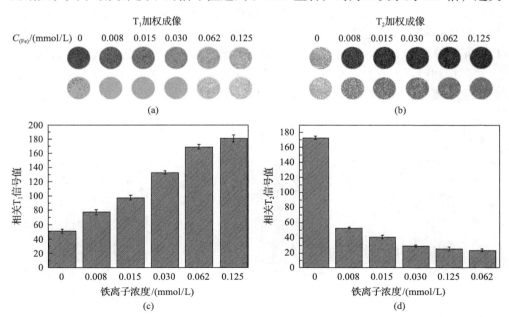

图 7-22   0.5 T 下各种浓度 DOTA(Gd)-Fe@Fe_3O_4 的 T_1 加权 MR 成像(a)、T_2 加权 MR 成像(b)；各种浓度 DOTA(Gd)-Fe@Fe_3O_4 的 T_1 加权 MR 成像的信号值(c)、T_2 加权 MR 成像的信号值(d)

出显示了 DOTA(Gd)-Fe@Fe$_3$O$_4$ 的 T$_1$ 成像能力。类似地，DOTA(Gd)-Fe@Fe$_3$O$_4$ 纳米粒子的 T$_2$ 成像潜力也可以从图 7-22(d) 得到，铁即使在最低的浓度下其 T$_2$ 加权成像信号值也比二次水降低了 70% 左右，这从数值上直观地看出该材料优异的 T$_2$ 加权成像能力。综上结论，我们认为终材料 DOTA(Gd)-Fe@Fe$_3$O$_4$ 确实具有 T$_1$-T$_2$ 双模态成像能力。

2. 细胞毒性研究

由于样品必须具备较低的细胞致死率才能考虑作为诊断试剂进入生物体，故在活体研究前，我们利用 CCK-8 检测法测试了目标产物 DOTA(Gd)-Fe@Fe$_3$O$_4$ 是否对细胞的生存状态产生较大的影响。因为最终要以 4T1 细胞建立肿瘤模型，所以我们首先用不同浓度的材料孵育 4T1 细胞 24 h，然后测定存活率。接着，我们又用相同的测试方法继续分析了加入 DOTA(Gd)-Fe@Fe$_3$O$_4$ 前后 HUVEC 细胞生存状态的变化。

由图 7-23(a) 可以看出，当 4T1 细胞分别在浓度为 10 μg/mL、20 μg/mL、50 μg/mL、100 μg/mL、200 μg/mL、400 μg/mL、600 μg/mL、800 μg/mL 和 1000 μg/mL 的材料分散液中孵育 24 h 后，各个梯度下的细胞存活率依然较大。根据统计结果，即使 DOTA(Gd)-Fe@Fe$_3$O$_4$ 达到 1000 μg/mL，细胞也有 80% 的存活率。此外，每组数据的偏差均较小，说明此结果具有重要的参考意义。对于 HUVEC 细胞其测试结果如图 7-23(b) 所示，设置与 4T1 细胞相同的浓度梯度以及相同的孵育时间，加入 CCK-8 试剂后检测得到的吸光度大小与空白组相比无明显降低，这说明 DOTA(Gd)-Fe@Fe$_3$O$_4$ 纳米粒子对 HUVEC 细胞具有可忽略的细胞毒性。综合以上对两株细胞系的毒性测试结果，可以确定制备的 DOTA(Gd)-Fe@Fe$_3$O$_4$ 具有良好的生物相容性，可以考虑进一步的生物应用。

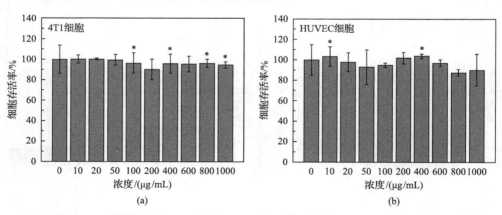

图 7-23　不同浓度的 DOTA(Gd)-Fe@Fe$_3$O$_4$ 分别孵育 4T1(a) 和 HUVEC(b)
细胞 24 h 后的细胞存活率

3. 细胞 MRI 性质研究

在测试条件下，终产物 DOTA(Gd)-Fe@Fe₃O₄ 在溶液层次中展现了优异的 T_1-T_2 双模态成像对比效果，为了得到体外环境下该材料成像能力更全面的信息，我们将不同浓度的 DOTA(Gd)-Fe@Fe₃O₄ 纳米粒子(0 μg/mL、10 μg/mL、20 μg/mL、50 μg/mL、100 μg/mL、150 μg/mL)在培养箱内与 4T1 细胞一起孵育一段时间，确保材料被最大化吞噬并弃去多余的样品，随后消化离心该细胞并将其分散在黄原胶内，检测细胞的 MRI。

如图 7-24(a)所示，对于最左边材料浓度为 0 的 T_1 加权成像，其亮度最暗。当孵育 4T1 细胞的 DOTA(Gd)-Fe@Fe₃O₄ 纳米粒子浓度逐渐增大时，成像亮度也依次变大，由图 7-24(c)的成像信号相对值也可看出这一趋势。不可忽视的是最大孵育浓度下的信号相对值比空白对照组增加了 37.5%左右，此变化趋势与溶液 T_1 加权成像相同，说明该材料在 4T1 细胞中具有 T_1 成像潜力。图 7-24(b)也展示了终产物 DOTA(Gd)-Fe@Fe₃O₄ 的 T_2 加权成像能力，与 T_1 加权成像结果不同的是测试条件下空白组亮度最大，最低孵育浓度时成像便有明显的亮度变暗，图 7-24(d)显示信号强度相对值降低约 63%，结果非常接近溶液 T_2 加权成像。而且，孵育细胞的材料浓度分别增大为 20 μg/mL、50 μg/mL、100 μg/mL、150 μg/mL 时，成像亮度也依次降低，表现出明显的对比度差异，这些结果符合 T_2 加权成像的规

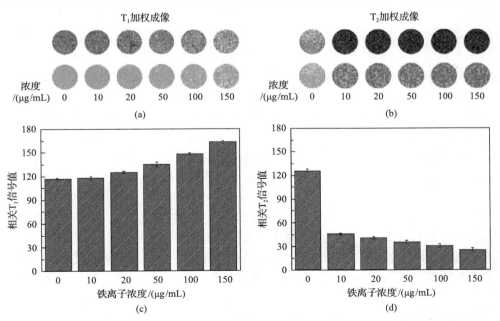

图 7-24　不同孵育浓度下 4T1 细胞的 T_1 加权 MR 成像(a)、T_2 加权 MR 成像(b)、T_1 加权 MR 成像的信号值(c)、T_2 加权 MR 成像的信号值(d)

律。综上所示，DOTA(Gd)-Fe@Fe_3O_4纳米粒子在细胞层次上展现了可观的T_1-T_2双模态成像对比效果。

4. 活体 MRI 性质研究

在前面包括溶液层次和细胞层次的体外研究中，终材料 DOTA(Gd)-Fe@Fe_3O_4理想的T_1-T_2双模态成像能力均被表现出来，这为我们进行下一步的活体 MRI 探究奠定了基础，本次研究将继续探索终材料 DOTA(Gd)-Fe@Fe_3O_4的 MR 双模态成像对比潜力是否在肿瘤内体现。

本次实验以 4T1 肿瘤鼠模型为平台，采用瘤内注射 DOTA(Gd)-Fe@Fe_3O_4纳米粒子的方式，并在 0.5 T 的小动物磁共振成像仪上进行。效果如彩图 14 所示，红色圆圈为肿瘤部位。为了实现成像的对比，注射材料前我们首先对其肿瘤部位扫描，当瘤内注射材料 30 min 后，在相同的参数下继续测定成像。经过分析彩图 14(a)后，我们可获悉红色圆圈内的亮度在注射终产物 DOTA(Gd)-Fe@Fe_3O_4前后发生了较为明显的变化。随后，我们分析了其肿瘤部位的相对 MR 成像信号强度值，从彩图 14(b)的柱状图可以看出注射材料后信号强度相对值增加了约 70 %。整合以上客观现象，我们可以认为活体肿瘤内增加的 T_1 加权成像效果是 DOTA(Gd)-Fe@Fe_3O_4 纳米粒子发挥作用后得到的。此外，为了验证得到的终产物 DOTA(Gd)-Fe@Fe_3O_4 是否提供了一个 T_1-T_2 双模态成像潜力的有效平台，我们又对其 T_2 加权成像能力进行了探究。彩图 14(c)展现了最终的成像对比结果，注射该材料前，我们可以看到红色圆圈内的肿瘤部位呈现灰色，且彩图 14(d)中的信号强度相对值显示大小约为 1.2。而当我们瘤内注射 DOTA(Gd)-Fe@Fe_3O_4纳米粒子 30 min 后，相同部位的肿瘤呈现黑色，下方的伪彩图更是在视觉上体现了这种差异，结合彩图 14(d)中的信号强度相对值分析，我们发现其大小降低了约 20%。这也为终材料 DOTA(Gd)-Fe@Fe_3O_4考虑作为有潜力的 T_2 加权成像造影剂提供了可能。综合以上结果分析，我们认为通过 r_1 或 r_2 弛豫，终材料 DOTA(Gd)-Fe@Fe_3O_4可以同时对肿瘤 MR 图像显示正 T_1 或负 T_2 对比度增强。

7.2.3　小结

总之，肿瘤的诊断在医疗中是必要的，并且为肿瘤的及时诊治提供了基础，具有不可忽视的意义。在这项研究中，我们得到的终产物 DOTA(Gd)-Fe@Fe_3O_4具有良好的单分散性，形貌为规则的核壳结构，该材料无论在体内还是在体外均具备理想的 T_1-T_2 双模态成像潜力。这种潜在的造影剂具有良好的生物相容性，即使在最大浓度 1000 μg/mL 时也显示出高的细胞活力。在正的 T_1 加权成像加强和负的 T_2 加权成像增强中，诊断的准确性显著提高。本次研究开发的双模态 MR 成像试剂的低毒性和优异的对比度使其在肿瘤诊断的临床应用中表现出光明的前景[57]。

7.3 镝配合物修饰的 Mn_3O_4 纳米粒子的制备及其在 T_1/T_2 双模式磁共振成像中的应用

磁共振成像技术很大一部分取决于其使用的造影剂，因为造影剂的使用能增大明暗对比效果。现代医学临床上最常用的是钆的配合物[15,19,25,31,34,58-66]，比如 Gd-DTPA[67]。钆在成像效果方面很好，但是其为有机小分子，在体内的代谢时间比较短，如果观察时间较长，注射的药物在成像结束前就会排出体外，所以这是一个弊端。当今科研对纳米造影剂的研究比较热门，尤其是锰材料[68-77]，比如 Mn_3O_4 和 MnO[20,22-24,32,78-89]。锰基材料具有正向增强造影效果，其纳米结构可以延长体内的循环时间，可通过血脑屏障对脑部的成像。而且锰基材料毒性较低，容易排出体外，尤其是在这些纳米粒子表面进行修饰后，其生物相容性变得更好。另外，介孔二氧化硅 $(mSiO_2)$ 材料是一种具有高比表面积，大孔容，形貌和尺寸可控的新型无极生物材料，近年来它在生物医药领域的应用研究引起了广泛的关注。近年来，出现很多 T_1 和 T_2 双模式造影剂的文献报道[15,90-94]，其原理就是将 T_1 造影剂材料和 T_2 造影剂材料连接起来，起到一种双模式造影剂效果。

本部分实验设计合成了一种具有 T_1 造影功能，且兼 T_2 造影功能的双模式造影剂 $Mn_3O_4@mSiO_2@DTPA-Dy$，首先，运用高温热解法制备出油溶性的四氧化三锰纳米粒子；然后，利用介孔二氧化硅包覆纳米粒子表面，使其具有较好的稳定性和生物相容性，同时拥有大量的氨基，便于进一步功能化镝配合物分子；通过氨基将镝配合物 (Dy-DTPA) 标记到纳米粒子表面，使得材料同时具有了进行 T_1 及 T_2 造影的潜能，对其进行 T_1、T_2 双模式磁共振成像，由于通过一种成像技术对同一组织进行多模式造影，具有两种成像模式相互纠错和补偿的效果，提高了诊断的准确性。

7.3.1 $Mn_3O_4@mSiO_2-NH_2$ 纳米粒子的合成与表征

以正硅酸四乙酯为硅源，十六烷基三甲基溴化铵 (CTAB) 为模板剂，采用溶胶-凝胶法，在 Mn_3O_4 纳米粒子的表面原位生长二氧化硅球壳，然后利用溶剂萃取法除去有机模板剂，再经过超临界干燥后制备出介孔二氧化硅包覆的 Mn_3O_4 纳米粒子 $(Mn_3O_4@mSiO_2)$。这样所合成的材料具有高比表面积，大孔容，可控的形貌和尺寸。通过 TEM 表征纳米粒子的尺寸、形貌和分散性，图 7-25(a) 是在 180℃，7 h 氮气保护下合成的油溶性 Mn_3O_4 纳米粒子，粒径较均一，分散性良好，平均粒径约为 10 nm。包覆介孔二氧化硅后，其平均粒径约为 55 nm，SiO_2 壳层厚度约为 23 nm，在水中有很好的单分散性，证明介孔二氧化硅 SiO_2 的修饰是成功的 [图 7-25(b)]。

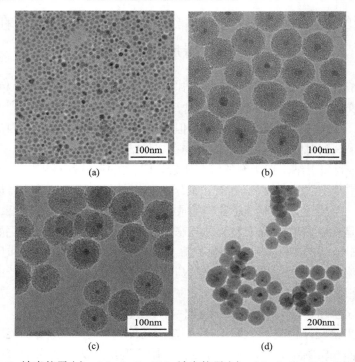

图 7-25　Mn$_3$O$_4$ 纳米粒子(a)、Mn$_3$O$_4$@mSiO$_2$ 纳米粒子(b)、Mn$_3$O$_4$@mSiO$_2$@DTPA 纳米粒子
(c)、Mn$_3$O$_4$@mSiO$_2$@DTPA-Dy 纳米粒子的 TEM 图(d)

7.3.2　Mn$_3$O$_4$@mSiO$_2$@DTPA 与 Mn$_3$O$_4$@mSiO$_2$@DTPA-Dy 纳米粒子的合成与表征

为了将 Dy-DTPA 标记到 Mn$_3$O$_4$@mSiO$_2$-NH$_2$ 纳米粒子上,先利用其表面的氨基将 DTPA 连接到纳米粒子表面,使用二亚乙基三胺五乙酸二酐配体(DTPAda)作为反应物,在无水 DMF 中反应 48 h 得到 Mn$_3$O$_4$@mSiO$_2$@DTPA 纳米粒子,然后,将连有 DTPA 的纳米粒子与过量的 Dy(NO$_3$)$_3$·5H$_2$O 进行反应,通过羧基和镝离子螯合得到镝配合物标记的四氧化三锰纳米粒子,即 Mn$_3$O$_4$@mSiO$_2$@ DTPA-Dy 纳米粒子,并测试了 Mn$_3$O$_4$@mSiO$_2$ 纳米粒子的水合半径及电位:Mn$_3$O$_4$@mSiO$_2$-NH$_2$ 纳米粒子的电位为 43.0 mV,粒径约为 57 nm,与 DTPA 结合后,粒径增大到 90 nm,因为 DTPA 表面有羧基,所以纳米粒子电性显负,电位减小为–7.26 mV,说明与 DTPA 的结合是成功的;Mn$_3$O$_4$@mSiO$_2$@DTPA-Dy 纳米粒子的水合半径及电位:与镝螯合后粒径增大到 120 nm,该纳米粒子的电位为 +16.9 mV,接上镝后电位变成正,所以镝成功螯合到 Mn$_3$O$_4$ 纳米粒子表面。

为了进一步证明纳米粒子表面被成功地修饰,我们进行红外吸收光谱分析,由图谱(图 7-26)可知,519 cm^{-1}、619 cm^{-1} 为 Mn$_3$O$_4$ 纳米粒子的锰氧键伸缩振动峰，3434 cm⁻¹ 为纳米粒子表面油胺的 N—H 伸缩振动峰，2955 cm⁻¹ 为纳米粒子表面 C—H 伸缩振动峰，在 Mn₃O₄@mSiO₂-NH₂ 纳米粒子连接 DTPA 后，在 1623 cm⁻¹ 处出现一个强吸收峰，可归结为 DTPA 中的 C=O 的伸缩振动峰；在 Mn₃O₄@mSiO₂@DTPA 纳米粒子与镝离子螯合后，出现 1626 cm⁻¹ 和 1595cm⁻¹ 两个振动峰，可归结为羧酸盐的对称和不对称伸缩振动峰，由此可以证明该反应条件下，两步反应均成功地进行。

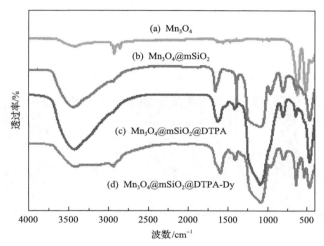

图 7-26　纳米粒子的红外光谱图

(a) Mn₃O₄；　(b) Mn₃O₄@mSiO₂；　(c) Mn₃O₄@mSiO₂@DTPA；　(d) Mn₃O₄@mSiO₂@DTPA-Dy

　　另外，为进一步验证材料的溶解性和稳定性，我们通过动力学光散射测试跟踪了纳米粒子在水体系及 RMPI+10% FBS 中水合半径随时间的变化。分析结果表明，Mn₃O₄@mSiO₂@DTPA 纳米粒子的水合半径约为 100 nm，而在 RMPI+10% FBS 体系中，粒径约为 90nm，继续放置，并无明显变化，相对水体系而言表现出良好的稳定性。新制备的 Mn₃O₄@mSiO₂@DTPA-Dy 的水合半径为 110 nm 左右，在 RMPI+10% FBS 体系中粒径没有明显的变化，并且随时间的延长，水合半径无明显变化，该材料在溶液中表现出较好的稳定性。从以上结果可看出 Mn₃O₄@mSiO₂@DTPA 和 Mn₃O₄@mSiO₂@DTPA-Dy 两种纳米粒子在 RMPI+10% FBS 体系中均具有较好的胶体稳定性，为进一步的应用提供了基础（图 7-27）。

7.3.3　溶液中核磁成像

　　为了评估制备的 Mn₃O₄@mSiO₂@DTPA-Dy 双模式造影剂在溶液中的 T₁ 和 T₂ 成像效果，以及纵向弛豫率（r_1）与横向弛豫率（r_2），我们测定了纳米粒子在 0.5 T 磁场下进行磁共振成像和弛豫率的测定（图 7-28、图 7-29）。在该磁场条件下，随着锰离子浓度的增加，材料在水溶液中的 T₁ 成像呈现逐渐变亮的趋势；通过对材

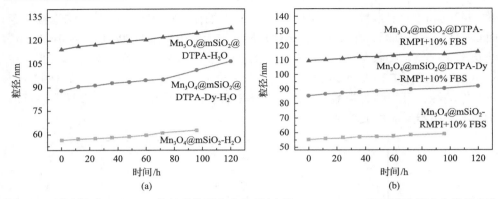

图 7-27　浓度均为 50 μg/mL 的纳米粒子在水体系(a)及 RMPI + 10% FBS(b)中的水合半径变化

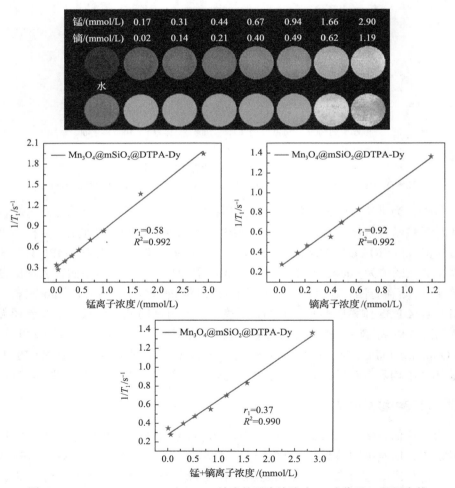

图 7-28　Mn$_3$O$_4$@mSiO$_2$@DTPA-Dy 纳米粒子水溶液中 T$_1$ 成像及 r_1 的拟合值

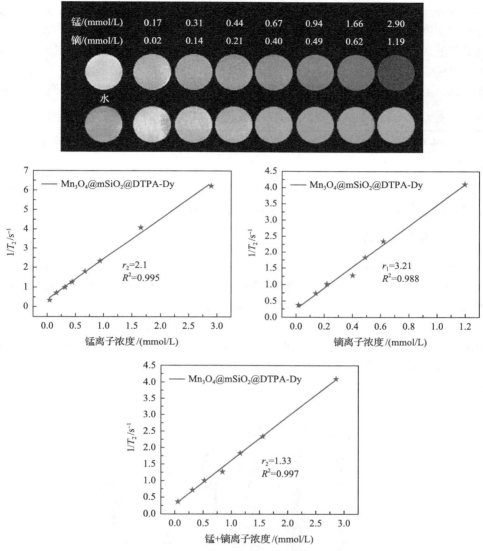

图 7-29　Mn₃O₄@mSiO₂@DTPA-Dy 纳米粒子水溶液中 T₂ 成像及 r_2 的拟合值

料纵向弛豫率的测定可知，0.5 T 磁场下，Mn₃O₄@mSiO₂@DTPA-Dy 纳米粒子随着锰浓度变化拟合得出的 r_1 为 0.58 L/(mmol·s)，而随着镝浓度的变化拟合得出的 r_1 为 0.92 L/(mmol·s)，随着锰与镝的浓度之和变化拟合得出的 r_1 为 0.37 L/(mmol·s)；在 0.5 T 磁场下的 T₂ 成像中，我们发现，随着 Mn₃O₄@mSiO₂@DTPA-Dy 纳米粒子的浓度增加，材料在水溶液中的 T₂ 成像呈现逐渐变暗的趋势，与 T₁ 成像趋势相反；Mn₃O₄@mSiO₂@DTPA-Dy 纳米粒子随着锰浓度的变化拟合得出的 r_2 为

2.1 L/(mmol·s)，随着镝浓度的变化拟合得出的 r_2 为 3.21 L/(mmol·s)，而随着锰与镝的浓度之和变化拟合得出的 r_2 为 1.33 L/(mmol·s)，表 7-2 以直观的方式总结出了溶液成像随着锰浓度和镝浓度变化拟合得到的 r_1 和 r_2 值，我们发现无论以锰的浓度还是以镝的浓度来拟合，所得到的 r_2 与 r_1 的比值均为 3.6 左右，由此可以得出，$Mn_3O_4@mSiO_2@DTPA\text{-}Dy$ 纳米粒子可以用作 T_1 及 T_2 双模式磁成像造影剂。

表 7-2　$Mn_3O_4@mSiO_2@DTPA\text{-}Dy$ 纳米粒子在水溶液中成像的 r_1 及 r_2 值总结

$Mn_3O_4@mSiO_2@DTPA\text{-}Dy$	$r_1/[L/(mmol·s)]$	$r_2/[L/(mmol·s)]$
[Mn]/(mmol/L)	0.58	2.1
[Dy]/(mmol/L)	0.92	3.21
[Mn+Dy]/(mmol/L)	0.37	1.33

7.3.4　细胞毒性测试

为了进行细胞和活体层次的成像实验，采用 MTT 法对 $Mn_3O_4@mSiO_2@DTPA\text{-}Dy$ 纳米粒子的毒性进行测试。利用不同浓度的双模式 $Mn_3O_4@mSiO_2@DTPA\text{-}Dy$ 纳米粒子对 HeLa 细胞在 37℃ 下孵育 12 h 和 24 h。

从图 7-30 可以看出，随着纳米粒子浓度的增加毒性也有所增加，当材料的最大浓度达到 100 μg/mL 时，细胞孵育 24h 后，细胞的存活率仍在 80% 以上，由此说明该种材料具有良好的生物相容性，且毒性较小，可以应用于生物实验。

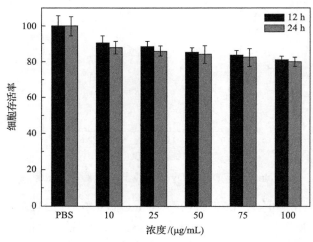

图 7-30　$Mn_3O_4@mSiO_2@DTPA\text{-}Dy$ 纳米粒子在 HeLa 细胞中的毒性

7.3.5　细胞成像

为探索 $Mn_3O_4@mSiO_2@DTPA\text{-}Dy$ 纳米粒子潜在的 T_1 和 T_2 成像效果的能力，

我们选择 HeLa 细胞来评估其造影的能力，实验结果表明，随着材料浓度增大，细胞的 T₁ 加权成像呈现逐渐变亮的趋势（图 7-31），而 T₂ 加权成像呈现逐渐变暗的趋势（图 7-32），与 T₁ 加权成像相反；将成像图转化成信号相对值（图 7-33）可以看出，Mn₃O₄@mSiO₂@DTPA-Dy 在 HeLa 细胞中随着锰离子浓度的变化，T_1 值的变化率分别为 12.5%、15.9% 和 18.2%%，而随着镝离子浓度的变化，T_2 值的变化率分别为 27.1%、31.4% 和 37.0%，由此可见 Mn₃O₄@mSiO₂@DTPA-Dy 在 HeLa 细胞中的 T_2 值变化率较高，Mn₃O₄@mSiO₂@DTPA-Dy 纳米粒子更适合用作 T₂ 造影剂。

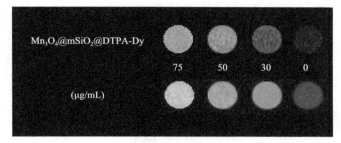

图 7-31　Mn₃O₄@mSiO₂@DTPA-Dy 纳米粒子在细胞中 T₁ 加权成像

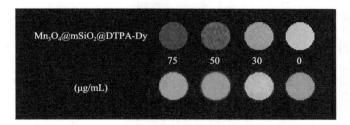

图 7-32　Mn₃O₄@mSiO₂@DTPA-Dy 纳米粒子在细胞中 T₂ 加权成像

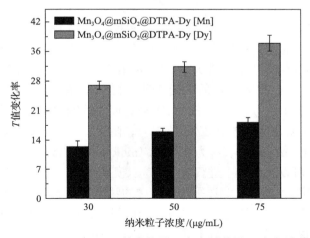

图 7-33　Mn₃O₄@mSiO₂@DTPA-Dy 纳米粒子 T₁ 加权成像及 T₂ 加权成像的 T 值变化率

为了进一步定量地比较细胞中纳米粒子的含量，我们将细胞进行了硝化处理，利用 ICP-AES 测试平均细胞中的锰离子及镝离子的浓度，然后计算出每个细胞中的锰离子和镝离子的含量。结果显示（图 7-34），随着 $Mn_3O_4@mSiO_2@DTPA-Dy$ 纳米粒子浓度的不同，$Mn_3O_4@mSiO_2@DTPA-Dy$ 在 37℃孵育细胞 6 h 后，平均每个 HeLa 细胞中锰离子的含量分别为 1.86 pg、3.36 pg 和 5.63 pg，而平均每个 HeLa 细胞中镝离子含量 5.48 pg、11.19 pg 和 22.5 pg，由此可见，进入到细胞的镝离子含量相对较多，定量地证明了 $Mn_3O_4@mSiO_2@DTPA-Dy$ 纳米粒子相对于 T_1 造影剂更适合用作 T_2 造影剂。

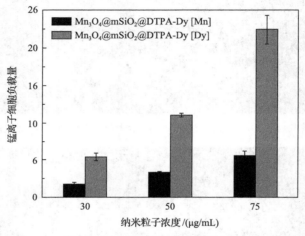

图 7-34　每个细胞吞噬锰离子及镝粒子的质量分布图

7.3.6　小结

我们设想合成的 $Mn_3O_4@mSiO_2@DTPA-Dy$ 纳米造影剂具有良好的分散性、水溶性及稳定性，材料的浓度小于 100 μg/mL 时，生物相容性良好。在 0.5 T 下，$Mn_3O_4@mSiO_2@DTPA-Dy$ 纳米造影剂在水溶液体系中均能进行 T_1 及 T_2 双模式成像；通过对其弛豫率进行的测定表明，随着锰浓度的变化拟合得出的 r_1 为 0.58 L/(mmol·s)，r_2 为 2.1 L/(mmol·s)；而随着镝浓度的变化拟合得出的 r_1 为 0.92 L/(mmol·s)，r_2 为 3.21 L/(mmol·s)；随着锰与镝的浓度之和变化拟合得出的 r_1 为 0.37 L/(mmol·s)，r_2 为 1.33 L/(mmol·s)；$Mn_3O_4@mSiO_2@DTPA-Dy$ 双模式造影剂还可以在细胞中进行 T_1 及 T_2 双模式成像，通过分析 T_1 值、T_2 值的变化率，以及利用 ICP-AES 测试平均细胞中的锰离子及镝离子的浓度，然后计算出每个细胞中的锰离子和镝离子的含量。分析得知，T_2 值的变化率略大，且每个细胞中镝离子的吞噬量也大于锰离子的吞噬量，$Mn_3O_4@mSiO_2@DTPA-Dy$ 纳米粒子可进行双模式成像，但 T$_2$ 成像优于 T$_1$ 成像，Mn$_3$O$_4$@mSiO$_2$@DTPA-Dy 相对于 T$_1$ 造影剂更适用作 T$_2$ 造影剂[95]。

参 考 文 献

[1] Ludwig J A, Weinstein J N. Biomarkers in cancer staging, prognosis and treatment selection [J]. Nature Reviews Cancer, 2005, 5: 845-856.

[2] Beer A, Schwaiger M. Imaging of integrin $\alpha_v\beta_3$ expression [J]. Cancer Metastasis Review, 2008, 27: 631-644.

[3] Chen K, Xie J, Xu H Y, et al. Triblock copolymer coated iron oxide nanoparticle conjugate for tumor integrin targeting [J]. Biomaterials, 2009, 30: 6912-6919.

[4] Wadas T J, Deng H J, Sprague J E, et al. Targeting the $\alpha_v\beta_3$ integrin for small-animal PET/CT of osteolytic bone metastases [J]. Journal of Nuclear Medicine, 2009, 50: 1873-1880.

[5] Liu Z F, Yan Y J, Liu S L, et al. [18]F, ^{64}Cu, and ^{68}Ga labeled RGD-bombesin heterodimeric peptides for PET imaging of breast cancer [J]. Bioconjugate Chemistry, 2009, 20: 1016-1025.

[6] Liu S. Radiolabeled cyclic RGD peptides as integrin $\alpha_v\beta_3$-targeted radiotracers: Maximizing binding affinity via bivalency [J]. Bioconjugate Chemistry, 2009, 20: 2199-2213.

[7] Haubner R, Decristoforo C. Radiolabelled RGD peptides and peptidomimetics for tumour targeting [J]. Frontiers in Bioscience, 2009, 14: 872-886.

[8] Yang J Q, Guo H X, Gallazzi F, et al. Evaluation of a novel arg-gly-asp-conjugated α-melanocyte stimulating hormone hybrid peptide for potential melanoma therapy [J]. Bioconjugate Chemistry, 2009, 20: 1634-1642.

[9] Borden M A, Zhang H, Gillies R J, et al. A stimulus-responsive contrast agent for ultrasound molecular imaging [J]. Biomaterials, 2008, 29: 597-606.

[10] Welsher K, Liu Z, Sherlock S P, et al. A route to brightly fluorescent carbon nanotubes for near-infrared imaging in mice [J]. Nature Nanotechnology, 2009, 4: 773-780.

[11] Xiong L Q, Chen Z G, Tian Q W, et al. High contrast upconversion luminescence targeted imaging *in vivo* using peptide-labeled nanophosphors [J]. Analytical Chemistry, 2009, 81: 8687-8694.

[12] Zakoa T, Nagata H, Terada N, et al. Cyclic RGD peptide-labeled upconversion nanophosphors for tumor cell-targeted imaging [J]. Biochemical and Biophysical Research Communications, 2009, 381: 54-58.

[13] Zhang L, Xue H, Gao C L, et al. Imaging and cell targeting characteristics of magnetic nanoparticles modified by a functionalizable zwitterionic polymer with adhesive 3,4-dihydroxyphenyl-l-alanine linkages [J]. Biomaterials, 2010, 31: 6582-6588.

[14] Lee J H, Lee K, Moon S H, et al. All-in-one target-cell-specific magnetic nanoparticles for simultaneous molecular imaging and siRNA delivery [J]. Angewandte Chemie International Edition, 2009, 48: 4174-4179.

[15] Chou S W, Shau Y H, Wu P C, et al. *In vitro* and *in vivo* studies of FePt nanoparticles for dual modal CT/MRI molecular imaging [J]. Journal of the American Chemical Society, 2010, 132: 13270-13278.

[16] Yang H, Zhuang Y M, Hu H, et al. Silica-coated manganese oxide nanoparticles as a platform for targeted magnetic resonance and fluorescence imaging of cancer cells [J]. Advanced Functional Materials, 2010, 20: 1733-1741.

[17] Nam T, Park S, Lee S Y, et al. Tumor targeting chitosan nanoparticles for dual-modality optical/MR cancer imaging [J]. Bioconjugate Chemistry, 2010, 21: 578-582.

[18] Choi J S, Lee J H, Shin T H, et al. Self-confirming "AND" logic nanoparticles for fault-free MRI [J]. Journal of the American Chemical Society, 2010, 132: 11015-11017.

[19] Bae K H, Kim Y B, Lee Y H, et al. Bioinspired synthesis and characterization of gadolinium-labeled magnetite nanoparticles for dual contrast T_1- and T_2-weighted magnetic resonance imaging [J]. Bioconjugate Chemistry, 2010, 21: 505-512.

[20] Choi D, Han A, Park J P, et al. Fabrication of $Mn_xFe_{1-x}O$ colloidal solid solution as a dual magnetic-resonance-contrast agent [J]. Small, 2009, 5: 571-573.

[21] Lee H, Lee E, Kim D K, et al. Antibiofouling polymer-coated superparamagnetic iron oxide nanoparticles as potential magnetic resonance contrast agents for *in vivo* cancer imaging [J]. Journal of the American Chemical Society, 2006, 128: 7383-7389.

[22] Ma L L, Feldman M D, Tam J M, et al. Small multifunctional nanoclusters (nanoroses) for targeted cellular imaging and therapy [J]. ACS Nano, 2009, 3: 2686-2696.

[23] Mailänder V, Landfester K. Interaction of nanoparticles with cells [J]. Biomacromolecules, 2009, 10: 2379-2400.

[24] Jun Y W, Lee J H, Cheon J W. Chemical design of nanoparticle probes for high-performance magnetic resonance imaging [J]. Angewandte Chemie International Edition, 2008, 47: 5122-5135.

[25] Raymond K N, Pierre V C. Next generation, high relaxivity gadolinium MRI agents [J]. Bioconjugate Chemistry, 2004, 16: 3-8.

[26] Sun S H, Zeng H, Robinson D B, et al. Monodisperse MFe_2O_4 (M = Fe, Co, Mn) nanoparticles [J]. Journal of the American Chemical Society, 2004, 126: 273-279.

[27] Koehle F Mr, Rossier M, Waelle M, et al. Magnetic EDTA: Coupling heavy metal chelators to metal nanomagnets for rapid removal of cadmium, lead and copper from contaminated water [J]. Chemical Communications, 2009, 32: 4862-4864.

[28] Yoon T J, Yu K N, Kim E, et al. Specific targeting, cell sorting, and bioimaging with smart magnetic silica core–shell nanomaterials [J]. Small, 2006, 2: 209-215.

[29] Fan Q L, Neoh K G, Kang E T, et al. Solvent-free atom transfer radical polymerization for the preparation of poly(poly(ethyleneglycol)- monomethacrylate)-grafted Fe_3O_4 nanoparticles: Synthesis, characterization and cellular uptake [J]. Biomaterials, 2007, 28: 5426-5436.

[30] Villringer A, Rosen B R, Belliveau J W, et al. Dynamic imaging with lanthanide chelates in normal brain: Contrast due to magnetic susceptibility effects [J]. Magnetic Resonance Medicine, 1988, 6: 164-174.

[31] Loubeyre P, Jaegere T D, Bosmans H, et al. Comparison of iron oxide particles (AMI 227) with a gadolinium complex (Gd-DOTA) in dynamic susceptibility contrast MR imagings (FLASH and EPI) for both phantom and rat brain at 1.5 tesla [J]. Journal of Magnetic Resonance Imaging, 1999, 9: 447-453.

[32] Na H B, Song I C, Hyeon T W. Inorganic nanoparticles for MRI contrast agents [J]. Advanced Materials, 2009, 21: 2133-2148.

[33] Peer D, Karp J M, Hong S, et al. Nanocarriers as an emerging platform for cancer therapy [J]. Nature Nanotechnology, 2007, 2: 751-760.

[34] Das G K, Heng B C, Ng S C, et al. Gadolinium oxide ultranarrow nanorods as multimodal contrast agents for optical and magnetic resonance imaging [J]. Langmuir, 2010, 26: 8959-8965.

[35] Park J Y, Baek M J, Choi E S, et al. Paramagnetic ultrasmall gadolinium oxide nanoparticles as advanced T_1 MRI contrast agent: Account for large longitudinal relaxivity, optimal particle diameter, and *in vivo* T_1 MR images [J]. ACS Nano, 2009, 3: 3663-3669.

[36] 庄业明. 纳米多功能磁共振造影剂的设计、合成及其生物应用[D]. 上海: 上海师范大学, 2011.

[37] Estelrich J, Sánchez-Martín M J, Busquets M A. Nanoparticles in magnetic resonance imaging: From simple to dual contrast agents [J]. International Journal of Nanomedicine, 2015, 10: 1727-1741.

[38] Smith B R, Gambhir S S. Nanomaterials for *in vivo* imaging [J]. Chemical Reviews, 2017, 117(3): 901-986.

[39] Shin T-H, Choi Y, Kim S, et al. Recent advances in magnetic nanoparticle-based multi-modal imaging [J]. Chemical Society Reviews, 2015, 44(14): 4501-4516.

[40] Kobayashi H, Longmire M R, Ogawa M, et al. Rational chemical design of the next generation of molecular imaging probes based on physics and biology: Mixing modalities, colors and signals [J]. Chemical Society Reviews, 2011, 40(9): 4626-4648.

[41] Yi C, Xu L, Ye K, et al. Gadolinium-based nanoscale MRI contrast agents for tumor imaging [J]. Journal of Materials Chemistry B, 2017, 5(19): 10.1039.C1037TB00382J.

[42] Neves H R, Bini R A, Barbosa J H, et al. Dextran-coated antiferromagnetic MnO nanoparticles for a T_1-MRI contrast agent with high colloidal stability [J]. Particle & Particle Systems Characterization, 2016,33(3): 167-176.

[43] Gao X, Ji G, Cui R,et al. In situ growth of metal-organic frameworks(MOFs) on the surface of other MOFs: A new strategy for constructing magnetic resonance/optical dual mode imaging materials [J]. Dalton Transactions, 2017, 46(40): 13686-13689.

[44] Robson P M, Dey D, Newby D E, et al. MR/PET imaging of the cardiovascular system [J]. JACC Cardiovascular Imaging, 2017, 10(10): 1165-1179.

[45] Hou M, Lu X, Zhang Z, et al. Conjugated polymer containing organic radical for optical/MR dual-modality bioimaging [J]. Acs Applied Materials & Interfaces, 2017, 9(51): 44316.

[46] Zhou B, Xiong Z, Zhu J, et al. PEGylated polyethylenimine-entrapped gold nanoparticles loaded with gadolinium for dual-mode CT/MR imaging applications [J]. Nanomedicine, 2016, 11(13): 1639-1652.

[47] Angelovski G. What we can really do with bioresponsive MRI contrast agents [J]. Angewandte Chemie International Edition English, 2016, 55(25): 7038-7046.

[48] Tegafaw T, Xu W, Ahmad M W, et al. Dual-mode T_1 and T_2 magnetic resonance imaging contrast agent based on ultrasmall mixed gadolinium-dysprosium oxide nanoparticles: Synthesis, characterization, and *in vivo* application [J]. Nanotechnology, 2015, 26(36): 365102.

[49] Gao Z, Ma T, Zhao E, et al. Small is smarter: Nano MRI contrast agents advantages and recent achievements [J]. Small, 2016, 12(5): 556-576.

[50] Peng E, Wang F, Xue J. Nanostructured magnetic nanocomposites as MRI contrast agents [J]. Journal of Materials Chemistry B, 2015, 3(11): 2241-2276.

[51] Li F, Zhi D, Luo Y, et al. Core/shell Fe_3O_4/Gd_2O_3 nanocubes as T_1-T_2 dual modal MRI contrast agents [J]. Nanoscale, 2016, 8: 12826-12833.

[52] Yang M, Gao L, Liu K, et al. Characterization of $Fe_3O_4/SiO_2/Gd_2O(CO_3)_2$ core/shell/shell nanoparticles as T_1 and T_2 dual mode MRI contrast agent [J]. Talanta, 2015, 131: 661-665.

[53] Shin T, Choi J, Yun S, et al. T_1 and T_2 dual-mode MRI contrast agent for enhancing accuracy by engineered nanomaterials [J]. ACS Nano, 2014, 8(4): 3393-3401.

[54] Keasberry N, López M, Wood C. et al. Tuning the relaxation rates of dual-mode T_1/T_2 nanoparticle contrast agents: A study into the ideal system [J]. Nanoscale, 2015,7: 16119-16128.

[55] Mu X, Yan C, Tian Q, et al. BSA-assisted synthesis of ultrasmall gallic acid–Fe(Ⅲ) coordination polymer nanoparticles for cancer theranostics [J]. International Journal of Nanomedicine, 2017, 12: 7207-7223.

[56] Wang L, Zhang H, Zhou Z, et al. Gd(Ⅲ) complex conjugated ultra-small iron oxide as an enhanced T_1-weighted MR imaging contrast agent [J]. Journal of Materials Chemistry B, 2015, 3(7): 1433-1438.

[57] 王凯丽. 基于 Fe@Fe₃O₄ 纳米粒子用于 T_1-T_2 双模态 MRI 造影剂及磁热疗试剂的应用[D]. 上海: 上海师范大学, 2019.

[58] Shu C Y, Wang C R, Zhang J F, et al. Organophosphonate Functionalized Gd@C₈₂ as a magnetic resonance imaging contrast agent [J]. Chemistry of Materials, 2008, 20: 2106-2109.

[59] Mishra A, Fousková P, Angelovski G, et al. Facile synthesis and relaxation properties of novel bispolyazamacrocyclic Gd^{3+} complexes: An attempt towards calcium-sensitive MRI contrast agents. [J]. Inorganic Chemistry, 2008, 47: 1370-1381.

[60] Park J Y, Baek M J, Choi E S, et al. Paramagnetic ultrasmall gadolinium oxide nanoparticles as advanced T_1 MRI contrast agent: Account for large longitudinal relaxivity, optimal particle diameter, and in vivo T_1 MR images [J].ACS Nano, 2009, 3: 3663-3669.

[61] Datta A, Raymond K N. Gd-Hydroxypyridinone (HOPO)-based high-relaxivity magnetic resonance imaging (MRI) contrast agents [J]. Acconnts Chemical Research, 2009, 42: 938-947.

[62] Pierre V C, Botta M, Aime S, et al. Fe(Ⅲ)-templated Gd(Ⅲ) self-assemblies a new route toward macromolecular MRI contrast agents [J]. Journal of the American Chemical Society, 2006, 128: 9272-9273.

[63] Bridot J L, Faure A C, Lauren S, et al. Hybrid gadolinium oxide nanoparticles: Multimodal contrast agents for in vivo imaging [J]. Journal of the American Chemical Society, 2007, 129: 5076-5084.

[64] Fortin M A, Petoral Jr R M, Söderlind F, et al. Polyethylene glycol-covered ultra-small Gd₂O₃ nanoparticles for positive contrast at 1.5 T magnetic resonance clinical scanning [J]. Nanotechnology, 2007, 18: 395501.

[65] Hifumi H, Yamaoka S, Tanimoto A, et al. Gadolinium-based hybrid nanoparticles as a positive MR contrast agent [J]. Journal of the American Chemical Society, 2006, 128: 15090-15091.

[66] Evanics F, Diamente P R, Veggel F C, et al. Water-soluble GdF₃ and GdF₃/LaF₃ nanoparticles physical characterization and NMR relaxation properties [J]. Chemistry of Materials, 2006, 18: 2499-2505.

[67] Zhang G D, Zhang R, Melancon M P, et al. The degradation and clearance of poly(N-hydroxypropyl-L-glutamine)-DTPA-Gd as a blood pool MRI contrast agent [J].Biomaterials, 2012, 33: 5376-5383.

[68] 方可, 李英霞, 刘华, 等. 锰离子增强磁共振成像在大鼠嗅球神经传导及早期确定脑缺血中心研究中的应用 [J]. 科学通报, 2004, 16: 1627-1633.

[69] Cheng F Y, Shen J, Ji W Q, et al. Selective synthesis of manganese oxide nanostructures for electrocatalytic oxygen reduction [J]. ACS Applied Materials & Interfaces, 2009, 1: 460-466.

[70] Jiao F, Harrison A, Bruce P G. Ordered Three-dimensional arrays of monodispersed Mn₃O₄ nanoparticles with a core-shell structure and spin-glass behavior [J]. Angewandte Chemie International Edition, 2007, 46: 3946-3950.

[71] Li P, Nan C Y, Wei Z, et al. Mn₃O₄ nanocrystals: facile synthesis, controlled assembly, and application [J]. Chemistry of Materials, 2010, 22: 4232-4236.

[72] Zhou Q, Li X, Li Y G, et al. Synthesis and electrochemical properties of semicrystalline gyroidal mesoporous MnO₂ [J]. Chines Journal. Chemistry, 2006, 24: 835-839.

[73] Shen X F, Ding Y S, Liu J, et al. A magnetic route to measure the average oxidation state of mixed-valent [J]. Jouranl of the American Chemical Society, 2005, 127: 6166-6167.

[74] Kang S S, Miao G X, Shi S, et al. Enhanced magnetic properties of self-assembled FePt nanoparticles with MnO shell [J]. Jouranl of the American Chemical Society, 2006, 128: 1042-1043.

[75] Chen Y F, Johnson E, Peng X G. Formation of monodisperse and shape-controlled MnO nanocrystals in non-injection synthesis: Self-focusing via ripening [J]. Journal of the American Chemical Society, 2007, 129: 10937-10947.

[76] Zitoun D, Pinna N, Frole Nt, et al. Single crystal manganese Oxide multipods by oriented attachment [J]. Journal of the American Chemical Society, 2005, 127: 15034-15035.

[77] Maceira A M, Prasad S K, Hawkins P N, et al. Cardiovascular magnetic resonance and prognosis in cardiac amyloidosis [J]. Circulation, 2005, 111: 186-193.

[78] Yang H, Li X J, Zhou H, et al. Monodisperse water-soluble Fe-Ni nanoparticles for magnetic resonance imaging [J]. Jouranal of Alloys Compounds, 2011, 509: 1217-1221.

[79] Liao Z Y, Wang H J, Wang X D, et al. Multifunctional nanoparticles composed of a poly (DL-lactide-coglycolide) core and a paramagnetic liposome shell for simultaneous magnetic resonance imaging and targeted therapeutics [J]. Advanced Functional Materials, 2011, 21: 1179-1186.

[80] Pinho S L, Faneca H, Geraldes C F, et al. Lanthanide-DTPA grafted silica nanoparticles as bimodal-imaging contrast agents [J]. Biomaterials, 2012, 33: 925-935.

[81] Blanquer S, Guillaume O, Letouzey V, et al. New magnetic-resonance-imaging-visible poly (ε-caprolactone) -based polyester for biomedical applications [J].Acta Biomaterialia, 2012, 8: 1339-1347.

[82] Subbiahdoss G, Sharifi S, Grijpma D W, et al. Magnetic targeting of surface-modified superparamagnetic ironoxide nanoparticles yields antibacterial efficacy against biofilms of gentamicin-resistant staphylococci[J]. Acta Biomaterialia, 2012, 8: 2047-2055.

[83] Na H B, Lee J H, An K, et al. Development of a T₁ Contrast Agent for Magnetic Resonance Imaging Using MnO Nanoparticles [J]. Angewandte Chemie International Edition, 2007, 46: 5397-5401.

[84] Kohler N, Sun C, Fichtenholtz A, et al. Methotrexate-Immobilized Poly (ethylene glycol) magnetic nanoparticles for MR imaging and drug delivery [J]. Small, 2006, 2: 785-792.

[85] Shin J M, Anisur R M, Ko M K, et al. Hollow manganese oxide nanoparticles as multifunctional agents for magnetic resonance imaging and drug delivery [J]. Angewandte Chemie International Edition, 2009, 48: 321-324.

[86] Gao J H, Gu H W, Xu B. Multifunctional magnetic nanoparticles: Design, synthesis, and biomedical applications [J]. Accounts of Chemical Research, 2009, 42: 1097-1107.

[87] Tromsdorf U I, Bruns O T, Salmen S C, et al. A highly effective, nontoxic T₁ MR contrast agent based on ultrasmall PEGylated iron oxide nanoparticles [J]. Nano Letter, 2009, 9: 4434-4440.

[88] Cheng Z L, Thorek D L, Tsourkas A. Gadolinium-conjugated dendrimer nanoclusters as a tumor-targeted T₁ magnetic resonance imaging contrast agent [J]. Angewandte Chemie International Edition, 2010, 49: 346-350.

[89] Yang L X, Zhu Y J, Tong H, et al. Low temperature synthesis of Mn₃O₄ polyhedral nanocrystals and magnetic study [J]. Jouranl Solid State Chemistry, 2006, 179: 1225-1229.

[90] Vestal C R, Zhang Z J. Synthesis and magnetic characterization of Mn and Co spinel ferrite-silica nanoparticles with tunable magnetic core [J]. Nano Letter, 2003, 3: 1739-1743.

[91] Yi D K, Lee S S, Papaefthymiou G C, et al. Nanoparticle architectures templated by SiO₂/Fe₂O₃ nano composites [J]. Chemistry of Materials, 2006, 18: 614-619.

[92] Zeng H, Li J, Liu J P, et al. Exchange coupled nanocomposite magnets by nanoparticle self-assembly [J]. Nature, 2002, 420: 395-398.

[93] Yang J J, Yang J H, Wei L X, et al. Rational design of protein-based MRI contrast agents [J]. Journal of the American Chemical Society, 2008, 130: 9260-9267.

[94] Bae H, Ahmad T, Rhee I, et al. Carbon-coated iron oxide nanoparticles as contrast agents in magnetic resonance imaging [J]. Nanoscale Research Letters, 2012, 7: 44-48.

[95] 杨昕仪. 四氧化三锰纳米粒子造影剂的制备及其在核磁共振成像中的应用[D]. 上海: 上海师范大学, 2014.

彩　　图

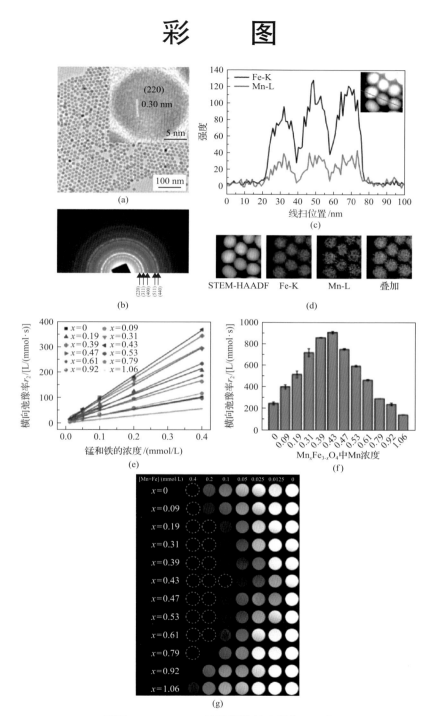

彩图 1　Mn$_x$Fe$_{3-x}$O$_4$ 纳米颗粒的表征($x=0.43$)

(a)透射电子显微镜(TEM)图像(插图：HRTEM 图像)；(b)选区电子衍射(SAED)图像；(c)能量色散 X 射线线分析
(EDX)线轮廓(插图：STEM-HAADF 图像)；(d)Mn$_x$Fe$_{3-x}$O$_4$ 纳米粒子($x=0.43$)的 EDX 图像；(e)7T 扫描仪上弛豫率 r_2 的分析；
(f)不同锰掺杂水平的 Mn$_x$Fe$_{3-x}$O$_4$ 纳米颗粒的 T$_2$ 弛豫；(g)T$_2$ 加权成像

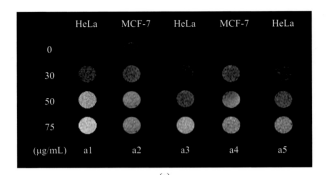

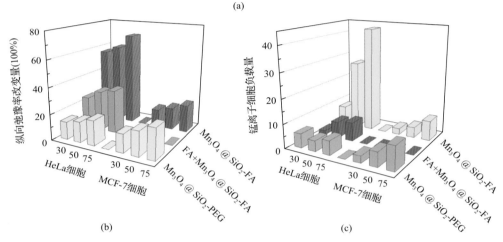

彩图 2　HeLa 和 MCF-7 细胞吞噬锰的量与弛豫率变化量之间的关系

不同浓度的 Mn₃O₄@SiO₂-FA 纳米粒子(a1，a2)和 Mn₃O₄@SiO₂-PEG 纳米粒子(a3，a4)在细胞培养基中 37℃条件下孵育 3 h 的
T_1 加权成像；(a5)先在含有 2% DMSO 叶酸培养基孵育 0.5 h 后洗去残留叶酸，再加入 Mn₃O₄@SiO₂-FA 纳米粒子在 37℃孵育
3 h 后的 T_1 加权成像；(b)不同组的 T_1 加权成像的 T 值变化率；(c)每个细胞吞噬锰离子的质量分布图

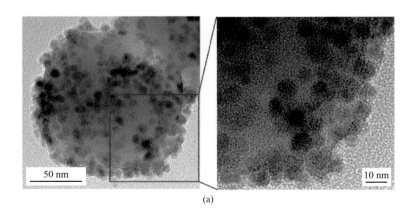

(a)

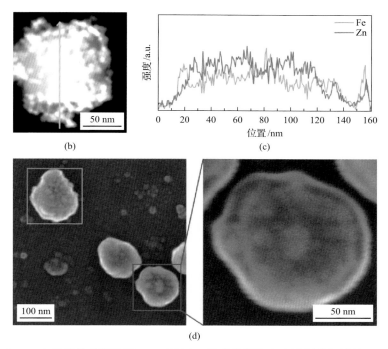

彩图 3　Fe₃O₄-ZIF-8 组装体的高分辨 TEM 图(a)、沿黄色箭头方向进行线扫描的 TEM 图像(b)、
线扫描 TEM 对应的 Fe 元素(橙色线)和 Zn 元素(绿色线)的信号强度图(c)、
Fe₃O₄-ZIF-8 组装体石蜡切片的 SEM 图(d)

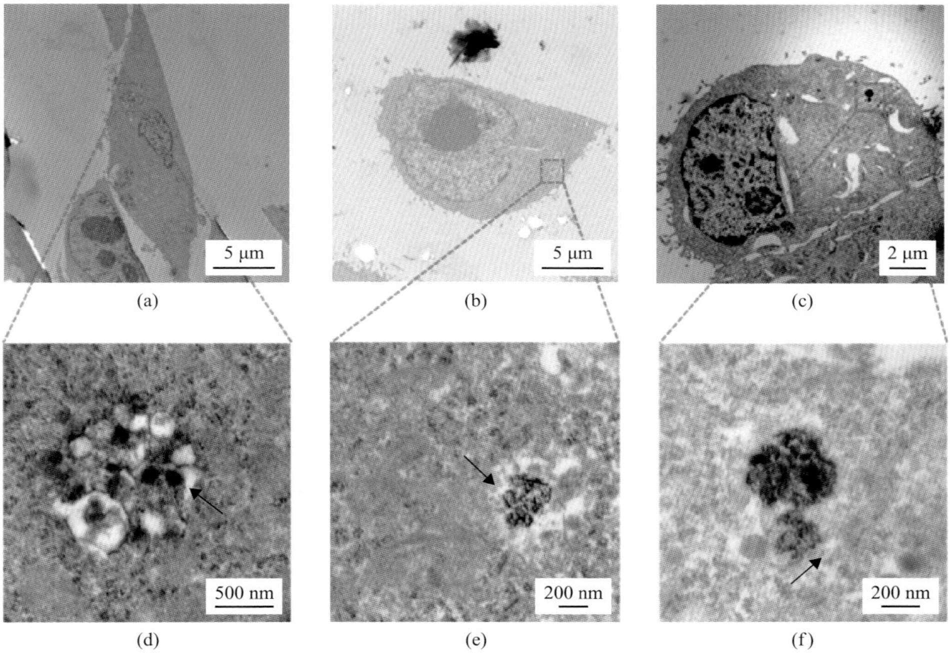

彩图 4　用 Fe₃O₄-ZIF-8 组装体(50 μg/mL)与 4T1 共同孵育后，
观察 Fe₃O₄-ZIF-8 组装体在细胞内的解组装行为的生物 TEM 图
(a)，(b)孵育 4 h；(c)，(d)孵育 8 h；(e)，(f)孵育 12 h

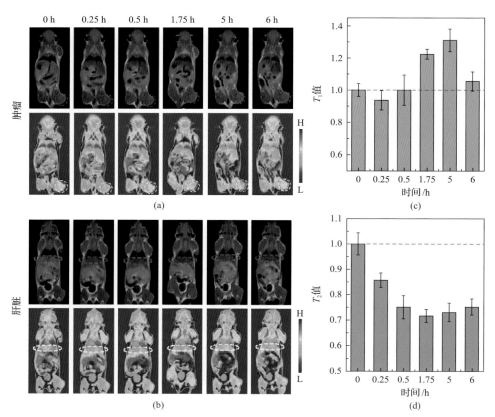

彩图 5　在静脉注射 Fe_3O_4-ZIF-8 组装体之前 (0 h) 和之后 (0.25 h、0.5 h、1.75 h、5 h 和 6 h) 获得的肿瘤 (灰白图像，肿瘤部位用红色虚线圆圈标记；伪彩图像肿瘤部位用白色虚线圆圈标记) (a) 和肝脏 (灰白图像肝脏部位用红色虚线椭圆圈标记；伪彩图像肝脏部位用白色虚线椭圆圈标记) (b) 的体内 T_1 加权图像、肿瘤 (c) 和肝脏部位 (d) 提取的相应的相对 T_1 信号值柱状图 (蓝色虚线分割线表示正/负 T_1 对比度增强)

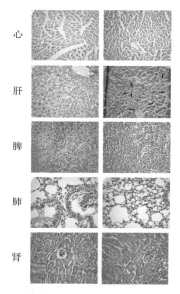

彩图 6　普鲁士蓝染色后的小鼠组织器官的切片照片 (×400)

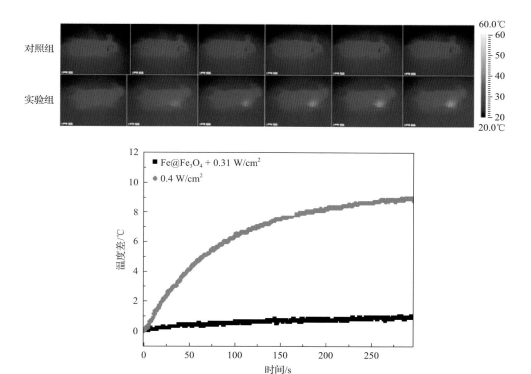

彩图 7　Fe@Fe$_3$O$_4$@PEG 纳米粒子对小鼠肿瘤注射后的光热效果成像图

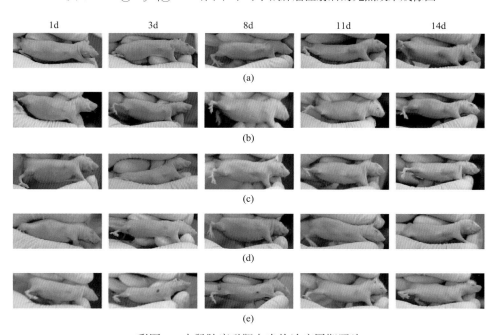

彩图 8　小鼠肿瘤磁靶向光热治疗周期照片

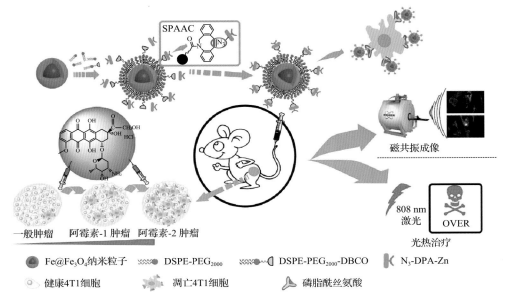

彩图 9　凋亡靶向 Fe@Fe$_3$O$_4$ 纳米粒子（Fe@Fe$_3$O$_4$-DPA-Zn）的合成及实验流程示意图

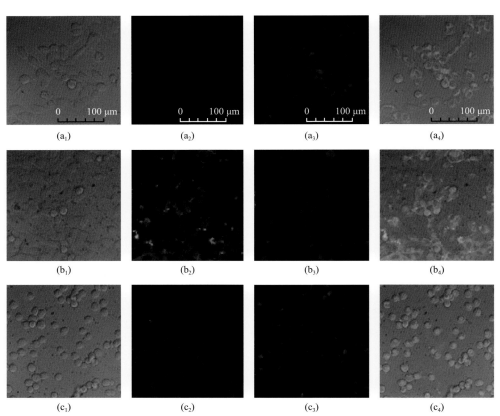

彩图 10　激光共聚焦细胞凋亡靶向实验

实验采用 DOX 诱导的细胞凋亡模型 B，(a)、(b)和(c)分别对应凋亡组、实验组和封闭组，

1～4 分别对应明场、515～535 nm、575～595 nm 和叠加图

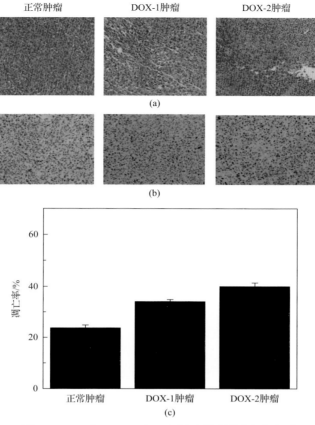

彩图 11　正常、DOX-1 和 DOX-2 组三组肿瘤模型肿瘤组织切片 HE(a)和
TUNEL(b)染色分析，以及对 TUNEL 染色的定量分析(c)

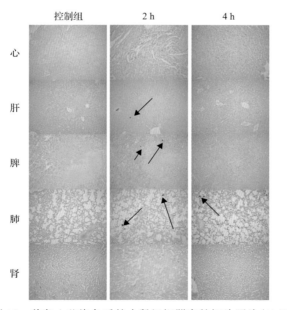

彩图 12　普鲁士蓝染色后的小鼠组织器官的切片照片(×400)

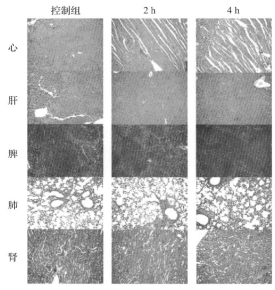

彩图 13　HE 染色后的小鼠组织器官的切片照片（×400）

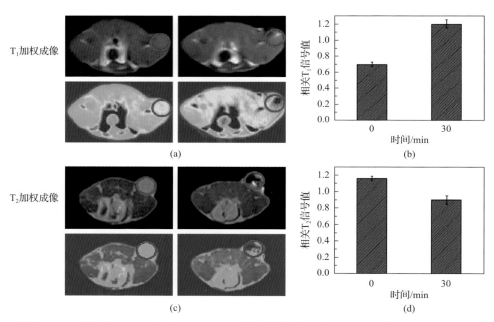

彩图 14　瘤内注射 DOTA（Gd）-Fe@Fe$_3$O$_4$ 后肿瘤部位的 T$_1$ 加权 MR 成像（a）、T$_2$ 加权 MR 成像（b）、T$_1$ 加权 MR 成像的信号值（c）、T$_2$ 加权 MR 成像的信号值（d）